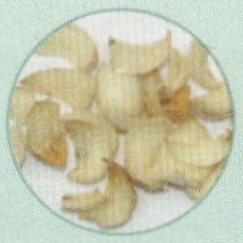
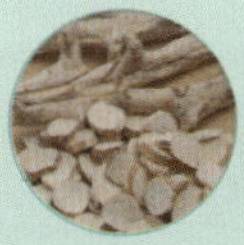
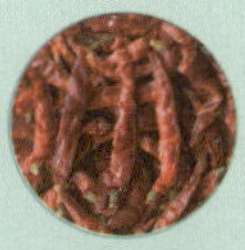
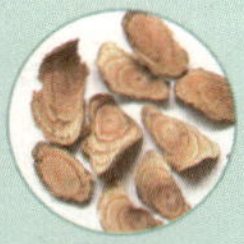

百病食疗大全

彩图版

周芳 郭号 主编

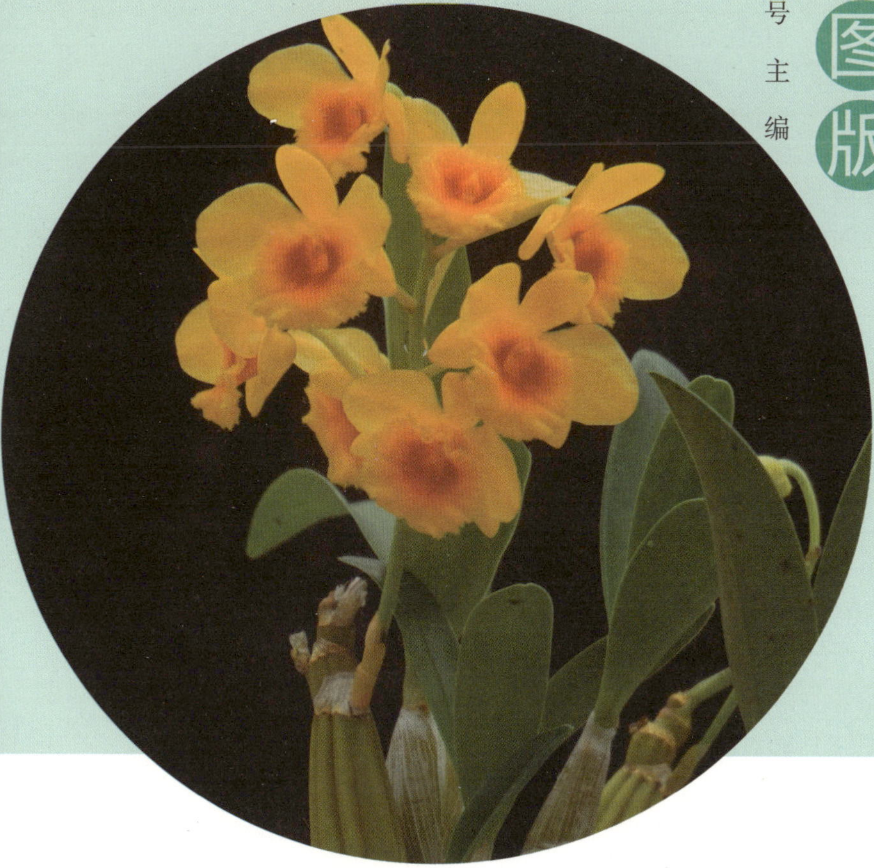

贵州科技出版社
·贵阳·

图书在版编目（CIP）数据

百病食疗大全　彩图版 / 周芳，郭号主编 . -- 贵阳：贵州科技出版社，2024. 8. -- ISBN 978-7-5532-1371-2

Ⅰ . R247.1-64

中国国家版本馆 CIP 数据核字第 2024996CQ5 号

百病食疗大全　彩图版

BAIBING SHILIAO DAQUAN CAITUBAN

出版发行	贵州科技出版社
地　　址	贵阳市中天会展城会展东路 A 座（邮政编码：550081）
网　　址	https://www.gzstph.com
出 版 人	王立红
责任编辑	鄢红钰
封面设计	黄　辉
经　　销	全国各地新华书店
印　　刷	三河市兴达印务有限公司
版　　次	2024 年 8 月第 1 版
印　　次	2024 年 8 月第 1 次
字　　数	245 千字
印　　张	11.5
开　　本	787 mm × 1092 mm　1/16
书　　号	ISBN 978-7-5532-1371-2
定　　价	69.00 元

《百病食疗大全　彩图版》
编委会

前言

食疗是以药物和食物为原料，经过烹饪加工制作具有预防和调养疾病作用的药膳，是中国传统的医学知识与烹调经验相结合的产物。它“寓医于食”，将药物作为食物，药借食力，食助药威，使食物既具有营养价值，又可防病治病、保健强身、延年益寿。因此，药膳既不同于一般的中药方剂，又有别于普通的饮食，是一种兼有药物功效和食品美味的特殊膳食。

食疗中使用的膳食取材广泛，用料考究，制作严谨，品种丰富，风味独特。食疗选取的药材一般以植物性原料居多，经过前期加工，去除异味后方可食用。在配料时一般因人而异，根据各人不同的生理状况配以不同的药材，以达到健身强体、治病疗伤的功用。药膳是充分发挥中药效能的美味佳肴，特别能满足人们“厌于药，喜于食”的天性，且易于普及，取材广泛，可在家中自制，是中药的一种特殊的、深受百姓喜爱的剂型，有助于防病治病及疾病康复。

食疗在中国的发展历史源远流长，历来有“药补不如食补”之说。“神农尝百草”的传说，反映了早在远古时代中华民族就已开始探索食物和药物的功用，故有“药食同源”之说。始建于公元前1000多年的周朝就将宫廷医生分为四科，其中的“食医”就是负责通过调配膳食为帝王的养生、保健服务。中医经典著作《黄帝内经》记载了“半夏秫米汤”等食疗方数则。约成书于秦汉时期、我国现存最早的药学专著《神农本草经》，记载了许多既是药物又是食物的本草品种，如大枣、芝麻、山药、葡萄、核桃、百合、生姜、薏苡仁等。东汉医圣张仲景在《伤寒杂病论》中亦载有一些食疗名方，如当归生姜羊肉汤、百合鸡子汤、猪肤汤等，至今仍有实用价值。唐代名医孙思邈的《备急千金要方》和《千金翼方》专列有“食治”“养老食疗”等门，食疗方十分丰富。至隋唐时期，我国已有食疗专著60余种，可惜多已散失。唐代孟诜所著《食疗本草》是我国现存最早的食疗学专著，对后世影响较大。

至宋代，王怀隐等编辑的《太平圣惠方》论述了许多疾病的食疗疗法。陈直的《养老奉亲书》是我国现存的早期老年医学专著，在其所载的方剂中，食疗方约占70%，该书强调：“凡老人有患，宜先以食治，食治未愈，然后命药。”元代御医忽思慧所著的营养学专著《饮膳正要》中记载的食疗方十分丰富，并有妊娠食忌、乳母食忌、饮酒避忌等内容。至明代，李时珍在《本草纲目》中收载了许多食疗方，仅药粥、药酒就各有数十则；明代高濂的养生学专著《遵生八笺》，也载有不少养生保健食疗方。清代的食疗专著各有特色，如王士雄的《随息居饮食谱》介绍了药用食物7门300多种，章穆的《调疾饮食辩》所涉及的药用食物更多，袁枚的《随园食单》介绍了多种药膳的烹调原理和食疗方法，曹廷栋的《老老恒言》中则列出老年保健药粥百余种。

今天，现代营养学的研究又大大推进了食疗的发展，食疗的品种在传统工艺的基础上逐步增加，如食疗罐头、食疗糖果等。结合现代科研成果制成的具有治疗作用的食品、饮料，品种繁多，各具特色。同时，中华食疗已经开始走向世界，不少食疗罐头和中药保健饮料、药酒等已销往国际市场。有的国家已经开设食疗餐厅。国际上一些学术界和工商界人士十分关注中华食疗，希望能开展这方面的学术交流与技术合作。

食疗是中国传统饮食和传统医学的重要内容，如今它已作为一门独具特色的文化，走进千家万户，传遍世界各地。

本书以中医的整体观念和辨证论治为基础，参考历史上各时期的食疗养生著作和现代中医营养及饮食养生的研究，将中国传统的医药知识与烹调相结合，根据不同的身体状况、不同的疾病症状、不同的年龄阶段推荐相应的食疗食谱，详细介绍每一道药膳的烹调制作方法，使人们在享受生活的同时达到保健养生、强体益寿之目的。

本书在编辑过程中，得到了很多专家的大力帮助，在本书付梓之际，谨向所有为本书编纂提供帮助的单位、个人表示诚挚的谢意。另外，鉴于本书中的部分食疗方系从文献资料、民间偏验方中整理而来，读者在实际应用中应斟酌、参考使用。

本书编委会

2024年5月

第一章

中国食疗历史的源与流

第二章

食疗配伍禁忌

第三章

外科病食疗

第四章

内科病食疗

第五章

妇科病食疗

第六章

男科病食疗

第七章

儿科病食疗

第一章 中国食疗历史的源与流

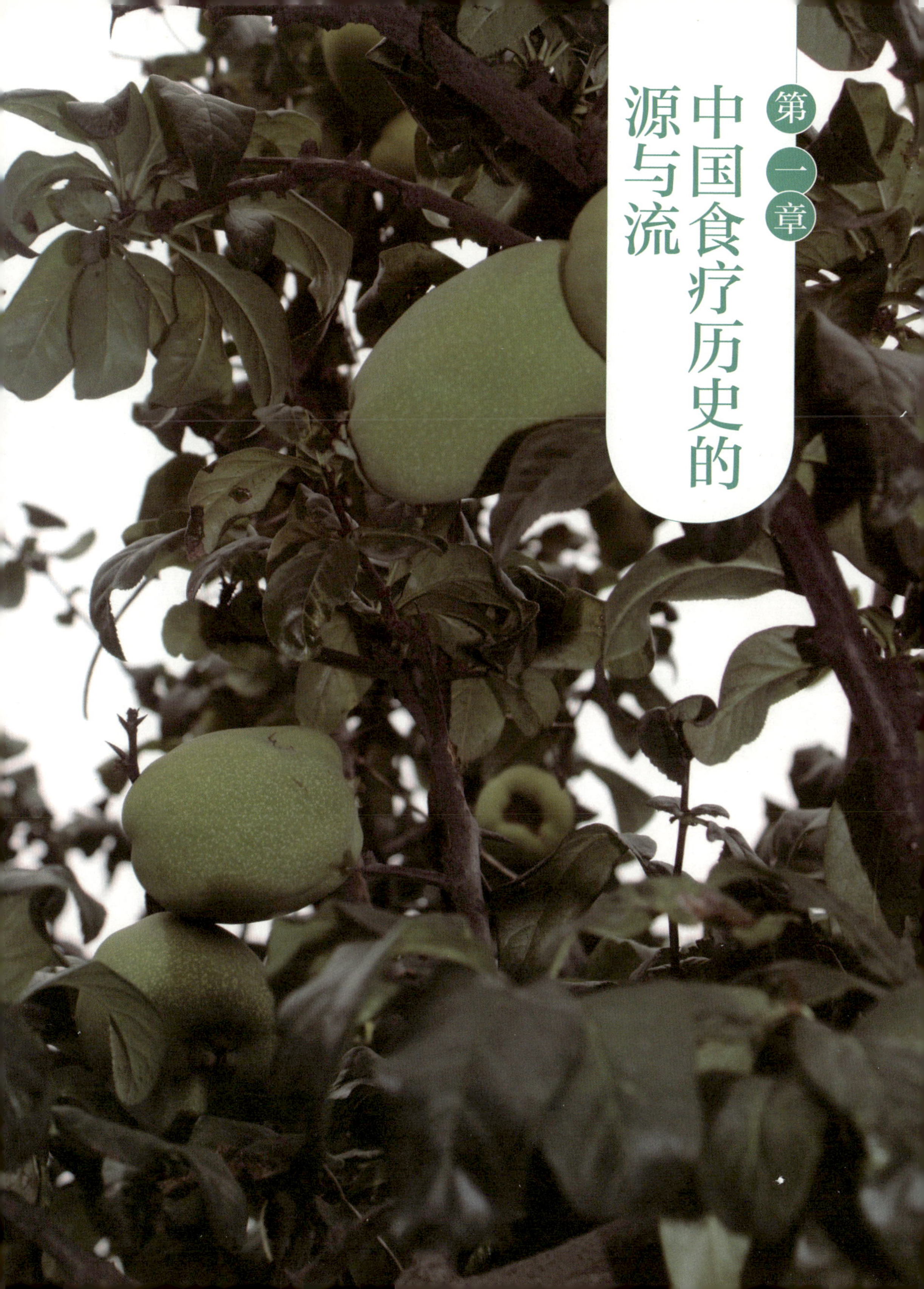

食疗，系中国传统医学知识与烹调经验相结合的产物，是以药物和食物为原料，经过烹饪加工制作具有食疗作用的膳食。食疗“寓医于食”，将药物作为食物，药借食力，食助药威，使食物既具有营养价值，又可防病治病、保健强身、延年益寿。所以，食疗方既不同于一般的中药方剂，又有别于普通的饮食，是一种兼有药物功效和食品美味的特殊膳食。它既可以使食用者得到美食享受，又可使其身体得到滋补、疾病得到治疗。因而，中国传统食疗的制作和应用，既是一门科学，也是一门艺术。

食疗食品，不是一般的营养食品，是现代所称的功能性食品，又称为“药膳”。中药与食物相配，就能做到药借食味，食助药性，变“良药苦口”为“良药可口”。因此，可以说药膳是充分发挥中药效能的美味佳肴，特别能满足人们“厌于药，喜于食”的天性。药膳既是一种功能性食品，也可以说它是中药的一种特殊的、受人们喜爱的剂型。

食疗在中国源远流长，有着悠久的历史。在人类社会的原始阶段，人们还没有能力把食物与药物分开。为了生存的需要，人们不得不在自然界到处觅食，久而久之，也就发现了某些动物、植物不但可以作为食物充饥，还具有某种药用价值。这种把食物与药物合二为一的现象就形成了食疗的源头和雏形。也正是基于这样的情况，中国的传统医学才有“药食同源”之说。考古学家已经发现了不少原始社会时代人类使用具有药性的食物的证据，民族学家也发现一些处在原始社会时代的民族会制作具有药物作用的食品。这些证据表明，食疗确实是起源于人类的原始时代。当然，这种原始的食疗仅仅是食疗的雏形，还称不上是真正的食疗，那时的人们并非自觉地利用食物的药性。真正的食疗出现在人类已经积累了丰富的药物知识和烹饪经验之后的文明时代。那么，真正意义的食疗在我国究竟起源于何时，又是如何发展演变的呢?

我国自文字出现以后，甲骨文与金文中就已经有了“药”字与“膳”字。将“药”字与“膳”字联起来使用，便形成了“药膳”这个词。“药膳”一词最早见于《后汉书·列女传》，其中有“母亲调药膳思情笃密”这样的字句；《宋史·张观传》还有“蚤起奉药膳”的记载。这些记载证明，至少在一千多年前，我国已出现“药膳”其名。而在“食疗”一词出现之前，我国的古代典籍中，已出现了有关制作药膳和应用食疗的记载。《周礼》记载，西周时有一种官叫“食医”，食医主要掌理调配周天子的“六食”“六饮”“六膳”“百馐”“百酱”的滋味、温凉和分量，食医所从事的工作与现代营养医生的工作类似。

同时，《周礼·天官》中还记载了疾医主张用“五味、五谷、五药养其病”；疡医则主张“以酸养骨，以辛养筋，以咸养脉，以苦养气，以甘养肉，以滑养窍”等，这些主张已经是很成熟的食疗原则。这说明，我国早在西周时代就有了丰富的食疗知识，并出现了从事药膳制作和应用的专职人员。

成书于春秋战国时期的《黄帝内经》记载：“凡欲诊病者，必问饮食居处”“治病必求于本”“药以祛之，食以随之”，并说“天食人以五气，地食人以五味”“五味入口，藏于肠胃”“毒药攻邪，五谷为养，五果为助，五畜为益，五菜为充，气味合而服之，以补精益气”。《山海经》中也提到了一些食物的药用价值：“多枥木，是木也”“其实如拣，服之不忘”。上述医籍的记载，说明在先秦时期，中国的食疗理论已具雏形。《黄帝内经》中共有13首方剂，其中有8首属于药食并用的方剂，如乌贼骨丸，由茜草、乌贼、麻雀蛋、鲍鱼制成，其制法是将前3种食物研末为丸，以鲍鱼汤送服，主要用于治疗血枯病。由此可见，当时药膳的制作与应用也较成熟。

到秦汉时期，食疗有了进一步发展。东汉时期成书的《神农本草经》载药365种，其中大枣、人参、枸杞子、五味子、地黄、薏苡仁、茯苓、沙参、生姜、葱白、当归、贝母、杏仁、乌梅、鹿茸、核桃仁、莲子、蜂蜜、龙眼肉、百合、附子等都是具有药性的食物，常作为配制药膳的原料。汉代名医张仲景的《伤寒杂病论》进一步发展了中医理论，在治疗上除了用药，还采用了大量的食疗方法来配合，如白虎汤、桃花汤、竹叶石膏汤、瓜蒂散、十枣汤、百合鸡子汤、当归生姜羊肉汤、甘麦大枣汤等。在食疗方面，张仲景不仅发展了《黄帝内经》的理论，突出了饮食的调养及预防作用，开创了药物与食物相结合治疗重病、急症的先例，而且记载了食疗的禁忌及应注意的饮食卫生知识。汉代以前虽有较丰富的食疗知识，但仍不系统，为我国食疗学理论的奠基时期。

晋唐时期是食疗学的形成阶段。此时的食疗理论有了长足的发展，出现了一些专门的著述。晋代葛洪的《肘后备急方》、北魏崔浩的《食经》、梁代刘休的《食方》等著述对中国食疗理论的发展起到了承前启后的作用。

唐代名医孙思邈在其所著的《备急千金要方》中设有“食治方”专篇，至此，食疗已开始成为专门学科，其中共收载药用食物164种，分为果实、菜蔬、谷米、鸟兽四大门类。孙思邈指出：“食能排邪而安脏腑，悦神爽志以资血气。”他认为，凡欲治疗，先以食疗，“食疗不愈，然后命药”；并认为“若能用食平疴，释情遣疾者，可谓良工。长年饵老之奇法，极养生之术也”。孙思邈的弟子孟诜集前人之大成编成了《食疗本草》。这是我国第一部集食物、中药为一体的食疗学专著，共收集食物260种，详细记载了食物的性味、保健功效、过食或偏食后的副作用，以及其独特的加工、烹调方法。这时还有唐代昝殷编著的《食医心鉴》、南唐陈仕良的《食性本草》，都是在晋唐时期出现的专门论述食疗功效的专著，将食疗作为专门的学科进行详细的论述。

宋元时期为食疗学全面发展时期。宋代官方修订的《太平圣惠方》专设“食治门”，记载食疗方剂160首，可以治疗28种病症，且食疗方以粥、羹、饼、茶等剂型出现。元朝的统治者也重视医药理论，提倡蒙、汉医的进一步结合和吸收外域医学的成果，由饮膳太医忽思慧所编著的《饮膳正要》是我国最早的营养学专著，除了谈到对疾病的治疗，首次从营养学的观点出发，强调了正常人应加强饮食、营养的摄取，用以预防疾病，并详细记载了饮食卫生、服用药膳的禁忌及食物中毒的表现，颇有见解。

明清时期是中医食疗学进入更加完善的阶段，几乎所有关于本草的著作都注意到了本草与食疗学的关系，对于药膳的烹调和制作也达到了极高的水平，且大多符合营养学的要求。明代李时珍的医学巨著《本草纲目》给中医食疗提供了丰富的资料，仅谷、菜、果三部就收有300多种本草，其中专门列有饮食禁忌、服药与饮食的禁忌等。朱橚的《救荒本草》记载了可供荒年救饥食用的植物414种，并将其详细描图，讲述其产地、名称、性味及烹调方法。此外还有徐春甫的《古今医统大全》、卢和的《食物本草》、宁源的《食鉴本草》等，其中较为著名的是王士雄的《随息居饮食谱》，它们迄今在临床及生活中仍有较大的实用价值。这一时期的食疗学还有一个突出的特点是提倡素食，如黄云鹄所著的《粥谱》、曹廷栋所著的《老老恒言》均重视素食的疗效，这对于食疗学、养生学的发展均有帮助。

中国食疗历史源远流长；自宫廷到民间，广为传播。据有关学者统计，自汉初到明末，有关食疗的著作已有300多部。而今有关食疗的著作更是色彩纷呈，应用空前广泛，以至出现了一些专门的食疗餐馆。在人们的生活中，食疗也得到了空前的普及，并在国外也享有盛誉，备受青睐。

食疗是中国传统饮食和传统医学的重要内容。如今，作为一门独具特色的学科，食疗学已走进千家万户，传遍世界各地。

第二章 食疗配伍禁忌

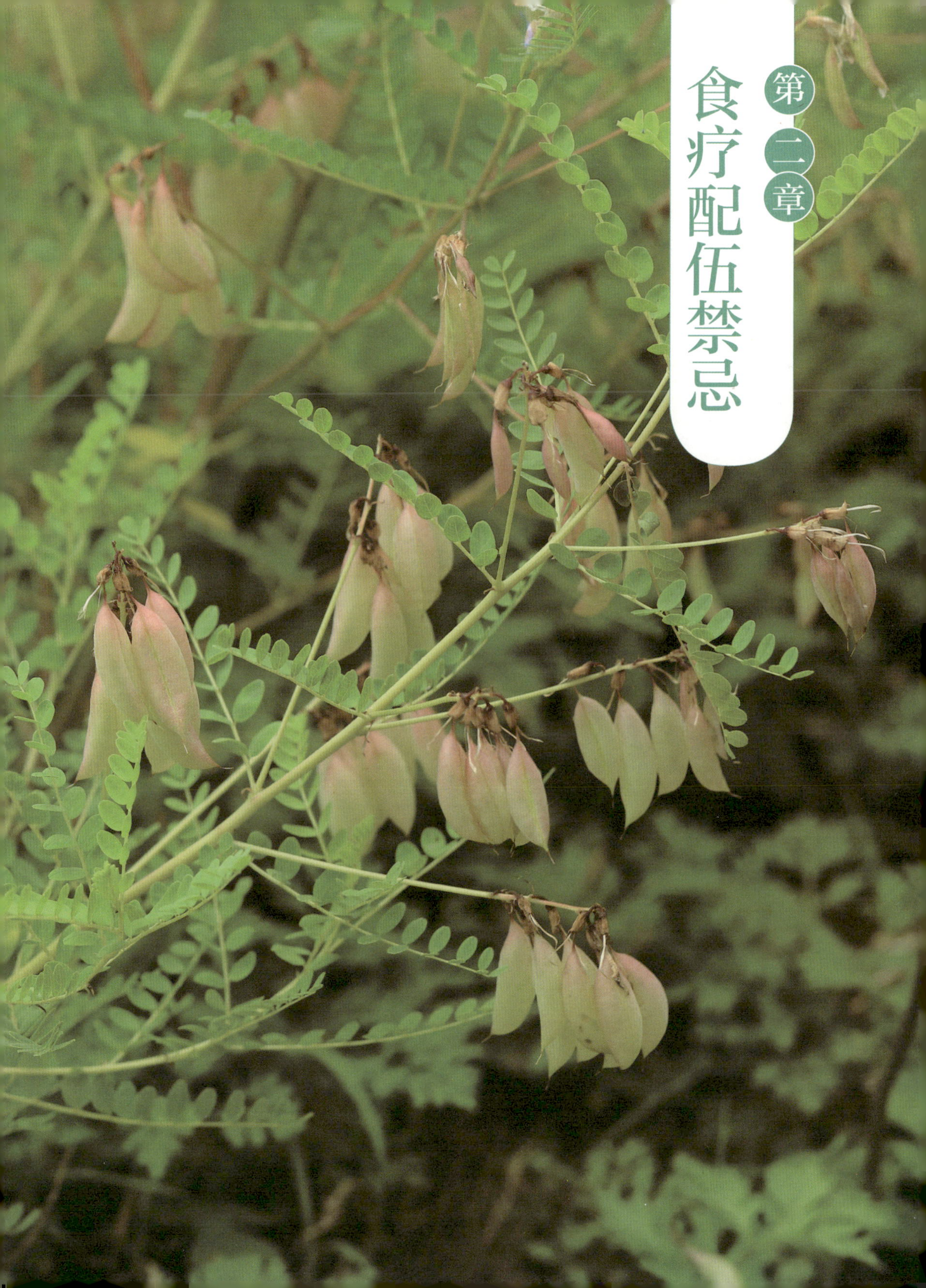

食疗的原料之一是中药，目前临床应用的5000多种常用中药中，有500多种可作为食疗原料，如冬虫夏草、人参、当归、天麻、杜仲、枸杞子等。这些药物在与食物配伍、炮制和应用时都需要遵循中医理论，使它们之间的作用互相补充、协调，否则就会出现差错或影响效果。因此，中国传统医学对食疗应用有着严格的禁忌。

一、药物配伍禁忌

食疗的药物配伍禁忌，应遵循中药本草学理论，一般参考“十八反”和“十九畏”。“十八反”的具体内容是甘草反甘遂、京大戟、海藻、芫花；乌头反贝母、瓜蒌、半夏、白蔹、白及；藜芦反人参、沙参、丹参、玄参、苦参、细辛、芍药。“十九畏”的具体内容是硫黄畏朴硝，水银畏砒霜，狼毒畏密陀僧，巴豆畏牵牛，丁香畏郁金，川乌、草乌畏犀角，牙硝畏三棱，官桂畏赤石脂，人参畏五灵脂。

以上配伍禁忌，可作为用药参考，但非绝对如此。在古今配方应用中也有一些反畏同用的，如党参与五灵脂同用可以补脾胃、止疼痛，这些药物必须要在有经验的临床医师的指导下应用。

二、药物与食物配伍禁忌

药物与食物的配伍禁忌是古人的经验总结，后人多遵从于此。其中有些禁忌虽还有待于科学证明，但在没有得出可靠的结论之前还应参照传统说法，以慎用为宜。一般用发汗药应禁生冷，调理脾胃药禁食油腻，消肿理气药禁食豆类，止咳平喘药禁食鱼腥，止泻药禁食瓜果。

药物与食物的禁忌主要包括：猪肉反乌梅、桔梗、黄连、百合、苍术；羊肉反半夏、菖蒲，忌铜、丹砂；狗肉反商陆，忌杏仁；鲫鱼反厚朴，忌麦冬；猪血忌地黄、何首乌；猪心忌吴茱萸；鲤鱼忌朱砂；雀肉忌白术、李子；葱忌常山、地黄、何首乌、蜜；蒜忌地黄、何首乌；萝卜忌地黄、何首乌；醋忌茯苓；茶忌土茯苓、威灵仙等。以上可供临床应用参考。

三、食物与食物配伍禁忌

古人对食物与食物的配伍也有一些忌讳，其实证据虽不充分，但在食疗应用中可作参考。这些禁忌包括：猪肉忌荞麦、鸽肉、鲫鱼、黄豆；羊肉忌醋；狗肉忌蒜；鲫鱼忌芥菜、猪肝；猪血忌黄豆；猪肝忌荞麦、豆酱、鲤鱼肠子、鱼肉；鲤鱼忌狗肉；龟肉忌苋菜、酒、果；鳝鱼忌狗肉、狗血；雀肉忌猪肝；鸭蛋忌桑椹、李子；鸡肉忌芥末、糯米、李子；鳖肉忌猪肉、兔肉、鸭肉、苋菜、鸡蛋等。这些禁忌的应用主要是避免使人气滞、生风、生疮、发病等。

四、患者忌口

忌口是中医理论与实践相结合的一个内容。主要包括两类：一类是指某种病忌某类食物，如肝病忌辛辣；心病忌咸；水肿忌盐；骨病忌酸甘；胆病忌油腻；寒病忌瓜果；疮疖忌鱼虾；头晕、失眠忌胡椒、辣椒、茶等。另一类是指某类病忌某种食物，如凡症见阴虚内热、痰火内盛、津液耗伤的患者，忌食姜、椒、羊肉之温燥发热饮食；凡外感未除、喉疾、目疾、疮疡、痧痘之人，当忌食芥、蒜、蟹、鸡蛋等发风动气之品；凡属湿热内盛之人，当忌食饴糖、猪肉、酪酥、米酒等助湿生热之饮食；凡中寒脾虚、大病、产后之人，西瓜、李子、田螺、蟹、蚌等积冷损伤脾胃的食物当忌之；凡各种失血、痔疮、孕妇等人忌食山慈菇、胡椒等动血之食物；妊娠期禁用破血通经、剧毒、催吐及辛热、滑利之品。

忌口之说有些已被证明是有道理的，有些则不合实际，在食疗应用中可资参考。

第三章 外科病食疗

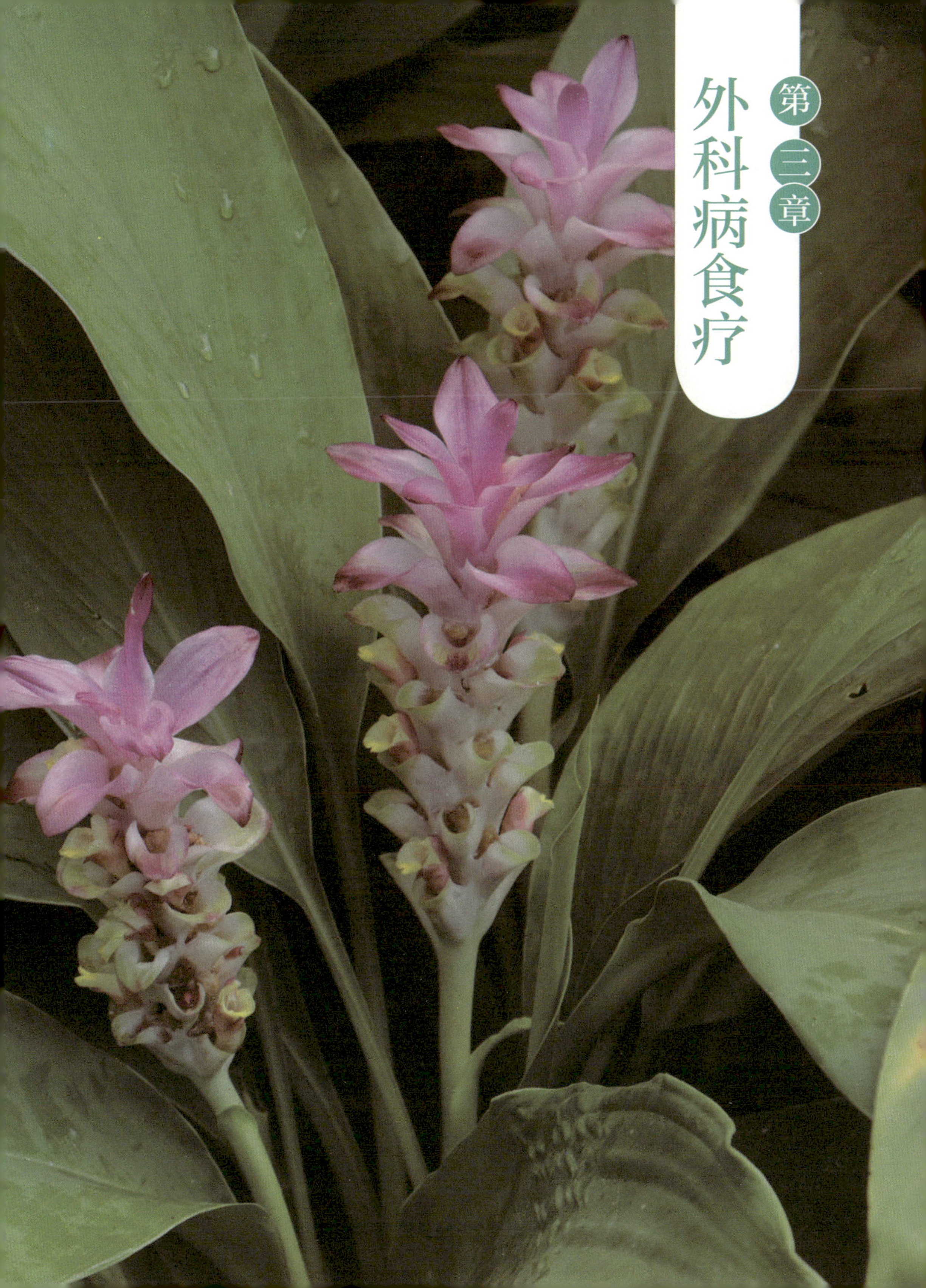

一、乳腺炎

乳腺炎是指由化脓性细菌侵入乳腺而引起的急、慢性乳腺炎或乳腺脓肿。

急性乳腺炎最常见于哺乳期妇女，主要病因是乳管不通畅，使乳汁淤积，继发细菌感染。急性乳腺炎炎症期的治疗是比较关键的阶段，治疗得当，炎症可以吸收而治愈，否则就会形成脓肿。本病如果未彻底治愈，哺乳期会反复发作，甚至会在乳腺导管内形成坏死病灶，可能导致癌变。

黄芪炖乳鸽

原料 乳鸽1只，黄芪30克，枸杞子15克。

制法 乳鸽宰好，去除内脏，与黄芪、枸杞子共放炖盅内，加适量水，隔水炖熟。

功用 补益气血，兼清余热。适用于乳痛破溃。

金针猪蹄汤

原料 鲜金针菜根15克（或用干金针菜24克），猪蹄1只。

制法 将鲜金针菜根与猪蹄加水同煮成汤。

功用 清热消肿，通经下乳。适用于乳腺炎、乳汁不下等症。

巴豆仁鸡蛋

原料 巴豆16粒，鸡蛋1个。

制法 取1枚鸡蛋开一孔，将巴豆炒后去油，装入鸡蛋开口内，用湿纸封口，外用白面团包裹，放入火炉内煨熟，去除面及蛋壳，食鸡蛋。

功用 泻下通便，止痛。适用于乳痛初期出现的发热疼痛等症。

苍耳子仁鸡蛋

原料 苍耳子仁7粒，鸡蛋2个。

制法 苍耳子仁研碎，与鸡蛋混合炒熟。

功用 疏表和营卫，消肿。适用于乳痛初期。

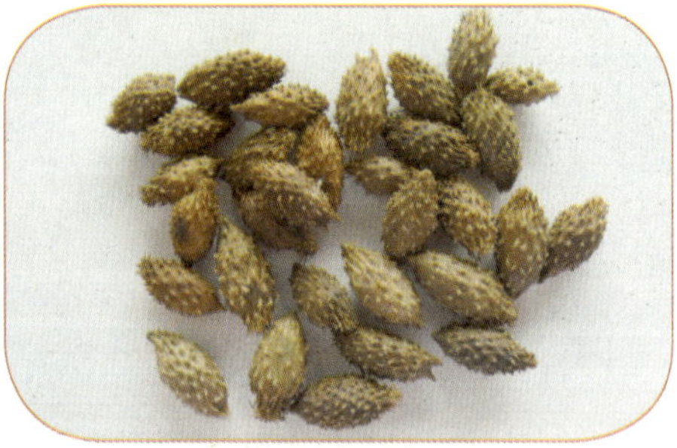

苍耳子，别名苍耳、老苍子、苍子、葈耳、苍刺头、毛苍子、痴头猛、羊带归。为菊科植物苍耳的干燥成熟带总苞的果实。味辛、苦，性温；有毒。归肺经。具有散风祛湿、通鼻窍之功效。主治风寒头痛、鼻渊流涕、风疹瘙痒、湿痹拘挛。

岗梅根煲鸭蛋

原料 岗梅根50克，青皮鸭蛋1个。

制法 将岗梅根、青皮鸭蛋同入锅内，加水煮至鸭蛋熟后，鸭蛋去壳再煮15分钟，去除岗梅根即成。

功用　清热解毒，活络消肿。适用于乳痈早期。

大飞扬草豆腐汤

原料　大飞扬草15～30克，豆腐2～3块，盐适量。

制法　将大飞扬草、豆腐块同入锅，加600毫升水炖至200毫升时，放少许盐调味即成。

功用　清热解毒，通乳。适用于产妇排乳不畅、乳房胀痛、早期急性化脓性乳腺炎等症。

败酱薏米汤

原料　薏苡仁50克，败酱草30克。

制法　将薏苡仁、败酱草煎水服。

功用　适用于乳痈成脓期。

理肝汤

原料　海带120克，绿豆250克，冰糖25克。

制法　将海带泡软后，切成5厘米长的段。将绿豆、适量清水放入锅内，大火焖煮5分钟，加入海带以大火煮沸后改小火煲1～2小时，煮熟后加入冰糖即成。

功用　清热解毒，软坚散结。适用于早期急性化脓性乳腺炎，症状特征为产妇排乳不畅、乳房胀痛、有硬结、口干口苦、大便干结、小便黄短、烦躁易怒。

蒲公英绿豆粥

原料　蒲公英10克，绿豆50～100克，冰糖适量。

制法　蒲公英加少量水煎取汁，与绿豆共煮为粥，粥成后加入适量冰糖即成。

功用　清热解毒，泻火利湿，消疮除烦。适用于产妇排乳不畅，早期急性化脓性乳腺炎，症状特征为乳房胀痛、口干烦躁、大便干结，或伴发热。

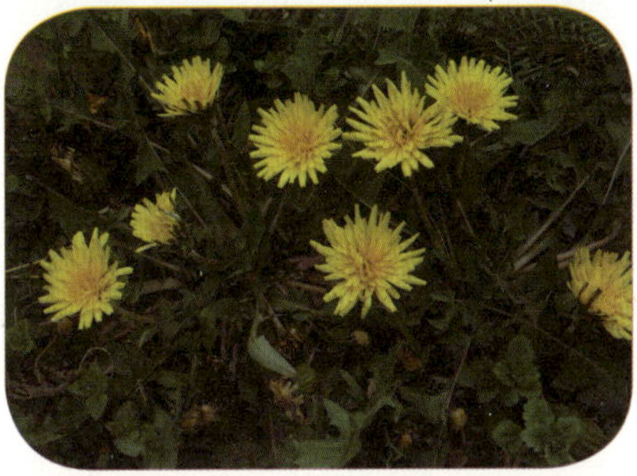

蒲公英，别名凫公英、蒲公草、耩褥草、仆公英、仆公罂、地丁、黄花苗、黄花郎、鹁鸪英、婆婆丁、白鼓丁、黄花地丁、蒲公丁、耳瘢草、狗乳草、奶汁草、残飞坠、黄狗头、鬼灯笼、羊奶奶草、双英卜地、黄花草、古古丁、茅萝卜、黄花田七。为菊科植物蒲公英的干燥全草。味苦、甘，性寒。归肝、胃经。具有清热解毒、利尿散结之功效。适用于急性乳腺炎、淋巴结炎、瘰疬、疔毒疮肿、急性结膜炎、感冒发热、急性扁桃体炎、急性支气管炎、胃炎、肝炎、胆囊炎、尿路感染等。

鲜橙汁冲米酒

原料 米酒 15 毫升，鲜橙汁 100 毫升。

制法 将米酒冲入鲜橙汁内搅匀。

功用 行气止痛。适用于妇女急性乳腺炎早期，症状特征为妇女哺乳期乳汁排出不畅、乳房红肿、结硬疼痛等。

生虾壳粉

原料 生虾壳适量。

制法 生虾壳焙干，研细末。每日早、晚各以沸水冲服 9 克。

功用 适用于乳痛。

螃蟹爪尖

原料 螃蟹爪尖 25 克。

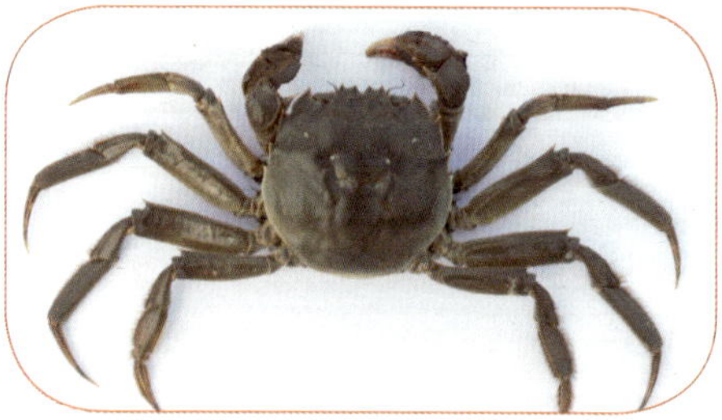

螃蟹，属节肢动物门甲壳纲十足目爬行亚目。味咸，性寒，有小毒。归肝、胃经。具有养筋益气、理胃消食、散诸热、通经络、解结散血之功效。适用于胸中邪气、郁结瘀血、筋骨伤折等症。煮酒食之治产后肚腹痛，恶露不下。蟹壳治漆疮。

制法 将螃蟹爪尖放于瓦上炙为末。分数次用陈酒送服。

功用 适用丁乳腺炎初期。

二、胆道疾病

胆囊炎是指由于胆管内的寄生虫或细菌感染、胆汁瘀积或胰液反流、胆固醇代谢失调等因素引起的胆囊内膜炎症，亦可由胆石刺激引起。胆囊炎与胆石症（又称胆结石）常合并存在，互为因果，合称胆道疾病。胆石症是常见病、多发病，病因及发病机制尚未完全明了。随着年龄的增长，胆石症发病率呈进行性增加。临床主要表现为右上腹顶端疼痛、恶心呕吐、发热、黄疸，且常在饱食或进食油腻膳食后的夜间或清晨发作。本病在中医学中多属于“胁痛”“胃脘痛”“腹痛”“胆胀”“黄疸”等范畴。

金钱银花炖瘦肉

原料 金钱草 80 克（鲜品 200 克），金银花 60 克（鲜品 150 克），猪瘦肉块 600 克，黄酒 20 毫升。

制法 将金钱草、金银花用纱布包好，与猪瘦肉块共加水浸没，大火烧沸后加入黄酒，改小火炖 2 小时，取出药包即成。

功用 清热解毒，化石。适用于胆囊炎、胆管炎，可预防胆石症。

玉米须茵陈蚌肉汤

原料 鲜河蚌肉120克，玉米须45克，茵陈20克。

制法 鲜河蚌用沸水略煮，去壳取肉与玉米须、茵陈同入锅，加适量清水，大火煮沸后改小火煮1～1.5小时，调味即成。

功用 清热利湿。适用于湿热型急性胆囊炎、胆道感染、胆石症、黄疸型肝炎。

女贞子枸杞汤

原料 猪瘦肉100克，女贞子20克，枸杞子30克。

制法 将猪瘦肉切细，加适量水，与女贞子、枸杞子共以小火熬煮成汤。

功用 养肝阴。适用于肝阴虚型慢性胆囊炎，症状特征为右胁隐痛不适、口干咽燥、烦躁。

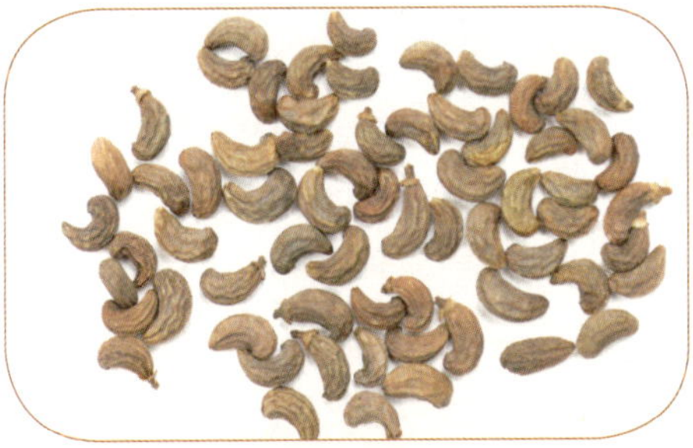

女贞子，别名冬青子、蜡树、虫树。为木犀科植物女贞的干燥成熟果实。味甘、苦，性凉。具有滋补肝肾、明目乌发之功效。适用于眩晕耳鸣、腰膝酸软、须发早白、目暗不明等症。

包菜虾米粥

原料 糯米100克，包菜丝200克，虾米10克，猪肉末50克，盐、味精各适量。

制法 糯米用水泡发，包菜丝与糯米煮粥，煮半熟加虾米、猪肉末再煮至烂熟即成。或服前调入适量盐、味精。

功用 适用于胁痛、胆囊病。

大肠塞薏米

原料 绿豆50克，薏苡仁30克，猪大肠200克。

制法 绿豆、薏苡仁用水浸泡，置入猪大肠内，加少许水，将肠两端扎紧，用瓦锅加水煮烂即成。

功用 适用于湿热型胆囊炎、胆石症。

三金散

原料 郁金、鸡内金各15克，金钱草30克。

制法 郁金、鸡内金与金钱草制后混合，研成粉末，沸水冲服。

功用 疏肝利胆，消食化石。适用于慢性胆囊炎、胆石症，症状特征为右上腹胀痛、黄疸。

白花蛇舌草蜜露

原料 白花蛇舌草125克，蜜糖250克。

制法 将白花蛇舌草水煎，去渣取汁，装入瓷盆，加蜜糖搅匀，加盖，小火隔沸水炖1～2小时，冷却后即成。

功用 清热解毒，利水祛湿。适用于湿热型急性肝炎、慢性肝炎、胆囊炎。

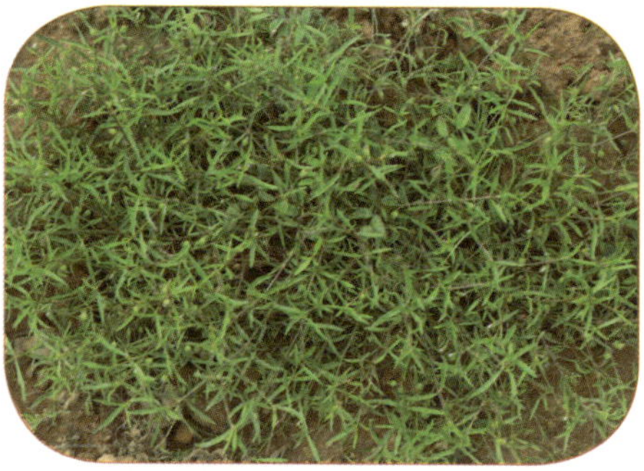

白花蛇舌草，别名蛇舌草、蛇舌癀、蛇针草、蛇总管、二叶葎、白花十字草、尖刀草、甲猛草、龙舌草、蛇脷草、鹤舌草。为茜草科耳草属植物白花蛇舌草的全草。味甘、淡，性凉。归胃、大肠、小肠经。具有清热解毒、利尿消肿、活血止痛之功效。主治肠痈（阑尾炎）、疮疖肿毒、湿热黄疸、小便不利等症；外用治疮疖痈肿，毒蛇咬伤。

薏苡仁金钱草汤

原料 猪瘦肉100克，薏苡仁、金钱草各30克。

制法 猪瘦肉切细段，加适量水，与薏苡仁、金钱草共煮汤，煮至肉烂即成。

功用 清热祛湿，排石。适用于老年人胆囊炎、胆石症，症状特征为口苦、胁痛、纳差、面目黄染。

鸡骨草红枣汤

原料 鸡骨草60克，大枣10枚。

制法 鸡骨草、大枣入锅，加清水600毫升煎至200毫升，去渣饮服。

功用 清热解毒，疏胆散结。适用于胆囊炎、胆石症。

佛手郁金粥

原料 佛手10克，郁金15克，粳米100克。

制法 佛手、郁金、粳米共煮稀粥，调味即成。

功用 疏肝利胆。适用于慢性胆囊炎、胆石症，症状特征为胁胀不适、右上腹疼痛。

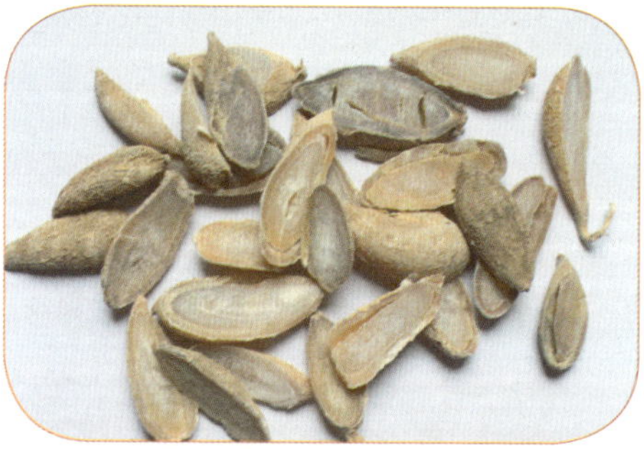

郁金，别名玉金、姜黄、毛姜黄。为姜科植物姜黄、郁金或莪术的块根。味辛、苦，性寒。归心、肺、肝经。具有行气解郁、凉血破瘀之功效。适用于胸腹胁肋诸痛、癫狂、热病神昏、吐血、衄血、尿血、血淋、黄疸等症。

金橘山楂粥

原料　粳米 100 克，金橘 30 克，山楂 15 克。

制法　粳米加适量水煮至八成熟，加入金橘、山楂煮成稀烂粥。

功用　行气化食，消炎。适用于胆囊炎、胆石症，症状特征为右上腹胀痛、胁闷不适、纳差。

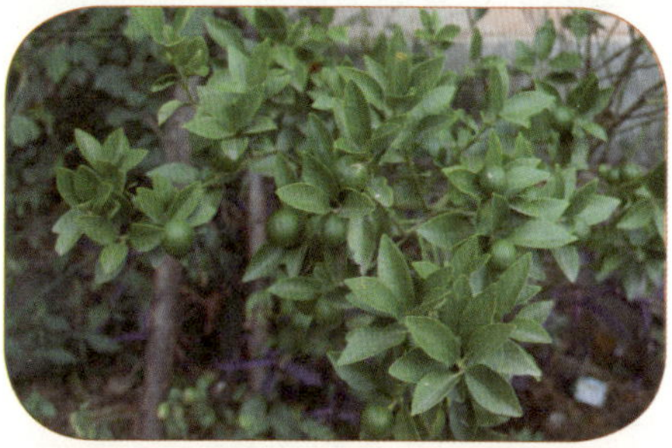

金橘，别名金柑、金枣、罗浮、金弹、圆金柑，为芸香科金橘属常绿灌木或小乔木。味辛、甘，性温。具有理气、解郁、化痰、醒酒之功效。适用于胸闷郁结、伤酒口渴、食滞纳呆等症。

萝卜鸡内金粥

原料　白萝卜 50 克，佛手 20 克，粳米 100 克，鸡内金 10 克，生姜 5 片。

制法　将白萝卜、佛手切碎，与粳米同煮成粥。将鸡内金研末，与生姜同加入粥中搅匀后煮至稍沸。

功用　适用于胆石症、胆囊炎、胁痛。

溪黄草煲瘦肉

原料　猪瘦肉 100 克，溪黄草 30 克。

制法　将猪瘦肉切细，加适量水，与溪黄草共小火煮汤，至肉熟烂。

功用　适用于慢性胆囊炎、胆石症，症状特征为口苦、胁肋胀痛不适、小便黄赤。

鲤鱼赤小豆陈皮汤

原料　鲜活鲤鱼 1 条（约 500 克），赤小豆 100 克，陈皮 10 克，盐适量。

制法　将鲜活鲤鱼去鳞、内脏、鳃后，加适量水与赤小豆、陈皮同煮，先大火煮沸，改小火煮至豆、鱼熟烂，入盐调味即成。

功用　适用于慢性胆囊炎、胆石症。

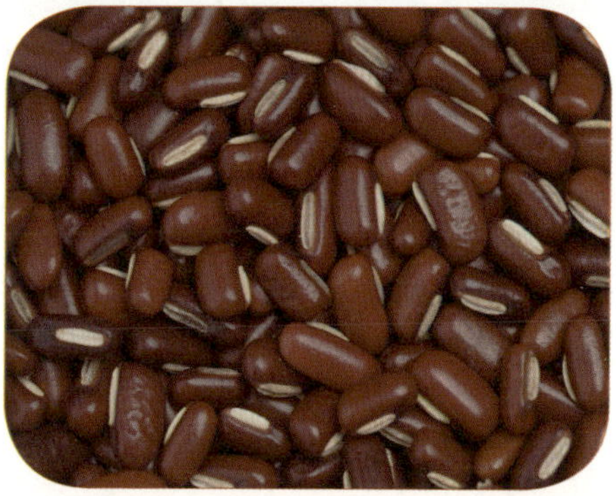

赤小豆，别名红豆、野赤豆。为豆科一年生直立草本植物赤豆的种子。味甘、酸，性平。具有利水消肿、解毒排脓之功效。适用于浮肿胀满、脚气浮肿、黄疸尿赤、风湿热痹、痈肿疮毒、肠痈腹痛等症。

茵陈金钱草汤

原料 猪瘦肉 100 克，茵陈、金钱草各 30 克，盐、味精各适量。

制法 将猪瘦肉切细，加适量水，与茵陈、金钱草同煮，大火煮沸后改小火煮 1 小时，入盐、味精调味即成。

功用 清热，利湿，排石。适用于慢性胆囊炎、胆石症，症状特征为反复发热、右上腹疼痛。

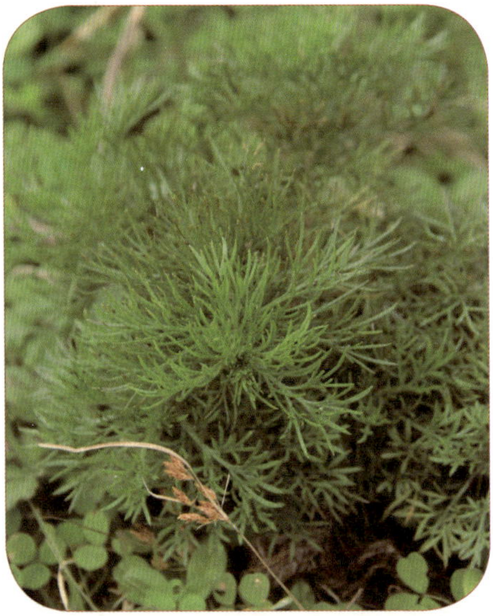

茵陈，别名因尘、马先、茵蔯蒿、因陈蒿、绵茵陈、绒蒿、细叶青蒿、臭蒿、安吕草、婆婆蒿、野兰蒿。为菊科植物滨蒿或茵陈蒿的干燥地上部分。味苦、辛，性微寒。归脾、胃、肝、胆经。具有清湿热、退黄疸之功效。主治黄疸尿少、湿疮瘙痒、传染性黄疸型肝炎。

三、颈淋巴结结核

颈淋巴结结核多由结核分枝杆菌感染所致，常见于儿童和青少年。病原体从口腔或鼻咽部（扁桃体）侵入，经淋巴管引流到达颈部、颌下淋巴结。本病也常是全身结核病的颈部表现，但肺部常查不到原发灶。发病缓慢，病程较长，颈部一侧或双侧淋巴结常在无任何自觉症状的情况下逐渐肿大，不及时治疗常自行破溃而不易收口。本病在中医学中称为“瘰疬”，破溃后称为“鼠疮”，被认为是情志不畅、肝气郁结或肝肾阴虚、痰热互结所致。

紫菜猪肉汤

原料 紫菜 15 克，猪瘦肉 100 克，盐、味精各适量。

制法 将紫菜、猪瘦肉置于炒锅内，加清水适量共煮汤，服时调盐、味精即可。

功用 适用于颈淋巴结结核、甲状腺肿大。

海带薏仁蛋汤

原料 海带条、薏苡仁各 30 克，鸡蛋 3 个，猪油、盐、胡椒粉、味精各适量。

制法 将海带条、薏苡仁加水炖熟烂。锅置旺火上，放猪油烧热，将搅匀的鸡蛋炒熟，随即加入海带、薏苡仁及汤汁，调盐、胡椒粉、味精。

功用 适用于瘰疬、瘿瘤、高血压、冠心病等症。

海胆汤

原料　海胆 6 克，海藻、夏枯草各 15 克，浙贝母 9 克。

制法　将海胆、海藻、夏枯草、浙贝母，加适量水同煎 20 分钟，去渣取汁即成。

功用　化痰消瘰。

大蒜鸭蛋汤

原料　大蒜 90 克，鸭蛋 2 个。

制法　大蒜去皮，与鸭蛋同加水煎，蛋熟去壳略煮即成。

功用　滋阴润肺，杀菌解毒。适用于颈淋巴结结核初期。

枇杷核汤

原料　枇杷核 10 ～ 20 克。

制法　把枇杷核捣碎，加水适量煎 20 分钟取汁。适量饮服，每日 2 次。

功用　润肺，化痰，止咳。适用于瘰疬，症状特征为干咳少痰、痰较难出。

海带牡蛎汤

原料　海带 30 克，牡蛎肉 100 克，猪油、生姜片、料酒、肉汤、盐、味精各适量。

制法　将海带、牡蛎肉放热水中浸泡胀发，去杂后放入碗中，然后将浸泡水澄清，将碗上笼蒸 1 小时取出。烧热锅，加入少量猪油，投生姜片煸香，烹料酒，加入肉汤、盐、味精，倒入海带、牡蛎肉和汤略煮，调味即成。

功用　适用于瘰疬、瘿瘤。

栗壳猪肉汤

原料　带壳栗子 500 克，猪瘦肉 250 克。

制法　将带壳栗子、猪瘦肉加水共煎成汤。

功用　消瘰疬，补虚。适用于痰核、瘰疬。

银花夏枯草茶

原料　金银花、夏枯草各 50 克。

制法　将金银花、夏枯草置保暖瓶中，冲入沸水，盖焖 10 ～ 15 分钟。代茶频饮，每日 1 剂，连服 2 周。

功用　清热解毒，散结。适用于热毒型瘰疬。

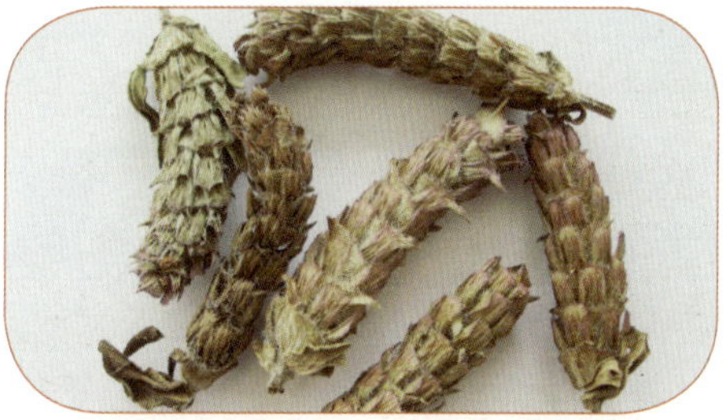

夏枯草，别名棒槌草、铁色草、大头花、夏枯头。为唇形科植物夏枯草的干燥果穗。味辛、苦，性寒。归肝、胆经。具有清火、明目、散结、消肿之功效。适用于目赤肿痛、头痛眩晕、瘰疬、瘿瘤、乳痈肿痛、甲状腺肿大、淋巴结结核、乳腺增生、高血压等症。

蚌肉发菜佛手汤

原料 蚌肉、琼枝各250克，发菜30克，佛手、陈皮各6克，蜜枣8枚，香油、盐、味精各适量。

制法 将蚌肉、琼枝、发菜、佛手、陈皮、蜜枣同入砂锅，加适量水，大火煮沸后改小火炖2小时，加入香油、盐、味精各适量即成。

功用 清热消痰，软坚散结。适用于颈淋巴结结核。

牡蛎面条

原料 面条适量，牡蛎肉50克，鲜大蒜15克，盐适量。

制法 将面条适量加水煮至半熟，加入鲜牡蛎肉、切碎的鲜大蒜再煮几分钟，然后加入盐调味即成。

功用 适用于颈淋巴结结核。

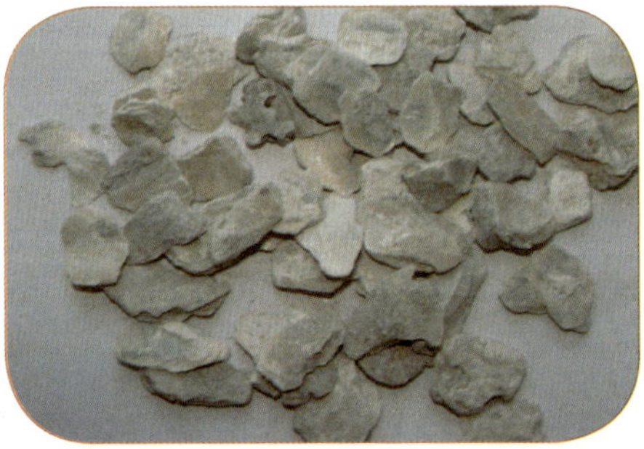

牡蛎，别名蚝、牡蛤、蛎蛤、海蛎子、蛎黄。为牡蛎科动物长牡蛎、大连湾牡蛎或近江牡蛎的贝壳。味甘、咸，性微寒。归肝经。可潜阳补阴、软坚散结。

海藻龙须茶

原料 海藻、海带、紫菜、龙须菜各20克。

制法 上述所有食材加水煎10～15分钟，去渣取汁即成。

功用 消坚散凝。适用于气滞痰瘀型瘰疬。

芋头丸

原料 荸荠、陈海蜇各500克，芋头粉500克。

制法 将荸荠、陈海蜇浓煎取汁，加入芋头粉搅匀，制成绿豆大小的丸子。服用时，每次15粒，每日2次，温开水送服。

功用 补虚，消瘰疬。适用于瘰疬。

四、跌打损伤

跌打损伤即扭、挫伤，是临床较常见损伤。扭伤是指间接暴力使肢体和关节周围的筋膜、肌肉、韧带过度扭曲、牵拉，引起损伤或撕裂，多发生在关节及关节周围的组织。挫伤是指直接暴力打击或冲撞肢体局部，引起该处皮下组织、肌肉、肌腱等损伤，以直接受损部位为主。颈、肩、肘、腕、指间、腕、膝、踝、腰等部位都可发生扭、挫伤，其中腰部扭、挫伤是最常见的腰部伤筋疾患，多见于青壮年。跌打损伤轻者伤及肌肤，多于短期内痊愈，通常只用膳食治疗即可；重者伤筋动骨，创面污染，或出血过多，而致血虚气衰，甚至伤及内脏，生命垂危，病期较长，除对症治疗外，须膳食治疗辅助。

月季花烧鱼肚

原料　水发鱼肚600克，鲜汤1500毫升，月季花3朵，鸡油、麻油、葱、姜各适量。

制法　将水发鱼肚放入锅内，烧沸炖1小时取出切块，用沸水略焯，捞出晾凉。另锅将鱼肚入鲜汤中煨20分钟，去异味。炒锅上火，放麻油烧，下入调料，放鲜汤，汤沸后放葱、姜，将鱼肚挤净原汤，并放入锅内，小火焖煮30分钟调味。鱼肚勾芡，将月季花1朵撕在鱼肚上。另2朵月季花放盘内。鱼肚起锅，淋上鸡油，盖于花上即成。

功用　适用于跌打损伤。

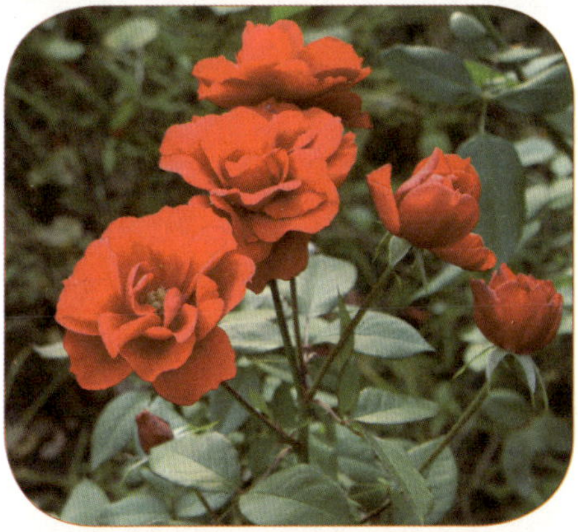

月季花，别名月月开、月月红。为蔷薇科植物月季的花。味甘，性温，归肝经。有活血调经、消肿解毒之功效。适用于月经不调、痛经等症。

大黄蚯蚓酒

原料　大黄1枚，蚯蚓泥30克，酒100毫升。

制法　将大黄、蚯蚓泥、酒同煮至沸。

功用　适用于宿疾在诸骨节及肋胁外不去者。

山羊血田七末方

原料　山羊血50克，田七10克。

制法　山羊血、田七共研细末。服用时，每次0.3克，每日2次，黄酒适量冲服。

功用　活血化瘀，消肿止痛。适用于外伤瘀血肿痛。

四花茶

原料　月季花、玫瑰花、凌霄花、桂花各1克，红糖适量。

制法　将月季花、玫瑰花、凌霄花、桂花与红糖适量同入保温杯，加沸水冲泡，盖紧茶杯焖5分钟。代茶饮。

功用　适用于跌打损伤。

归参牛膝猪腰

原料　猪腰（猪肾）500克，当归、党参、牛膝各10克，酱油、醋、姜丝、蒜末、香油各适量。

制法　将猪腰切开，剔去筋膜、肾盂；将当归、党参、牛膝装入纱布袋，扎紧口。诸料同放铝锅内，加适量水清炖至猪腰熟透，捞出猪腰切成薄片，放入盘里，拌入酱油、醋、姜丝、蒜末、香油即成。

功用 养血益气，补肾壮腰。适用于跌打损伤、慢性腰扭伤。

鸡血藤酒

原料 鸡血藤、冰糖各 60 克，白酒 500 毫升。

制法 将鸡血藤、冰糖浸入白酒中 7 日。服用时，每次服 20 毫升，每日 2 次。

功用 活血祛瘀，通络舒筋。适用于上肢扭、挫伤。

炸芙蓉山茶

原料 鲜白山茶花 40 朵，鸡蛋 6 个，淀粉 100 克，白糖 50 克，精制植物油 1000 毫升（耗油约 50 毫升）。

制法 将鲜白山茶花去花萼、稍干，保持其花形；鸡蛋打开，去蛋黄，留蛋清，放碗中，加清水、淀粉、白糖，搅匀成蛋清糊。炒锅上中火，放精制植物油烧热，用筷子夹住白茶花，裹上蛋清糊，逐个依次下入油锅后关火，待油温降低后再开火，炸至浅黄色时捞出即成。

功用 适用于跌打损伤、烫伤。

鸡蛋两面针

原料 鸡蛋2个，两面针30克，红糖适量。

制法 将鸡蛋、两面针加水适量同煮至蛋熟，去壳后加红糖适量，再煮 5 分钟去渣即成。

功用 活血通络，消肿止痛。适用于一般扭、挫伤。

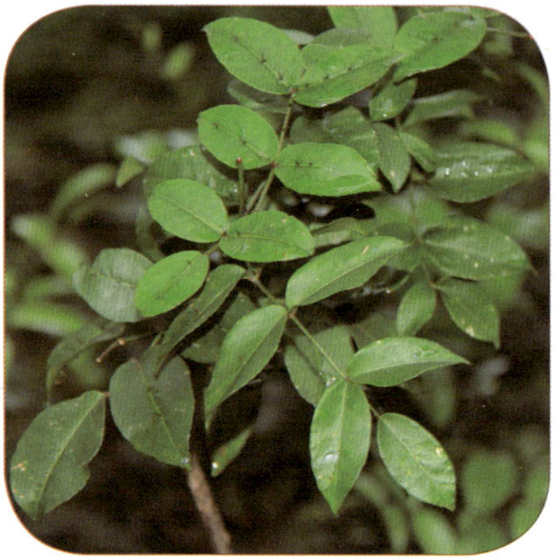

两面针，别名蔓椒、豕椒、猪椒、彘椒、狗椒、金椒、金牛公、两边针、山椒、上山虎、花椒刺、出山虎、入山虎。为双子叶植物芸香科植物两面针的根。味辛、苦，性平，有小毒。归肝、心二经。具有祛风通络、消肿止痛之功效。适用于风湿骨痛、喉痹、瘰疬、胃痛、牙痛、跌打损伤、烫伤等症。

扁豆花粥

原料 粳米 50 克，白扁豆花 15 克。

制法 粳米煮成稀粥，粥将熟时加入白扁豆花，改小火略煮。粥熟后饮服。亦可将白扁豆花晒干研粉，调入热粥中食用。

功用 适用于跌打损伤。需要注意的是，脾胃虚寒者须与温中健脾的食物配合应用。

莴苣子乳没丸

原料 莴苣子30克，粟米6克，乌梅肉、乳香、没药各5克，蜂蜜少许。

制法 将莴苣子、粟米分别炒香，与乌梅肉、乳香、没药共研细末，加蜂蜜少许做丸，每丸6克。服用时，每日嚼1丸，温酒送服。

功用 活血壮腰，消肿止痛。适用于跌打损伤、急性腰扭伤。

海棠花蒸茄子

原料 海棠花50克，紫茄子3个，蒜蓉、盐、味精、麻油、食醋各适量。

制法 将海棠花入锅，加水适量煎沸，去渣后取海棠花汤汁，与紫茄子共放碗中隔水蒸熟，加入蒜蓉、盐、味精、麻油、食醋各适量拌匀即成。

功用 适用于跌打损伤。需要注意的是，脾胃虚寒者慎用。

童子鸡栀子花

原料 栀子花6朵，小鸡1只，黄酒、冬笋片、香菇、味精、湿淀粉、白糖、酱油、黄酒、生姜片、葱白各适量。

制法 将栀子花取瓣，切成细末，入碗，加冬笋片、清水、黄酒、味精、湿淀粉拌匀，撒上白糖溶化；香菇适量泡发、切片；小鸡宰杀，破肚除杂后再清洗干净。将酱油、黄酒、生姜片、葱白、白糖调和成汁后，将鸡入调味汁中浸渍1小时，然后置大碗中，加入冬笋片、香菇片上笼蒸15分钟，取出浇上栀子花蓉，上笼再蒸1分钟至熟即成。

功用 适用于跌打损伤。需要注意的是，脾虚便溏者忌服。

穿山龙药酒

原料 穿山龙片600克，白酒1000毫升。

制法 将穿山龙片放入白酒浸泡15日后过滤，滤过液放置室温下静置48小时，再过滤，得滤液分装，每瓶100毫升或200毫升。服用时，每次服10毫升，每日2次。

功用 舒筋活血，止痛。适用于跌打损伤、扭腰岔气、风湿等症。

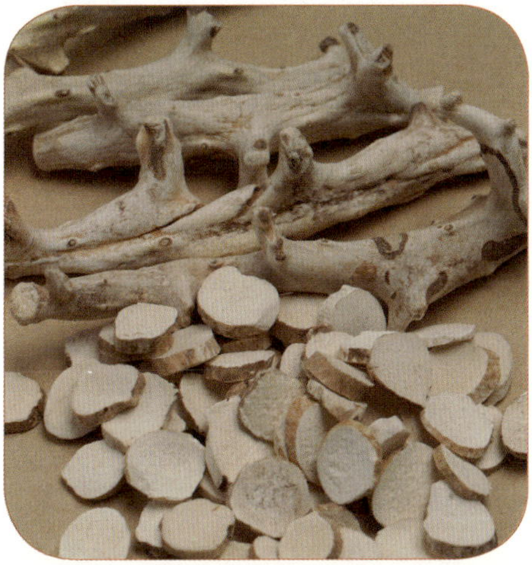

穿山龙，别名蜀葵叶薯蓣、龙骨七、细山药。为薯蓣科植物穿龙薯蓣的根茎。味辛，性温。具有舒筋活血、祛风止痛、止咳平喘、燥湿理脾、强筋壮骨之功效。

葛根炖金鸡

原料 葛根 50 克，小公鸡 1 只，姜丝、黄酒、味精、细盐、油各适量。

制法 葛根加水 700 毫升煎至 500 毫升，过滤取汁。小公鸡宰杀后去毛、内脏，切块，放锅内用适量油稍炒，然后加入葛根药汁、姜丝、黄酒，小火焖烂，调入味精、细盐即成。

功用 活血解肌，补血壮筋。适用于跌打损伤、落枕、颈项疼痛。

五、骨折

骨折是指由于骨的完整性和连续性在外力的作用下受到了破坏，失去了正常的生理功能。骨折通常分为闭合性骨折、开放性骨折、病理性骨折。闭合性骨折，骨折处的皮肤没有损伤，折断的骨头不与皮肤外界相通，从外形上看不出有骨折，但可看到局部形状的改变；开放性骨折，又称复杂性骨折，骨折处的皮肤破裂，骨折的断端与外界相通，骨折端露在外面，能在皮外看到骨折断端；病理性骨折，是骨骼在病理病变（如炎症、结核、肿瘤、发育异常、代谢异常等）的基础上，遭受轻微外力或完全无外力的情况下，而导致的骨折。

木瓜羊肉汤

原料 木瓜 30 克，伸筋草 15 克，羊肉 250 克，盐、味精、胡椒粉各适量。

制法 将木瓜、伸筋草用纱布包扎，再加水与羊肉共煮。羊肉烂熟后，加盐、味精、胡椒粉调味即成。

功用 适用于骨折后旧伤疼痛。需要注意的是，有内热盛或阴虚者慎用。

田七全鸡

原料 田七 5 克，净母鸡 1 只（约 1250 克），笋片、香菇、料酒、葱花、姜末、盐、味精、麻油、五香粉各适量。

制法 田七晒干或烘干，切碎，研为极细末。将净母鸡鸡腹朝下，放入砂锅中，加足量水，大火煮沸，撇去浮沫，烹入料酒，加葱花、姜末，并可加适量笋片、香菇，改小火煨炖 1.5 小时，待鸡肉酥烂，调入田七细末，加盐、味精、五香粉拌匀，再煨沸，淋入麻油。

功用 适用于骨折。

怀牛膝炖乌骨鸡

原料 牛膝 30 克，乌骨鸡 1 只，葱花、姜末、盐、五香粉、料酒、麻油各适量。

制法 将牛膝拣杂，洗净后晒干，切饮片。将乌骨鸡宰杀后洗净，放入砂锅中，加足量水，大火煮沸撇沫，烹入料酒，放入牛膝饮片，并加葱花、姜末，改用小火煨 1 小时，待乌骨鸡酥烂，加盐、五香粉拌匀，淋入麻油。

功用 适用于骨折。

猪骨头黄豆汤

原料 猪骨头 1000 克，黄豆 250 克，盐、姜各适量。

制法 将猪骨头、黄豆加水，以小火烧烂，加盐、姜调味即可。

功用 适用于骨折中、后期。

骨碎补猪骨汤

原料 骨碎补、丹参各30克，黄豆150克，鲜猪长干骨1000克，料酒、葱花、姜末、盐、味精、五香粉、麻油各适量。

制法 将骨碎补、丹参分别拣杂，洗净后晒干，切碎，一并装入纱布袋，扎紧袋口；黄豆拣杂，淘净，放入温水中泡1小时。鲜猪长干骨用刀背砸断，放入砂锅，加水煮沸撇沫，烹入料酒，再加入浸泡的黄豆及其浸泡液，然后放进骨碎补、丹参药袋，中火煲40分钟，取出药袋，加葱花、姜末，改用小火煨至黄豆熟烂如酥，加盐、味精、五香粉拌匀，淋入麻油即成。

功用 适用于骨折迟缓愈合。

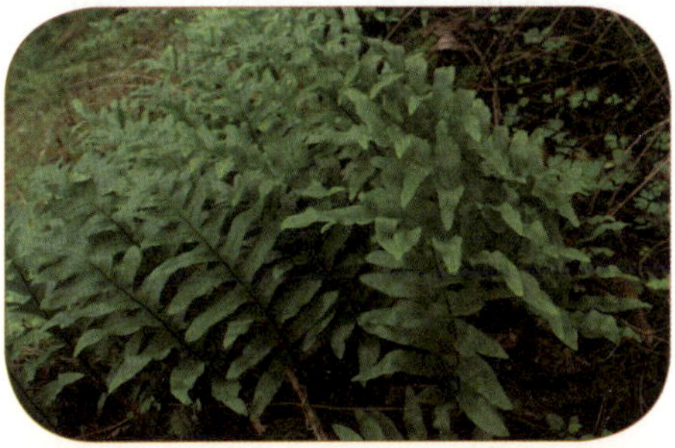

骨碎补，别名肉碎补、石岩姜、猴姜、毛姜、申姜、爬岩姜、岩连姜。为水龙骨科植物槲蕨的干燥根茎。味苦，性温。归肾、肝经。具有补肾强骨、续伤止痛之功效。主治肾虚腰痛、耳鸣耳聋、牙齿松动、跌扑闪挫、筋骨折伤；外治斑秃、白癜风。

赤小豆红糖羹

原料 赤小豆100克，红糖20克。

制法 将赤小豆拣杂，淘洗干净，放入砂锅中，用温开水略浸泡，加适量清水，大火煮沸后改小火煨煮1小时，待赤小豆酥烂，调入红糖搅匀，改用小火煨成羹糊即可。

功用 适用于骨折。

蟹肉粥

原料 粳米适量，新鲜河蟹肉（带黄）2只，生姜、醋、酱油各适量。

制法 粳米煮粥，熟时加入新鲜河蟹肉，再调以生姜、醋和酱油。

功用 滋养气血，接骨续筋。适用于骨折。

六、血栓闭塞性脉管炎

血栓闭塞性脉管炎是一种动静脉的周期性、节段性炎症病变，是由于血管发生闭塞引起的以局部组织缺血、疼痛为主要特征，严重者肢体末端紫黑溃烂甚至坏死、疮口经久不愈、趾（指）关节脱落的一类慢性脉管疾病。本病属于中医学“脱疽”“脱痛”范畴。

大枣土鳖虫酒

原料 大枣20枚，土鳖虫、苏木各30克，细辛15克，白酒1500毫升。

制法 将大枣、土鳖虫、苏木、细辛共浸泡于白酒中，1 周后可服用。服用时，每次服 30 毫升。

功用 活血止痛。适用于脉络血瘀型血栓闭塞性脉管炎。

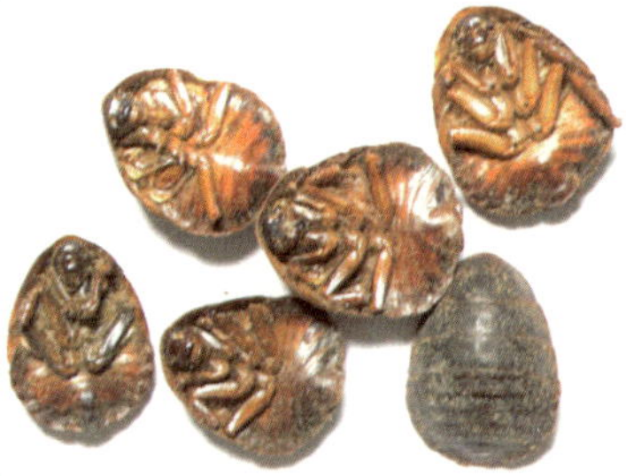

土鳖虫，别名地鳖虫、土元、地乌龟等。为鳖蠊科昆虫地鳖或冀地鳖的雌虫干燥体。味咸，性寒，有小毒。归肝经。具有破瘀血、续筋骨之功效。适用于筋骨折伤、瘀血经闭、症瘕痞块、跌打损伤等症。孕妇禁用。

山鸡桂红汤

原料 山鸡肉 250 克，桂枝 10 克，红花 15 克。

制法 将山鸡肉加水煮至八成熟，再加入桂枝、红花共炖至熟烂即成。

功用 温阳散寒，活血通络。适用于阳虚寒凝型血栓闭塞性脉管炎，症状特征为肢端发凉、疼痛、酸胀、麻木、间歇性跛行、患者局部皮肤温度下降、皮肤颜色苍白或萎黄、中小动脉搏动减弱或消失、舌质淡紫、苔白润、脉弦紧。

川芎黄芪粥

原料 川芎 10 克，黄芪 15 克，糯米 50 克。

制法 将川芎、黄芪加水煮沸 20 分钟去渣取汁，加入糯米煮成粥食。

功用 补气活血，行气止痛。适用于脉络血瘀型血栓闭塞性脉管炎，症状特征为患肢发凉、酸胀、麻木，间歇性跛行加重，可出现持续性疼痛，患肢皮色暗红、紫红或青紫，足背动脉搏动消失，舌质青紫有瘀斑或瘀点，脉沉细或沉涩。

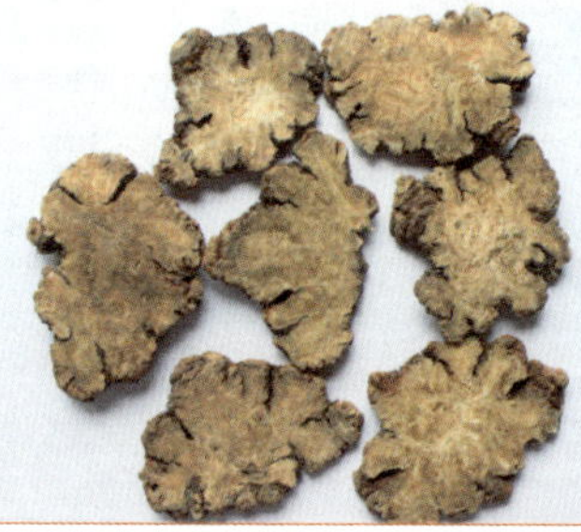

川芎，别名芎穷、小叶川芎。为伞形科植物川芎的根茎。味辛，性温。归肝、胆、心包经。具有活血行气、祛风止痛之功效。适用于月经不调、经闭痛经、症瘕腹痛、胸胁刺痛、跌扑肿痛、头痛、风湿痹痛等症。

乌骨鸡汤

原料 乌骨鸡 1 只。

制法 将乌骨鸡炖熟，适量食肉饮汤。

功用 补益肝肾，益气养血。适用于气血虚损出现的脉管炎。

双补膏

原料　党参、山药、龙眼肉、黄芪、茯苓各 30 克，甘草、白术、枸杞子各 20 克，山茱萸、当归各 15 克，大枣 10 枚，蜂蜜 100 毫升。

制法　将党参、山药、龙眼肉、黄芪、茯苓、甘草、白术、枸杞子、山茱萸、当归、大枣，共加水煎煮取汁，共煎 2 次，合并药汁，加热浓缩，加入蜂蜜，收膏。服用时，每次服 20 毫升，每日 3 次。

功用　补气养血，健脾益胃。适用于气血两虚型血栓闭塞性脉管炎。

白斩羊肉片

原料　羊肉 1000 克，黄芪 50 克。

制法　将羊肉与黄芪同煮，至羊肉烂后切成薄片，调味即可。

功用　调益气血，补气托毒。适用于气血两虚型血栓闭塞性脉管炎，症状特征为身体消瘦虚弱、精神倦怠、面色苍白、头晕心悸、气短乏力、畏冷自汗、患肢肌肉萎缩、坏死组织脱落后创面生长缓慢、经久不愈、舌质淡、苔薄白、脉沉细无力。

党芪鸡

原料　母鸡 1 只，黄芪、党参、山药、大枣各 30 克，黄酒适量。

制法　将母鸡收拾干净，将黄芪、党参、山药、大枣同装入鸡腹内，加水及适量黄酒，隔水蒸熟即成。

功用　益气补血。适用于气血两虚型血栓闭塞性脉管炎。

毛冬青汤

原料　猪蹄 1 只，毛冬青 100 克。

制法　将猪蹄去杂毛洗净，与毛冬青一同加水，小火煎煮取汁 1000 毫升，分作 5 份，趁热饮服，每日 2 次。

功用　清热解毒，活血通脉。适用于脉络瘀热型血栓闭塞性脉管炎。

龙眼莲子粥

原料　龙眼肉 5 枚，莲子 15 克，糯米 30 克。

制法　将龙眼肉、莲子、糯米加水共煮粥食。

功用　滋补强壮，补血益心。适用于气血两虚型血栓闭塞性脉管炎。

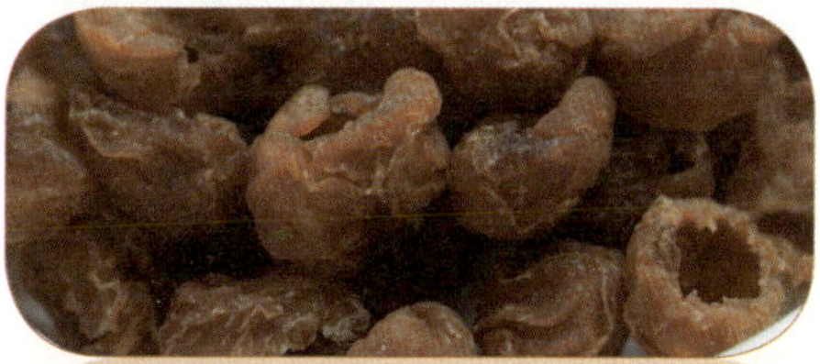

龙眼肉，别名桂圆肉、亚荔枝。为无患子科植物龙眼的假种皮。味甘，性温，无毒。归心、脾、胃经。具有补心脾、益气血、健脾胃、养肌肉之功效。适用于思虑伤脾、头昏失眠、心悸怔忡、虚羸、病后或产后体虚以及由于脾虚所致之下血失血症。患有外感实邪、痰饮胀满者勿食。

银花丹参茶

原料 丹参、金银花、黄柏各10克，绿茶20克。

制法 将丹参、黄柏煮沸20分钟取汁，再用此汁泡金银花、绿茶。

功用 清热解毒，凉血化瘀。适用于脉络热毒型血栓闭塞性脉管炎。

驴肉芪归汤

原料 当归15克，黄芪30克，驴肉250克。

制法 将当归、黄芪装纱布袋中，与驴肉同煮，至驴肉烂熟即成。

功用 调益气血，活血托毒。适用于气血两虚型血栓闭塞性脉管炎。

鲫鱼糯米粥

原料 鲫鱼150克，糯米50克，姜粒5克，盐适量。

制法 将糯米淘洗干净，鲫鱼剖开，去掉内脏，洗净。将锅内水烧开之后，放入糯米和鱼，同煮成粥后加姜粒、盐调味即成。

功用 除热毒，散恶血，消胀满，利小便。适用于脉络热毒型血栓闭塞性脉管炎。

红丹百合汤

原料 百合20克，红花、牡丹皮各10克，白糖适量。

制法 将百合加水煮沸10分钟，加红花、牡丹皮再煮10分钟，取汁，加白糖调味。

功用 清热凉血，活血化瘀。适用于脉络瘀热型血栓闭塞性脉管炎。

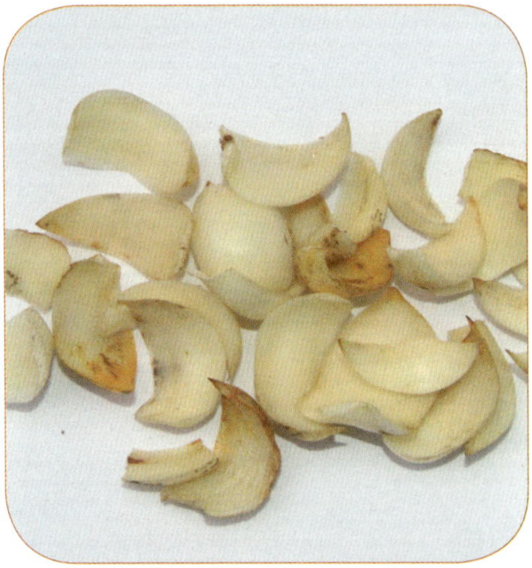

百合，别名野百合、喇叭筒、山百合、药百合、家百合。为百合科植物卷丹、百合或细叶百合的干燥肉质鳞叶。味甘，性寒。归心、肺经。具有养阴润肺、清心安神之功效。主治阴虚久咳、痰中带血、虚烦惊悸、失眠多梦、精神恍惚。

鸡丁饭

原料 鸡脯肉250克，糯米250克，盐、葱、姜、黄酒各适量。

制法 鸡脯肉切小丁，加少许盐、葱、姜、黄酒，拌匀放置1小时后，加糯米及适量水焖熟成饭。

功用 温经益气。适用于阳虚寒凝型血栓闭塞性脉管炎。

七、风湿性关节炎

风湿性关节炎是风湿热的关节表现形式。风湿热是A组乙型溶血性链球菌所致上呼吸道感染后，引起的一种反复发作的急性或慢性的全身结缔组织非细菌性炎症免疫性疾病，以心脏、关节和皮肤损害最明显。发病较急，若不及时采取有效的方法进行治疗，会转为慢性风湿性关节炎。以儿童和少年发病较多，后者多数在发病前1～3周有咽喉炎、扁桃体炎等上呼吸道链球菌感染病史。一些患者因病丧失劳动能力和生活自理能力，约50%的患者病情可发展到影响心脏甚至危及生命。中医食疗对治疗风湿性关节炎积累了丰富的经验。本病在中医学中属于“痹证”范畴。

乌鸡爬山虎

原料 穿山龙15克，乌母鸡1只，蒜汁、葱、姜、花椒、酱油各适量。

制法 将穿山龙用100毫升水煎2次，取汁700毫升与乌母鸡煮烂熟，把鸡撕碎，加入蒜汁、葱、姜、花椒、酱油，调味蘸食。

功用 祛风湿，舒筋活络，活血止痛。适用于风湿性关节炎。

生姜鸡

原料 公鸡（刚刚开叫的）1只，生姜100～250克，酒少许。

制法 将公鸡与生姜均切块，在锅中爆炒焖熟，不放油、盐，可放少量酒。

功用 适用于关节冷痛、喜暖怕寒。

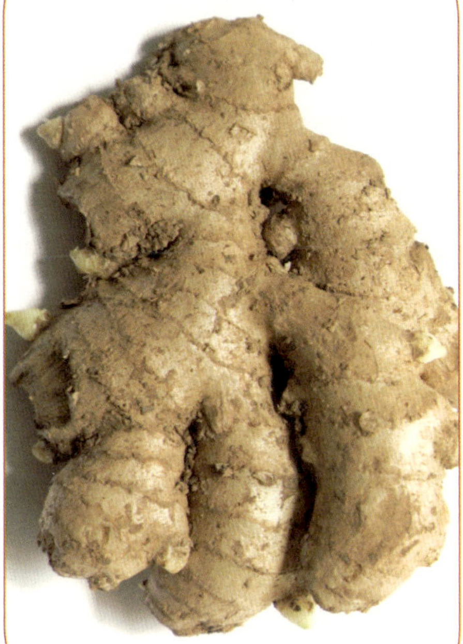

生姜，为姜科草本植物的根茎。味甘、辛，性温，具有散寒发汗、温胃止吐、杀菌镇痛、抗炎之功效，还能舒张毛细血管，增强血液循环，兴奋肠胃，帮助消化。

参蒸鳝段

原料 大鳝鱼1条（约1000克），熟火腿肉150克，葱15克，黄酒15毫升，党参、盐各10克，姜、当归各5克，胡椒粉、味精各2克，清鸡汤适量。

制法　将大鳝鱼剖腹，去内脏、血污，沸水稍烫捞出，去黏液、头、尾，再剁成5厘米长的段；熟火腿肉切大片。锅内放清水和一半的葱、姜、黄酒，沸后鳝鱼段入锅略烫捞出，整齐置小盆上，上放火腿片及党参、当归、姜、葱、黄酒、胡椒粉、盐、清鸡汤，盖好后以软绵纸1张浸湿，封严盖口，上笼蒸1小时后取出，去葱、姜，加味精佐餐食。

功用　补虚损，除风湿。适用于风湿性关节炎，症见腰膝酸软，筋骨疼痛等。

翠皮爆鳝丝

原料　西瓜皮200克，鳝鱼1000克，泡辣椒50克，生姜15克，蒜20克，葱10克，鸡蛋3个，淀粉30克，盐6克，白糖、味精、胡椒粉各3克，猪油250克，芹菜500克，醋2毫升，香油3毫升。

制法　将西瓜皮榨汁，用纱布过滤；鳝鱼剖腹，去骨、内脏，切丝；泡辣椒切4条；生姜、蒜、葱均切丝；鸡蛋去黄留清。鳝鱼丝用淀粉、盐、鸡蛋清、一半西瓜皮汁调浆；另一半西瓜皮汁与白糖、味精、胡椒粉、淀粉兑汁。锅烧热后放猪油至六成熟，投鳝鱼丝略滑后入漏勺。原锅重置火上，放少许猪油，投入芹菜、泡辣椒、姜丝、葱丝、蒜丝一起翻炒，鳝鱼丝倒入炒勺，将兑汁沿锅沿倒入，调醋、香油炒匀。

功用　补虚健骨，清暑疗痹。适用于风湿性关节炎，症见病后消瘦乏力、腰腿酸软、风湿肢体疼痛、屈伸不利、暑热烦渴。

枳椇果炖母鸡

原料　母鸡1只（约1000克），枳椇果30克，黄酒、油各适量。

制法　将母鸡切块，倒入油锅翻炒5分钟，加黄酒焖烧8分钟，出香味时盛入大锅，加凉水，与枳椇果以大火同煮沸后改小火慢炖1小时，到鸡块酥烂即成。

功用　祛风湿，补虚损。适用于风湿性关节炎，尤其适用于老年患者。

老桑枝煲鸡

原料　桑枝60克，母鸡1只（约500克），盐适量。

制法　将桑枝、母鸡，加水适量煲汤，调盐少许。

功用　温经散寒，清热除湿。

当归羊肉汤

原料　羊肉90克，全当归、生姜各15克，桂枝9克，大枣（去核）10枚。

制法　将羊肉去脂油，切块，与全当归、桂枝、生姜、大枣同入瓦锅，加适量清水，小火煮2～3小时至羊肉酥烂，调味即成。

功用　温经逐寒，养血通脉。

乌鱼枸汤

原料　乌鱼1条（约500克），枸杞子30克，鸡血藤10克。

制法　将乌鱼、枸杞子、鸡血藤加水煎沸，

改小火煨 1 小时即成。

功用　适用于体虚、关节活动不利。

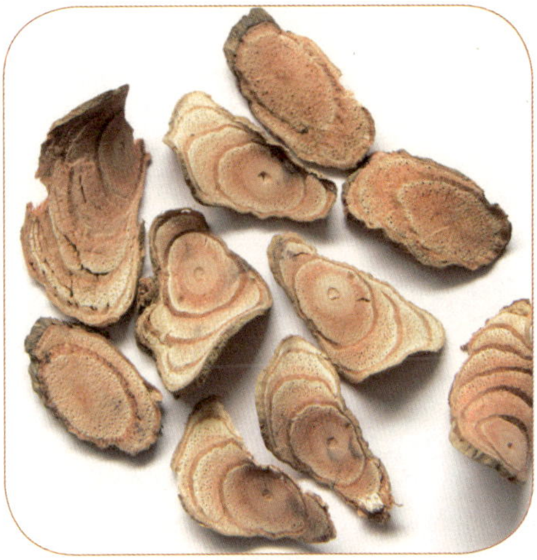

鸡血藤，别名血风藤，乃豆科植物密花豆的藤茎。味辛、甘，性温，归肝经。具有活血补血、舒筋活络之功效。适用于贫血、月经不调、经闭、痛经、腰膝酸痛、肢体麻木、瘫痪等症，亦可治老年人因血不养筋所致风湿痹痛及手足痿弱，还可治疗放射性白细胞减少症。

雌乌鸡羹方

原料　雌乌鸡 1 只，淡豆豉、姜汁、花椒、葱、酱油各适量。

制法　将雌乌鸡煮熟后撕烂捣碎，以淡豆豉、姜汁、花椒、葱、酱油调作羹。

功用　适用于风湿性关节炎，症状特征为关节筋骨疼痛、不能踏地。

川牛膝羊肉汤

原料　羊肉 90 克，川牛膝、枸杞子各 12 克，生姜少许。

制法　将羊肉、川牛膝、枸杞子、生姜同入瓦锅，加适量清水，小火煮 2 ~ 3 小时，至羊肉酥烂为止，调味即成。

功用　养血强筋，活血通痹。适用于筋脉失养型风湿性关节炎、类风湿关节炎。

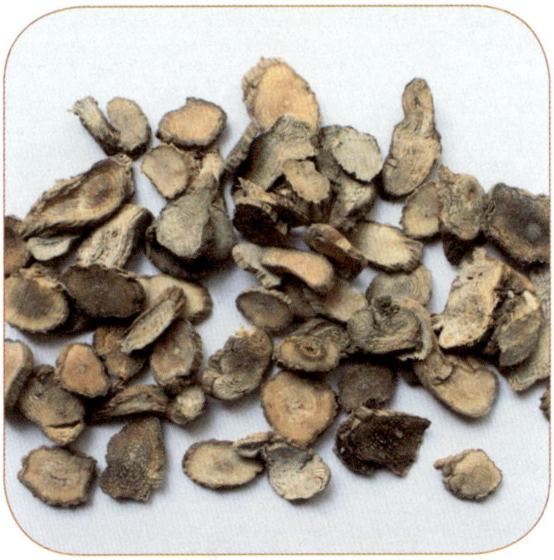

川牛膝，别名甜川牛膝、甜牛膝、天全牛膝、大牛膝、白牛膝、拐牛膝、龙牛膝。为苋科植物川牛膝的干燥根。味甘、微苦，性平。归肝、肾经。具有逐瘀通经、通利关节、利尿通淋之功效。主治经闭症瘕、胞衣不下、关节痹痛、足痿痉挛、尿血血淋、跌扑损伤。

威灵仙蜇皮汤

原料　鲜海蜇皮 60 克，白芥子 12 克，胡椒 6 克，威灵仙 15 克，茯苓 25 克。

制法 将海蜇皮用石灰明矾液浸渍2小时后用清水漂洗干净，白芥子、胡椒用纱布另包，与威灵仙、茯苓一同放入瓦锅中，加适量清水，小火煮2～3小时。

功用 祛风除湿，消积化痰。适用于风湿痰浊流注关节型痛风性关节炎、风湿性关节炎。

钻地风鸽肉汤

原料 白鸽1只，钻地风25克，海风藤15克，防风9克，生姜、大枣（去核）各少许。

制法 将白鸽去毛、肠杂后斩块，钻地风、海风藤、防风、生姜、大枣少许，一同放入瓦锅中，加适量清水，小火煮2小时后调味。

功用 祛风除湿，通络止痛。适用于风湿侵袭经络型风湿性关节炎初期。

菟丝子羊脊骨汤

原料 菟丝子18克，肉苁蓉25克，羊脊骨（连尾）1条。

制法 将菟丝子用酒浸泡3日，晒干捣末；肉苁蓉用酒浸泡1宿；羊脊骨斩块。肉苁蓉、羊脊骨放入锅内，加适量清水，小火煮2～3小时后，放入菟丝子末即成。

功用 补肝肾，益精髓，强筋骨。

猪脚伸筋汤

原料 薏苡仁、木瓜、伸筋草、千年健各60克，猪脚1～2只。

制法 薏苡仁、木瓜、伸筋草、千年健用纱布包好，与猪脚一同放锅内，小火煨烂，去渣，不放盐。

功用 祛风湿，补肝肾。

九层风酒

原料 川牛膝、红鱼眼各4.5克，三根风、山大风各3克，55度三花酒2500毫升。

制法 将川牛膝、红鱼眼及三根风、山大风混合，加入55度三花酒浸渍15日后，取上澄清药液。若患者能饮酒而又无禁忌证，可直接服用酒，每次20毫升，每日2次；若患者不能饮酒，或有禁忌证（例如肝炎、消化道疾患、高血压等），则用水煎剂，剂量为每剂浸酒量的1/4。分早、晚2次服用。

功用 祛风除湿。适用于风湿性关节炎。

木瓜粥

原料 鲜木瓜1个（或干木瓜片20克），粳米50克，白糖少许，水适量。

制法 将鲜木瓜剖切成4瓣（或干木瓜片），加水煎汁去渣，加入粳米、白糖，再兑水，同煮成稀粥。

功用 舒筋活络，和胃化湿。适用于风湿性关节炎。

辣椒瘦肉汤

原料 猪瘦肉100克，辣椒根90克。

制法 猪瘦肉、辣椒根，共煮汤，调味食。服用时，每日1次，连服7～10日。

功用 适用于风寒湿痹。

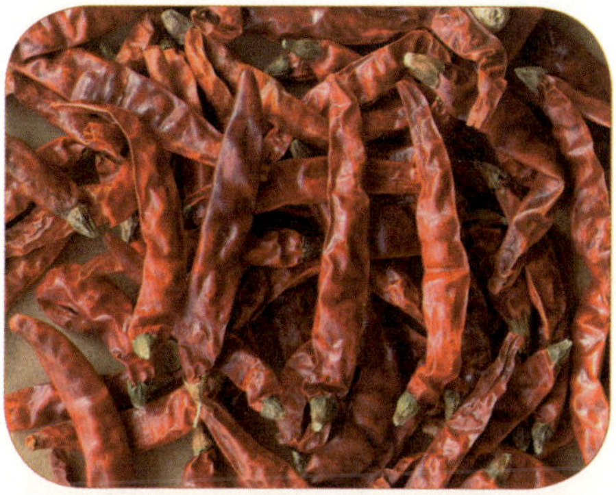

辣椒，别名辣子、辣角、牛角椒、红海椒、海椒、番椒、大椒、辣虎。为茄科辣椒属植物的果实和根。味辛，性热。果有温中散寒、健胃消食之功效，适用于胃寒疼痛、胃肠胀气、消化不良等症，外用治冻疮、风湿痛、腰肌痛。根有活血消肿之功效，外用治冻疮。胃和十二指肠溃疡、急性胃炎、肺结核以及痔疮或眼部疾病患者忌用。

八、丹毒

丹毒是指皮肤突然发红，色如涂丹的一种急性感染性疾病。它是皮肤及其网状淋巴管的急性炎症，由溶血性链球菌从皮肤、黏膜的细小伤口处入侵所致。其蔓延速度很快，但很少有坏死或者化脓。发于胸腹腰胯者，称为内发丹毒；发于头面部者，称为抱头火丹；发于小腿足部者，称为流火或腿游风。

黄瓜土豆茯蛇粥

原料 乌梢蛇250克，大枣10枚，鲜黄瓜500克，土茯苓100克，生姜片30克，赤小豆60克。

制法 将乌梢蛇剥皮，去内脏，入碗，上笼蒸至烂熟，取肉去骨；大枣去核、切碎；鲜黄瓜切碎片。土茯苓、生姜片入锅煮1小时，去渣取汁，入赤小豆、大枣煮粥，粥熟后放入乌梢蛇肉、黄瓜片略煮即成。

功用 清热解毒，除湿化瘀。适用于疮毒、烂疮、丹毒等。需要注意的是，食粥期间忌饮茶。

油菜扒鸡肾

原料 鸡肾、油菜各100克，生姜、蒜各10克，花生油20毫升，盐6克，味精5克，白糖3克，湿淀粉适量，麻油2毫升，蚝油10毫升。

制法 将鸡肾去老皮切花刀，油菜去老叶改刀成菜胆，生姜去皮切片，蒜切片。先在锅内放少许油，下菜胆爆炒，加入盐、味精、白糖炒透，用湿生粉勾芡，出锅摆入盘内。另热锅下油，放入生姜片、蒜片煸香，加入鸡肾，调入剩下的盐、味精、蚝油爆炒至熟，用湿淀粉勾芡，淋麻油即成。

功用 清热解毒。适用于丹毒。

油菜虾米粥

原料 粳米100克，油菜叶（切碎）150克，虾米（切碎）、猪油各25克，味精、盐各适量。

制法 将粳米入锅，加水煮粥，粥将熟时入油菜叶、虾米、猪油，以及味精、盐，再煮一二沸即可。

服法 每日 1 ~ 2 次，早、晚餐温服。

功用 清热解毒，温补托毒。适用于丹毒。

苍术膏

原料 苍术 300 克，蜂蜜 200 毫升。

制法 将苍术加水浸泡 2 小时，加热煎取汁每 30 分钟 1 次，共取 3 次，合并 3 次煎液，大火煮沸后改小火煎熬，熬至剩 200 毫升时，入蜂蜜继续熬炼收膏。服用时，每次 50 毫升，每日 3 次，沸水冲化食。

功用 清热化湿解毒。适用于反复发作的下肢丹毒。

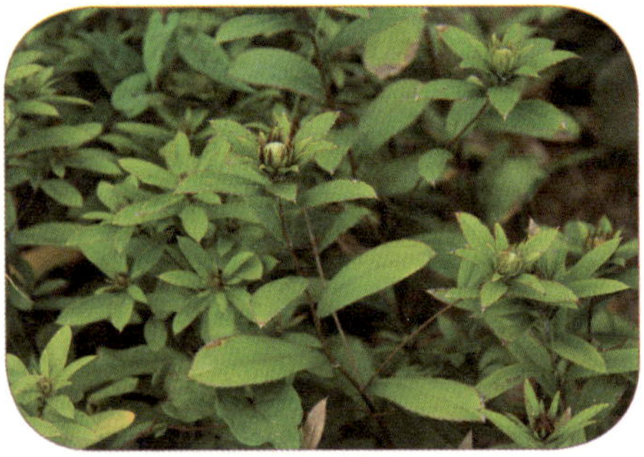

苍术，别名山精、赤术、马蓟、青术、仙术。为菊科植物茅苍术或北苍术的干燥根茎。味辛、苦，性温。归脾、胃、肝经。具有燥湿健脾、祛风散寒、明目之功效。主治脘腹胀满、泄泻、水肿、脚气痿躄、风湿痹痛、风寒感冒、夜盲。

九、痈、疖

痈是指多个相邻的毛囊及其所属皮脂腺或汗腺的急性化脓性感染，或由多个疖融合而成。痈的致病菌为金黄色葡萄球菌。痈的特点是局部光软无头，红肿，有烧灼痛，结块范围多在6 ~ 9厘米，发病迅速，易肿，易脓，易溃，易敛，或有恶寒、发热、口渴等全身症状，一般不会损伤筋骨。痈多见于成年人，常发生在颈项、背等皮肤较厚韧的部位。颈部痈俗称“对口疮”；背部痈俗称“搭背”。感染常从1个毛囊底部开始。由于皮肤厚，感染只能沿阻力较弱的皮下脂肪柱蔓延至皮下组织，沿着深筋膜向四周扩散，侵及附近的许多脂肪柱，再向上传入毛囊群，而形成具有多个“脓头”的痈。

疖是指一个毛囊及其所属皮脂腺的急性化脓性感染，常扩展到皮下组织。疖的致病菌大多为金黄色葡萄球菌和表皮葡萄球菌。人体皮肤的毛囊和皮脂腺通常都有细菌存在，但只有在全身或局部抵抗力减低时才引起感染。局部皮肤擦伤，清洁不当，常受摩擦和刺激，都可致疖的发生。任何季节都可发病，夏季更多见。常发生于毛囊和皮脂腺丰富的部位（如颈、头、面部、背部、腋部、腹股沟部、会阴部和小腿）。多个疖同时或反复发生在身体各部，称为疖病，常见于营养不良的小儿或糖尿病患者。

三豆汤

原料　绿豆、赤小豆、黑大豆各 15 克，甘草 9 克。

制法　将绿豆、赤小豆、黑大豆、甘草一同放入砂锅内，加适量水煮至豆烂熟，吃豆喝汤。

功用　消肿透脓。适用于痈。

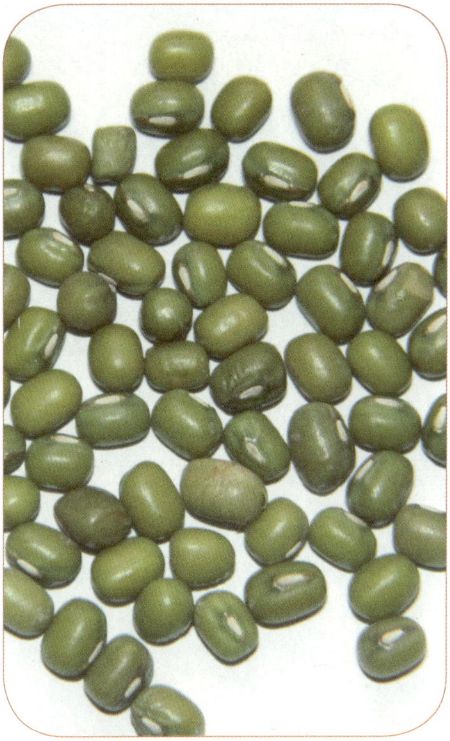

绿豆，别名青小豆。为豆科植物绿豆的种子。味甘，性寒。归心、胃经。具有清热解毒、消暑之功效。主治暑热烦渴、疮毒痈肿等，还可解附子、巴豆中毒。

马齿苋大青叶方

原料　马齿苋、大青叶、金银花各 50 克。

制法　马齿苋、大青叶、金银花加适量清水共煎取汁。服用时，每日 2 次，连服 4 ~ 5 日。

功用　清热解毒。适用于痈。

生黄芪红枣粥

原料　生黄芪、大枣各 30 ~ 60 克，红糖 30 克，粳米 100 克，陈皮末 1 克。

制法　将生黄芪、大枣浓煎取汁，加入红糖、粳米同煮，将成粥时，调入陈皮末稍煮沸。

功用　补虚收敛。适用于痈，症状特征为久溃不收口。

梧桐叶粥

原料　鲜梧桐叶 100 克，粳米 50 克。

制法　梧桐叶先加适量水煎去渣，再取煎液 300 毫升，将粳米与梧桐叶水煮成粥。

功用　消肿透脓。适用于痈。

丝瓜肉片咸蛋汤

原料　猪瘦肉片 200 克，咸蛋（去壳）2 个，丝瓜片 500 克，猪油、盐、味精、酱油各适量。

制法　将砂锅加适量水，旺火烧沸，放入猪瘦肉片、咸蛋煲熟，再投丝瓜片及猪油、盐、味精、酱油各适量略煮沸。

功用　适用于疮疖热痱。

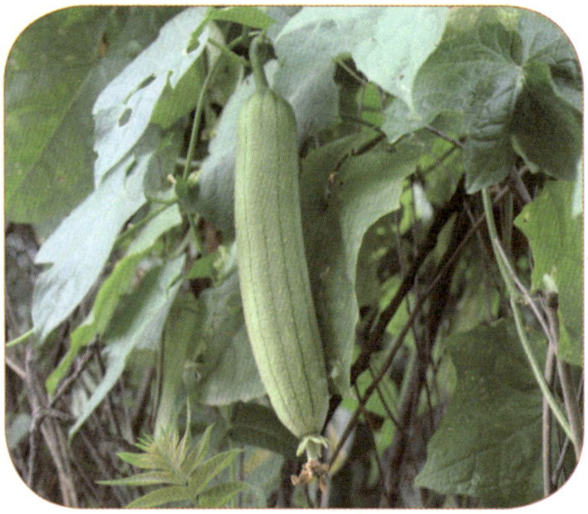

丝瓜，别名天丝瓜、天罗、天罗瓜、蛮瓜、布瓜、绵瓜、天吊瓜。为葫芦科植物丝瓜和粤丝瓜的鲜嫩果实。味甘，性凉，无毒。具有清热利肠、祛风化痰、凉血解毒、通经活血、下乳汁之功效，适用于治疗咽喉肿痛、咳嗽、哮喘、腮腺炎、乳汁不通、腰痛、牙痛、胸胁痛、鼻窦炎、水肿、大小便带血、脚湿气、斑秃等症。

生地瘦肉汤

原料 生地黄、猪瘦肉各 30 克。

制法 将生地黄、猪瘦肉加适量水同煮或蒸至猪肉熟。服药、肉及汤，可分几次服完。

功用 养阴补虚。适用于疖。

生油鸡蛋炖胡荽汁

原料 胡荽适量，生油 30 毫升，鸡蛋清 2 个。

制法 将适量胡荽捣烂，绞汁 30 毫升，与生油、鸡蛋清和匀，炖熟服。

功用 养阴，补不足。适用于疖。

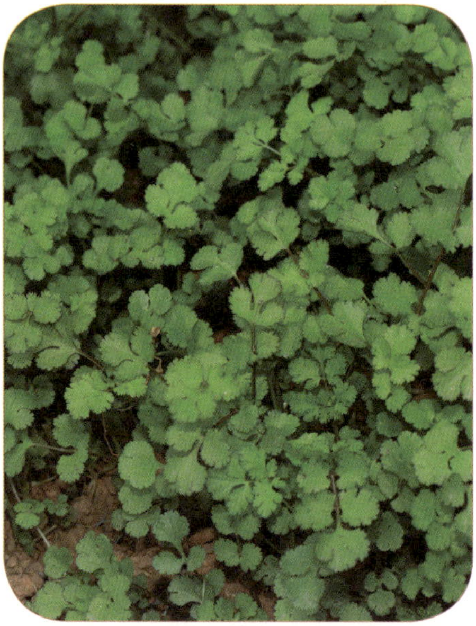

胡荽，别名芫荽、盐荽、香菜、满天星等。属伞形科植物，一年生草本植物。胡荽辛温香窜，为温中健胃养生食品。有消食下气、醒脾调中之功效，适用于寒性体质、胃弱体质以及肠腑壅滞者食用，可用来治疗胃脘冷痛、消化不良、麻疹不透等症。

夏枯草煲瘦肉

原料 夏枯草 15 克，猪瘦肉 100 克。

制法 将夏枯草、猪瘦肉煮汤食。

功用 清热，补虚。适用于疖。

野鸭粥

原料 大白菜100克，野鸭肉200克，猪五花肉50克，糯米150克，料酒10毫升，葱头、姜块、盐、麻油、味精各适量。

制法 将大白菜切丝，野鸭肉、猪五花肉分别切丁放入碗内，加葱头、姜块、料酒、盐等，上笼蒸烂熟后，剔去鸭骨，取出葱和姜，将糯米放入锅中，加肉汤上火烧沸，投大白菜、蒸好的鸭肉及猪五花肉，小火略煮，入麻油、味精调味。

功用 补中益气。适用于水肿、疮疖等。

鲤鱼绿豆汤

原料 鲤鱼1尾（1000～1500克），绿豆100克。

制法 鲤鱼去内脏，与绿豆同煮熟透。喝汤吃肉，连服3～5日。

功用 适用于毛囊炎。

十、疝气

腹腔内脏器经腹壁肌肉薄弱处向体表突出称为疝气，可分为腹股沟疝、股疝、脐疝和白线疝等，基本特征是患处出现包块，自觉有局部坠胀感，包块可随卧位或用手压迫而消失，如果包块肿痛不能还纳腹内，就意味着有嵌顿。

中医学认为本病与“气滞”“寒湿”“气虚”有关，须药食调治，宜疏肝理气，温化寒湿，补中益气。

桂香炖麻雀

原料 肉桂3克，小茴香、胡椒各6克，砂仁5克，麻雀6只。

制法 将麻雀去毛、内脏，洗净，肉桂、小茴香、胡椒、砂仁分别研末，一起放入麻雀腹内，放入大碗上笼蒸3小时，分2～3次食。

功用 温肾散寒，行气止痛。

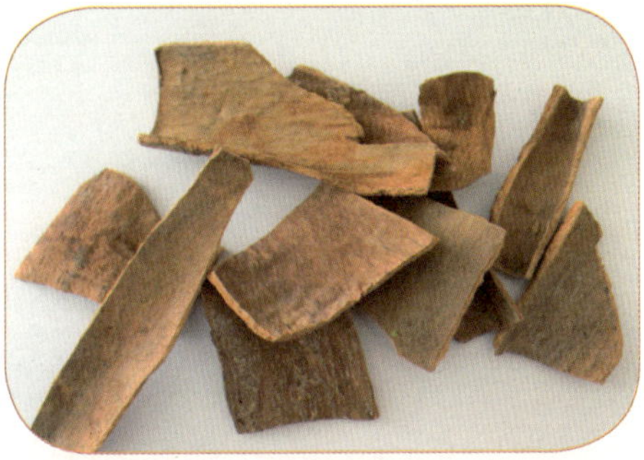

肉桂，别名牡桂、紫桂、大桂、辣桂、桂皮、玉桂。为樟科植物肉桂的干燥树皮。味辛、甘，性大热。归肾、脾、心、肝经。具有补火助阳、引火归原、散寒止痛、活血通经之功效。主治阳痿、宫寒、腰膝冷痛、肾虚作喘、阳虚眩晕、目赤咽痛、心腹冷痛、虚寒吐泻、寒疝、奔豚、经闭、痛经。

金橘甜汤

原料 柚子核15克，柑核30克，金橘2枚，白糖适量。

制法 将柚子核、柑核洗净，金橘切开多瓣，一起放入砂锅加水，用小火煎煮1

小时，去渣取汁，加入白糖即成。

功用 益胃润肺，理气缓急。适用于疝气痛。

小茴香煎蛋

原料 小茴香15克，盐4克，青皮鸭蛋2个，米酒少许。

制法 将小茴香和盐一同炒熟研末，与打入碗中的鸭蛋拌匀，在油锅中煎成蛋饼，每晚临睡时以温米酒送服，4日为1个疗程。

功用 行气止痛，消肿散结。

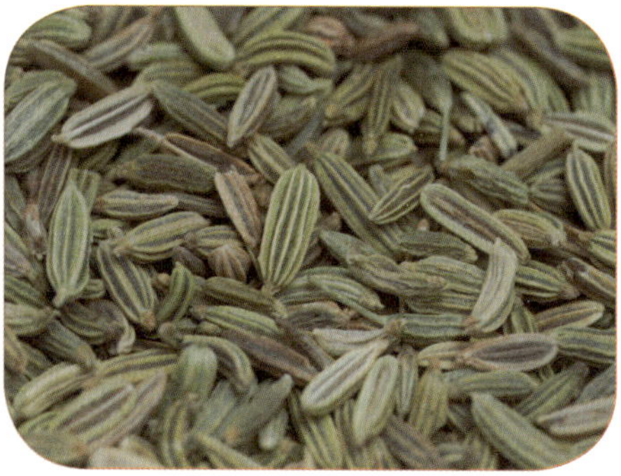

小茴香，为伞形科植物茴香的干燥成熟果实。味辛，性温。具有散寒止痛、理气和胃之功效。适用于寒疝腹痛、睾丸偏坠、痛经、少腹冷痛、脘腹胀痛、食少吐泻、睾丸鞘膜积液等症。

吴茱萸粥

原料 吴茱萸3克，生姜2片，葱白2茎，粳米50克。

制法 先将吴茱萸研细末。粳米淘洗后放入砂锅加水煮，待米熟即下吴茱萸末及生姜、葱白，继续煮成粥，温服。

功用 温脾，暖胃，止痛，止呕。

十一、痔疮

痔疮又称痔，是指直肠末端黏膜下或肛管皮下的静脉丛发生扩大、曲张所形成的柔软的静脉团，并因此而产生出血、栓塞或团块脱出。它是一种常见的肛门疾病，任何年龄都可发生，成年人多见。由于痔的发生部位不同，可分为内痔、外痔和混合痔。生于肛门齿线以上，由于黏膜下的痔上静脉丛发生扩大和曲张而形成的静脉团，称为内痔。外痔则发生于肛门齿线以下，是痔外静脉丛扩大曲张或反复发炎而成，其表面覆以皮肤，不易出血，形状大小不规则。混合痔则是指内外痔静脉丛曲张，相互沟通吻合，括约肌间沟消失，使内痔部分和外痔部分形成一个整体。

乌龟粥

原料 乌龟肉丁150克，粳米100克，料酒、盐、大蒜末、香醋、味精、麻油、胡椒粉各适量。

制法 将乌龟肉丁、粳米下水锅里，大火烧沸撇沫，入料酒、盐煮粥，粥快好时调入大蒜末、香醋、味精、麻油、胡椒粉各适量略煮。

功用 健脾利水。适用于水肿、湿疹、痔疮等。

乌鳢鱼白及汤

原料　乌鳢鱼1条，大蒜3头，白及15克。

制法　将乌鳢鱼去鳞、内脏，与大蒜、白及煮汤食。

功用　适用于痔疮。

丝瓜猪瘦肉汤

原料　丝瓜块250克，猪瘦肉片200克，盐适量。

制法　丝瓜块、猪瘦肉片加适量水煲汤，调盐。

功用　适用于各种痔疮。

双耳炖猪血

原料　水发木耳、水发银耳各75克，胡荽10克，猪血200克，香油、熟猪油、盐、味精、葱末、姜末、料酒各适量。

制法　将猪血块切成厚片；木耳、银耳均切成片；胡荽切成段。锅内放熟猪油，下入葱末、姜末炝香，烹入料酒，加清水，下入猪血块烧开，撇净浮沫，下入木耳、银耳、盐炖至熟透，加味精和香油，装入碗内，撒上胡荽段即成。

功用　养血润肠通便。适用于大便出血、便血日久，症见面色无华等。

生地煲猪踭肉

原料　生地黄30克，猪踭肉100克。

制法　生地黄、猪踭肉共煮汤。

功用　适用于痔疮。

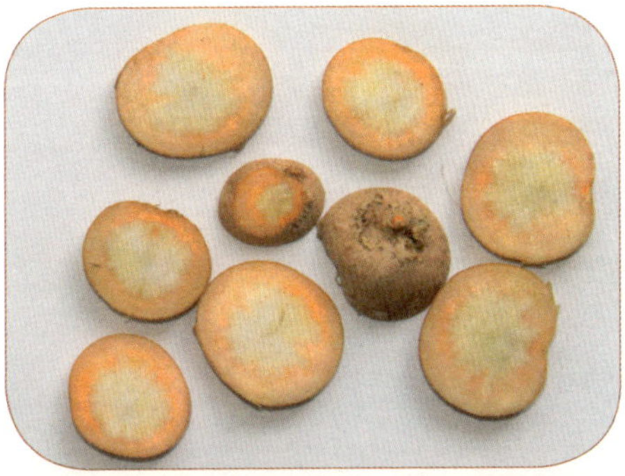

生地黄，别名生地、野地黄、酒壶花、山烟根。为玄参科植物地黄的新鲜或干燥块根。味甘，性寒。归心、肝、肾经。具有清热凉血、养阴、生津之功效。主治热病舌绛烦渴、阴虚内热、骨蒸劳热、内热消渴、吐血、衄血、发斑发疹。

羊血米醋方

原料　羊血250毫升，米醋300毫升，盐适量。

制法　羊血凝固后用沸水略烫，倒出血污水，切小方块，入米醋，置火上煮，入盐调味即成。只吃羊血，不饮醋汤，每日服1次，连用5日。

功用　散瘀解毒，止血补血。适用于内痔出血。

柿饼黑木耳

原料　黑木耳3～6克，柿饼30克。

制法　黑木耳、柿饼同煮烂。

功用 适用于痔疮，症见出血、大便干结。

杏仁粥

原料 大米50克，杏仁（去皮尖）20个，白糖适量。

制法 大米煮粥，粥快熟时入杏仁，粥熟调白糖。

功用 适用于大便干燥、痔疮下血等。

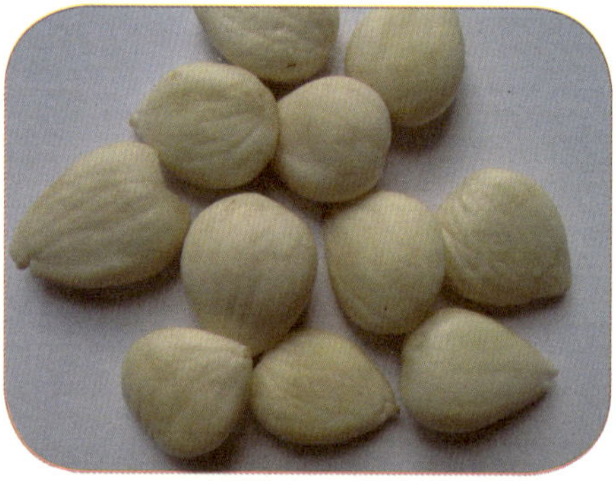

杏仁，别名杏核仁、杏子、木落子、苦杏仁、杏梅仁。为蔷薇科植物杏或山杏等的干燥种子。味苦，性温，有毒。归肺、大肠经。具有止咳、平喘、润肠之功效。主治外感咳嗽、喘满、喉痹、肠燥便秘。

清蒸鳝鱼羹

原料 活鳝鱼1000克，火腿、猪板油各10克，香菇25克，玉兰片40克，葱白、高汤、盐、料酒、味精、豌豆苗各适量。

制法 活鳝鱼去头、骨、内脏，入沸水锅略浸后漂洗干净，切成长6厘米小段，背面划十字花刀，摆盘中。葱白切段，火腿、香菇、玉兰均切片，猪板油切小丁，撒鳝鱼上，入高汤、盐、料酒、味精，上蒸笼蒸15分钟，原汤入锅，加高汤煮沸勾芡浇鳝鱼身上，撒豌豆苗点缀服食。

功用 补气血，健脾消食，润肠止血。适用于痔疮出血。

大蒜烧鲶鱼

原料 鲶鱼1尾，大蒜100克，油、葱、姜、味精、水淀粉各适量。

制法 将鲶鱼去鳃、去内脏，洗净切块。油入锅中烧热，炒蒜，加入葱、姜一同炒香，放入鲶鱼，冲骨头汤入锅，烧至鱼熟，加白糖，将鱼、蒜捞出放盘内。将水淀粉用汤汁调匀，煮开，加味精，淋于鱼上即成。

功用 适用于五痔下血、肛痛。

橄榄猪肉汤

原料 鲜橄榄（去核捣烂）15个，猪瘦肉150克，少量盐。

制法 将鲜橄榄、猪瘦肉放入水中共煎，加少量盐，煮熟。

功用 适用于痔疮出血。

鲜河蚌汤

原料 鲜河蚌肉60克，生姜3片，油适量。

制法 鲜河蚌肉、生姜用油炒香，加水煮汤食。

功用 适用于痔疮。

十二、脱肛

脱肛又称肛管直肠脱垂，是直肠黏膜、肛管、直肠和部分乙状结肠向下移位，脱出肛门外的一种疾病。仅鼓膜脱出者，称为不完全脱垂或假性脱垂；直肠全层脱出者，称为完全脱垂或真性脱垂；脱出部分在肛管直肠内者，称为内脱垂或内套叠；脱出肛门外者，称为外脱垂。多见于小儿和老年人。老年人在身体虚弱、中气不足，或腹内压升高等情况下，韧带松弛，对脏器的固护能力下降，出现脏器脱垂，轻症脱垂患者在腹压减轻或卧床即可恢复，重者终日脱垂在外不能回纳而影响正常生活。

炒田螺

原料 田螺 600 克，食油 15 毫升，黄酒 40 毫升，盐、酱油、胡椒粉、葱、姜各适量。

制法 将田螺剪尾端，放食油，入水煮熟，加黄酒及盐、酱油、胡椒粉、葱、姜略煮食。

功用 适用于脱肛。

升麻炖乌龟

原料 新鲜乌龟肉 120 克，升麻 12 克。

制法 将新鲜乌龟肉切片，升麻用纱布包好，同入砂锅，加适量水，大火炖熟烂，去药袋即可。

功用 补益气血，升提举陷。适用于治疗老年性脏器下垂，症见腰膝酸软无力、头晕心悸、失眠耳鸣。

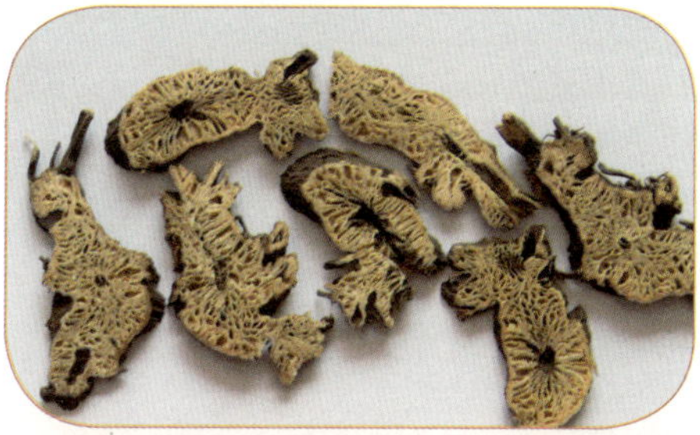

升麻，别名周升麻、鸡骨升麻、鬼脸升麻。为毛茛科植物升麻、兴安升麻和大三叶升麻的根状茎。味甘、辛、微苦，性凉。归肺、脾、胃经。具有升阳、发表透疹、解毒之功效。主治时气疫疠、头痛寒热、喉痛、口疮、斑疹不透，还可治中气下陷、久泻久痢、脱肛、妇女崩漏、子宫下坠及痈肿疮毒。

甲鱼猪大肠

原料 甲鱼 1 个，猪大肠 500 克，适量盐。

制法 将甲鱼去内脏，与猪大肠共炖，用盐调味。

功用 适用于脱肛。

蒜子煨大肠

原料 猪大肠 250 ~ 300 克，冬菜 30 克，大枣、生姜、香葱各 10 克，花生油、蚝油各 10 毫升，盐、味精各 5 克，干生粉适量，麻油 2 毫升，胡椒粉少许。

制法 将猪大肠洗净切花刀，改成小节，大枣泡洗透，生姜去皮切成粒，香葱切花。

将猪大肠放入碗内，与冬菜、大枣、盐、味精、胡椒粉、蚝油、干生粉、花生油拌匀后摆入盘内。蒸笼烧开水，放入摆好的猪大肠，用大火蒸7分钟后取出，撒上葱花，淋入麻油即可。

功用 适用于脱肛。

人参黄芪粥

原料 人参5克，炙黄芪30克，粳米100克，白糖适量。

制法 将人参、炙黄芪切薄片，用清水浸泡30分钟后煮沸，再用小火浓缩药汁；取汁后，再如上法煎取药汁，两者合并。粳米加适量水煮成烂粥，加入白糖适量。早、晚用药汁与米粥调匀温食。

功用 健脾益气，升阳举陷。适用于老年人中气不足、内脏下垂，症见气短神疲、腹胀、自汗。

猪肉海参汤

原料 猪瘦肉丝250克，海参30克，大米适量。

制法 将猪瘦肉丝、海参共加水煮汤，至软烂时调味，佐餐食。或加大米煮成粥。

功用 适用于脱肛。

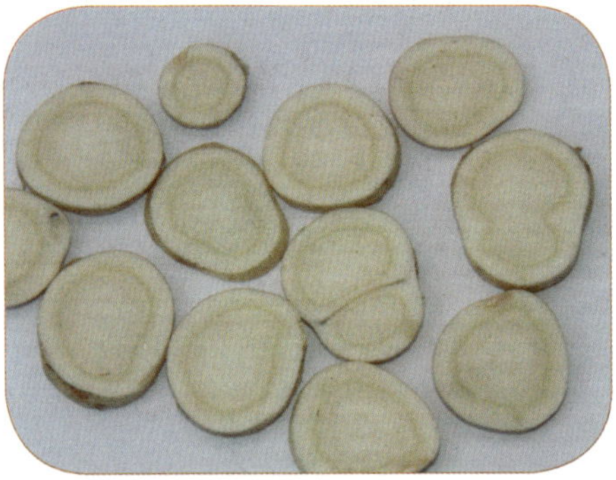

人参，别名棒槌、山参、园参。为五加科人参属植物人参的根。味甘、微苦，性微温。归脾、肺、心经。具有大补元气、复脉固脱、补脾益肺、生津、安神之功效。主治体虚欲脱、肢冷脉微、脾虚食少、肺虚喘咳、津伤口渴、内热消渴、久病虚羸、惊悸失眠、阳痿宫冷等。

第四章 内科病食疗

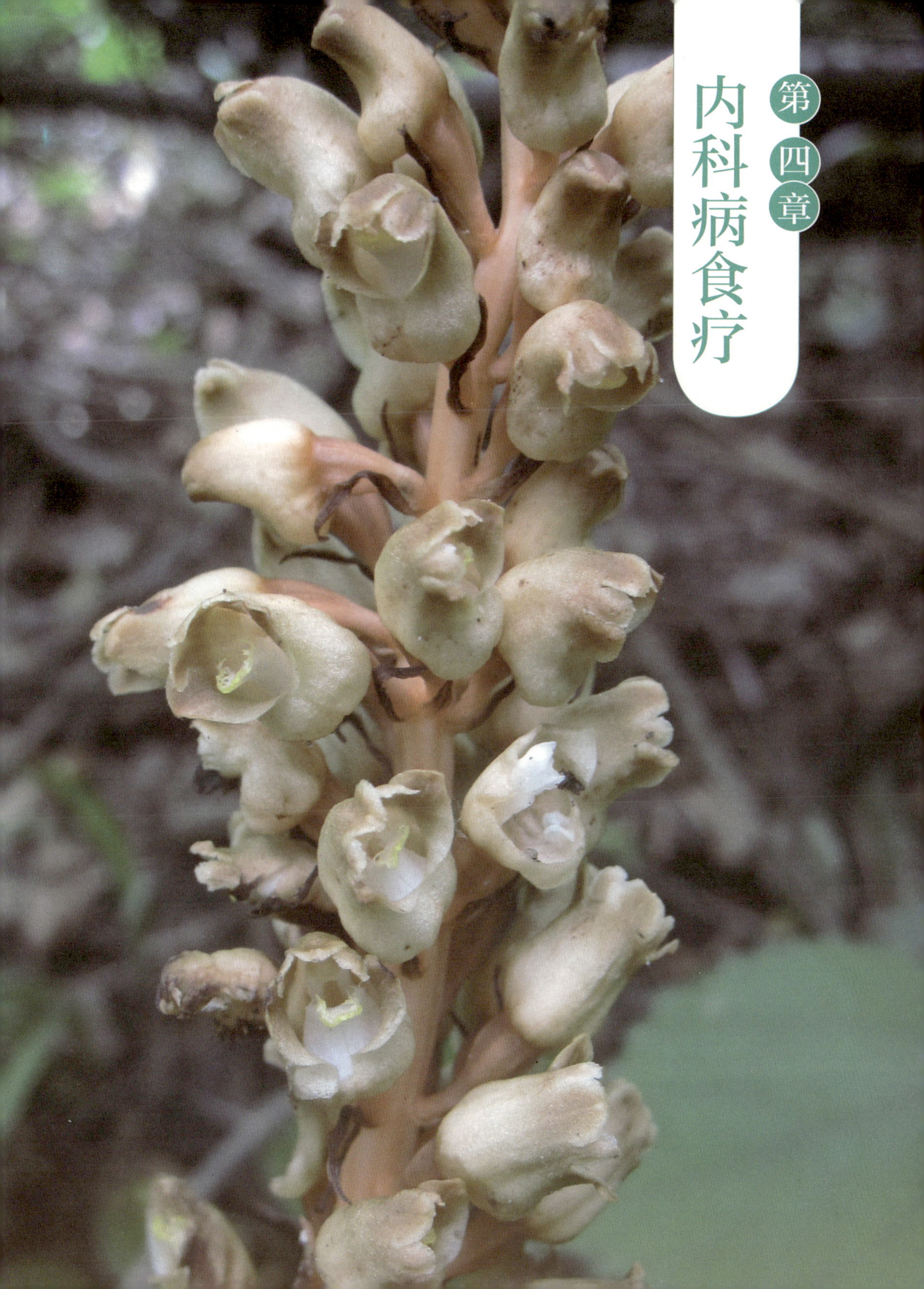

一、单纯性甲状腺肿

单纯性甲状腺肿是指由于缺碘等因素引起的代偿性甲状腺增生、肿大，有的因环境缺碘引起，故又称地方性甲状腺肿（俗称“大脖子病”）。女性较多见。青春期或妊娠期妇女机体对甲状腺素的需要增多，可发生甲状腺轻度弥漫性肿大，以后可自行缩小。某些药物或先天性因素妨碍甲状腺素的合成，亦可促成甲状腺肿大。本病中医学属于“瘿病”“瘿气”“瘿瘤”等范畴。

理气化痰丸

原料 海藻、海带等份，青皮为海带的1/3，蜂蜜适量。

制法 将海藻、海带、青皮焙焦，研成细末，加入蜜，制成杏核大小的蜜丸，装瓶用。晚饭后服 1 ~ 2 丸。

功用 理气，解郁，消瘿。适用于肝郁气滞型单纯性甲状腺肿，以及心情不畅、胁痛腹胀、经期前乳房、小腹痛等症。

海带海藻煮黄豆

原料 海带 30 克，海藻 30 克，黄豆 150 克。

制法 将海带、海藻用水泡发洗净切段，和黄豆一起放入砂锅加水，小火炖煮至豆烂熟，加调料即成。

功用 滋阴，清热，降压。适用于甲状腺肿、慢性颈淋巴结炎以及高血压属阴虚内热等症。

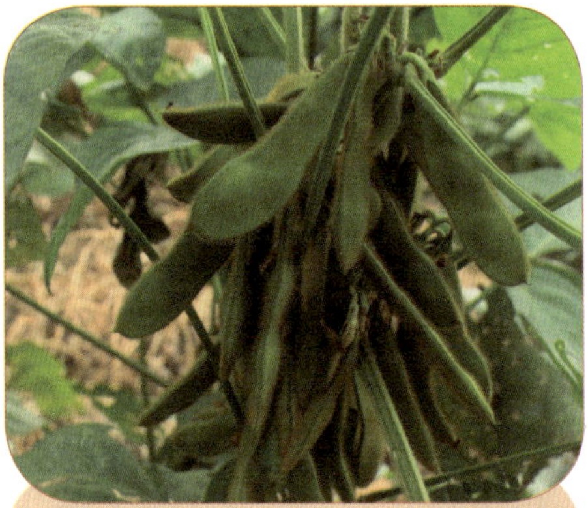

黄豆，味甘，性平，富含蛋白质、钙、铁、磷、碳水化合物、膳食纤维、卵磷脂、异黄酮素等。能预防乳腺癌、前列腺癌等，改善妇女的更年期症状、骨质疏松症等，还可消除血管壁上的胆固醇，软化血管，改善缺铁性贫血、神经衰弱，预防便秘等。

海带紫菜燕窝汤

原料 海带、紫菜、燕窝各 25 克，豆腐 250 克，生姜 2 片，盐、葱各适量。

制法 把燕窝用开水浸过，去毛，把水倒掉；海带洗净，隔水蒸半小时，切丝；生姜切成小片，葱切成小段。把海带、紫菜、燕窝、姜、盐一同放入锅中，加水后用旺火煮开，再用小火炖半小时，把豆腐切成 8 块入锅，再煮沸即成。

功用 养肺阴，化痰止咳，壮阳，暖腰膝，抗衰老，助发育，抗癌。对缺碘性甲状腺肿、高血压、高血脂均有疗效。

紫菜猪瘦肉汤

原料 紫菜15克，猪瘦肉100克，香油、盐、味精各适量。

制法 把猪瘦肉切成肉片或肉丝；紫菜先放碗内，以水泡发，去除泥沙。把猪肉放入锅内，加适量水煮汤，水沸肉熟后，再放入紫菜，继续煮至熟烂，加入香油、盐、味精等调味后即成。

功用 软坚，清热，化痰。适用于甲状腺肿（包括地方性甲状腺肿、缺碘诱发症）、颈淋巴结结核、脚气病、淋证、水肿、慢性气管炎等病症。

紫菜萝卜汤

原料 紫菜15克，白萝卜250克，陈皮3克。

制法 将紫菜用清水洗净，白萝卜洗净切厚片，紫菜、萝卜片和陈皮一起放入砂锅，加水旺火炖煮1小时即成。

功用 清热解毒，行气软坚。适用于甲状腺肿及淋巴结结核等症。

绿豆海带粥

原料 绿豆、红糖各60克。海带、大米各30克，陈皮6克。

制法 将海带泡软洗净切丝，绿豆、大米洗净和陈皮一起放入砂锅中，加水，小火炖煮，煮至绿豆开花，加入红糖溶匀即成。

功用 清凉解毒，消肿软坚。适用于甲状腺肿、青春期甲状腺功能亢进症等症。

荔枝杏仁茶

原料 荔枝50克，杏仁10克，茶叶3克，白糖适量。

制法 将荔枝、杏仁、茶叶同放入砂锅中，加适量水，煎20分钟，去渣取汁，加入白糖，搅匀即成。

功用 理气化痰。适用于甲状腺肿、甲状腺瘤等症。

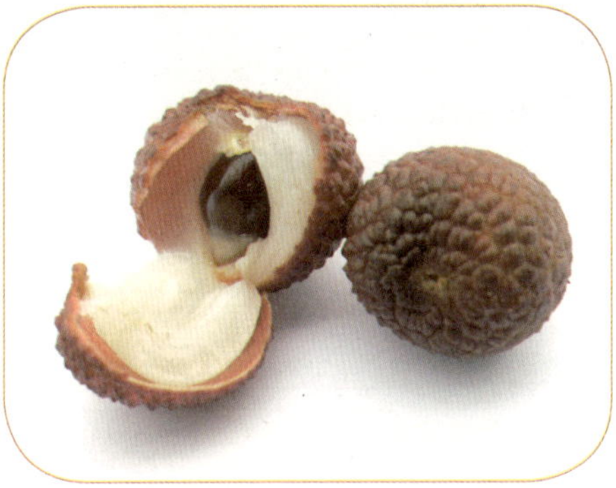

荔枝，别名离支、荔支、丹荔、火山荔、丽枝、勒荔、大荔、丹荔。为无患子科植物荔枝的假种皮（果肉）。味甘、酸，性温。归脾、肝经。具有生津、益血、理气、止痛之功效。主治烦渴、呃逆、胃痛、瘰疬、疔肿、牙痛、外伤出血。

紫明茶

原料 紫菜30克，决明子25克。

制法 将紫菜、决明子洗净，放入砂锅中，加水适量，煎20分钟，取汁，每日1剂，当茶饮服。

功用 清凉泄热，化痰散结，清热利水。

适用于甲状腺肿、水肿、慢性支气管炎、咳嗽、高血压、咽炎等症。

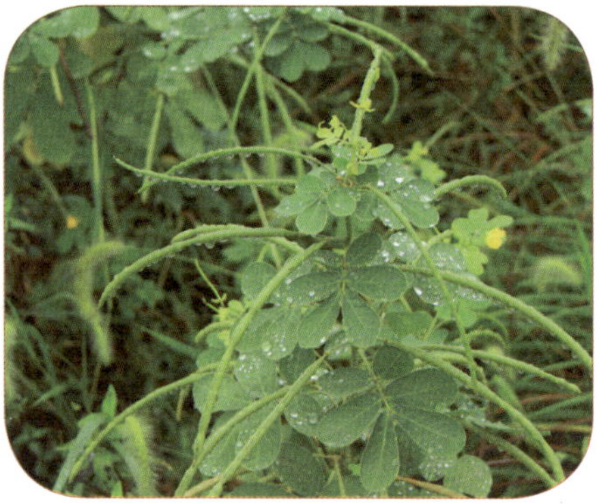

决明子，别名草决明、羊明、马蹄决明、还瞳子、狗屎豆、假绿豆、马蹄子、千里光、羊角豆、野青豆、夜拉子、羊尾豆。为豆科植物钝叶决明或决明（小决明）的干燥成熟种子。味甘、苦、咸，性微寒。归肝、大肠经。具有清热明目、润肠通便之功效。主治目赤涩痛、畏光多泪、头痛眩晕、目暗不明、大便秘结。

二、甲状腺功能亢进症

甲状腺功能亢进症简称甲亢，是由多种病因引起的甲状腺激素分泌过多所致的一组常见内分泌疾病，是作用于全身的组织器官，造成机体的神经、循环、消化等系统兴奋性增高和代谢亢进为主要表现的疾病的总称。临床上以高代谢症候群、神经兴奋性增高、甲状腺肿大、不同程度的突眼症为特征。女性发病比男性多，尤以20～45岁的中青年女性常见。毒性弥漫性甲状腺肿（Graves病）是甲亢的最常见病因，但60岁以上人群的老年甲亢，则大多因毒性结节性甲状腺肿引起。老年甲亢发病较隐蔽，症状多轻微或不典型，易被误诊。本病中医学属于“肝火”“瘿病”“瘿气”“心悸”“郁证”“虚劳”等范畴。

柚子炖鸡

原料 柚子1个，仔鸡1只，生姜、葱、盐、味精、料酒各适量。

制法 将柚子去皮留肉；鸡杀后除毛去内脏，把柚子肉纳入鸡腹中，放在盆中，加入葱、姜、料酒、味精、盐和适量的水；再将盆置入锅中，锅中加水，炖熟即成。

功用 滋阴益气，补精化痰。适用于甲亢出现的脖颈胀大、饮食减少、神疲乏力、头晕耳鸣、腰膝酸软、胸闷多痰等症。

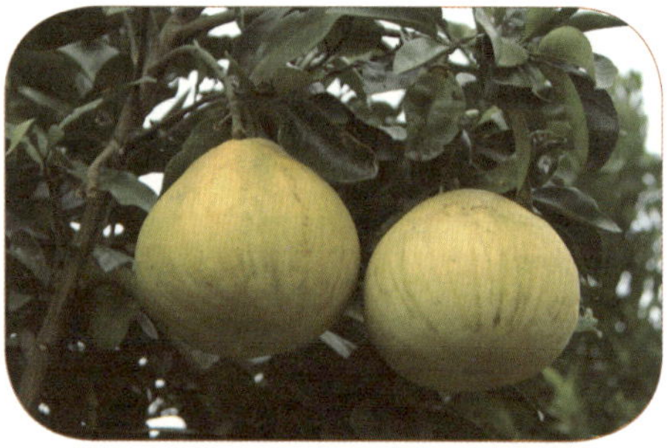

柚子，别名气柑、朱栾、文旦、雷柚、香栾。为芸香科植物柚的果实。味甘、辛，性平。归肝、脾、胃经。具有宽中理气、化痰止咳之功效。主治气滞腹胀、胃痛、咳嗽气喘、疝气痛。

卤汁黄豆

原料 黄豆500克，八角茴香3粒，桂皮1小块，酱油、白糖、味精、植物油各适量。

制法 将黄豆炒香，放入冷水中浸5分钟，至豆粒涨发，皮起皱，捞起沥干。锅内放植物油，烧热，加入黄豆翻炒，加桂皮、八角茴香、酱油、白糖，小火慢煮0.5～1小时，旺火收汁，调入味精即成。

功用 适用于甲亢。

凉拌蜇皮芹菜

原料 芹菜500克，水发蜇皮150克，小海米30克，盐、味精、白糖各适量。

制法 将芹菜去叶，除粗筋后切成节，在开水中烫一下，沥干水分。小海米泡涨，海蜇皮切丝，然后把芹菜丝、海蜇丝、海米一起拌匀，加白糖、盐、味精拌匀即成。

功用 平肝解毒，化痰软坚。适用于甲亢出现的脖颈肿大、眼球突出、畏光、怕热、多汗、烦躁易怒、善食易饥、舌及手指颤抖、头晕目赤、口干心悸等。

生拌莲花白

原料 鲜莲花白嫩叶250克，香油、盐、味精各适量。

制法 把鲜莲花白嫩叶洗净，撕成碎片，在沸水中烫一下，捞起沥干，拌入香油、盐、味精调匀即成。

功用 利五脏，调六腑。适用于甲亢出现的脖颈肿胀、咽阻胸闷、纳少脘胀、大便不调。

糖醋蜇皮冬笋

原料 水发海蜇皮250克，川青笋500克，白糖、醋、盐、香油各适量。

制法 把海蜇皮切丝；青笋去皮，切丝，加盐少许码好，腌10分钟后，用水浸泡数分钟。将青笋放入盘底，海蜇皮丝放上面，把白糖、醋、盐、香油放入碗内兑成汁，淋在蜇丝上即可。

功用 平肝清热，化痰散结。适用于甲亢出现的脖颈肿大、眼球突出、畏光、怕热、心悸、易怒烦躁、善食易饥、舌及手指颤抖、口干便秘等症。

鱼香四季豆

原料 四季豆250克，猪肉500克，豆瓣、酱油、白糖、醋、水豆粉、菜油、猪油、味精、葱花、姜末、蒜末、清汤各适量。

制法 把四季豆去筋掐成节，放入油锅内炸至断生时捞出；猪肉剁成碎末。锅内放入猪油、菜油烧至七成热时，放入肉末，炒干水气时放入姜末、豆瓣、蒜末，炒出香味，放入清汤，再放入四季豆、酱油、白糖、醋，用小火烧至四季豆熟烂时，放入味精、葱花、水豆粉，收汁起锅。

功用 滋阴清热。适用于甲亢的辅助食疗。

花生鸡蛋煲枸枣

原料 枸杞子30克，南枣（去核）10克，鸡蛋2个，花生仁适量。

制法 将枸杞子、南枣（去核）、花生仁加适量水，用小火炖1小时，捞出枸杞子、南枣、花生仁，再把鸡蛋敲开放入，煮成荷包蛋。

功用 滋阴补血，益脾胃，补肝肾。适用于甲亢出现的心悸、气促、失眠、多梦、汗出、易饥喜饮、大便干结、眼球突出、脖颈肿大、形体消瘦等症。

蚝豉甲鱼汤

原料 蚝豉100克，甲鱼肉50克，柏子仁、海带、酸枣仁、白芍各25克。

制法 将海带漂洗干净，酸枣仁捣碎，与蚝豉、甲鱼肉、柏子仁、白芍同煎汤。

功用 滋阴潜阳，敛汗镇静。适用于甲亢、心悸失眠、手颤等症。

桂圆益心膏

原料 龙眼肉150克，当归100克，远志、天冬各50克，五味子、黑桑椹各30克，黑芝麻20克，大枣20枚，蜂蜜适量。

制法 制作时除黑芝麻外，其他各味均放入砂锅内加水煎，每半小时滤出药液一次，再加水复煎，如此3次，将所有药液合并在一起，以小火熬，浓缩成黏稠膏状，放入蜂蜜1倍量，撒入黑芝麻，再煮熟，冷却后储于陶瓷或玻璃罐中。每日服2次，每次1匙，用热水冲饮，1次饮完。

功用 滋阴，补心，安神。可辅助治疗甲亢。

莲子茯苓门冬糕

原料 莲子、茯苓、麦冬各500克，白糖、桂花各适量。

制法 将莲子去皮和心，茯苓切片，同麦冬一起研成细粉，加入白糖、桂花拌匀，用水和匀，做成糕，上笼蒸20分钟即可。

功用 健脾胃，益气阴，清虚热。适用于甲亢的辅助治疗。

鲜蘑粥

原料 鲜蘑菇片25克，大米100克，盐、味精、香油各适量。

制法 将大米淘净，加适量水煮粥，待粥将熟时，下入蘑菇片、盐、味精、香油，再稍煮一会儿即成。

功用 健脾胃，化痰湿，补虚健中。适用于甲亢出现的脖颈肿大、咽中梗阻、胸胁满闷、食欲不振、神疲乏力等症。

黑芝麻桑椹麻仁糕

原料 黑芝麻60克，桑椹30克，麻仁10克，糯米粉700克，大米粉300克，白糖100克。

制法 将桑椹、麻仁放入锅内，加适量水，置大火上烧沸，用小火煮熬20分钟，去渣留汁；将黑芝麻炒香。将糯米粉、大米粉、白糖和匀，加入桑椹、麻仁汁后加水适量，揉成面团，做成糕，在每个糕上撒上黑芝麻，上笼蒸15～20分钟即成。

服法 当点心或主食，每日1次。

功用 适用于甲亢症的辅助治疗。

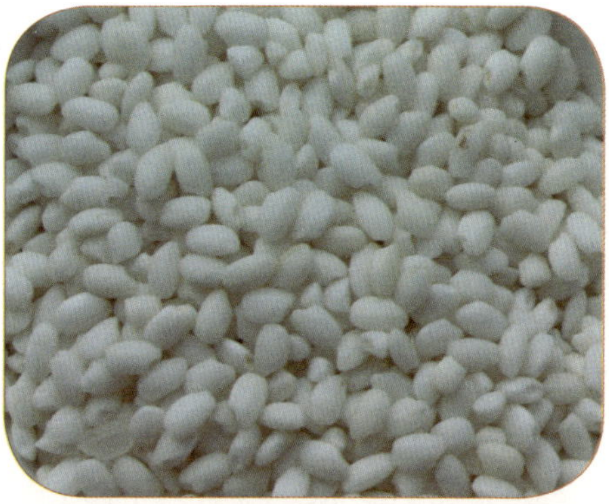

糯米，别名江米，是家常经常食用的粮食之一。糯米是一种温和的滋补品，有补虚、补血、健脾暖胃、止汗等作用。适用于脾胃虚寒所致的反胃、食欲减少、泄泻，气虚引起的汗多、气短无力、妊娠腹坠胀等症。

川参粥

原料　川贝母、丹参各 15 克，薏苡仁 30 克，冬瓜 60 克，海带 15 克，红糖适量。

制法　将川贝母、丹参煎汤，去渣，取汁，加入薏苡仁、冬瓜（去皮，切小丁）、海带同煮粥，粥熟后入红糖调匀。

功用　适用于痰湿凝结所致的甲亢。

五味粥

原料　大麦米 50 克，酸枣仁、五味子、麦冬各 10 克，嫩莲子、龙眼肉各 20 克。

制法　先将酸枣仁、五味子捣碎，与麦冬同煮，浓煎取汁；把莲子发胀后，去掉莲子心放入水中煮烂熟待用。将大麦米洗净，如常法煮作粥，将熟时，放入酸枣仁等浓煎液，放入莲子、龙眼肉，煮熟即成，吃时加糖。

功用　滋阴养心。适用于心阴亏损型甲亢。

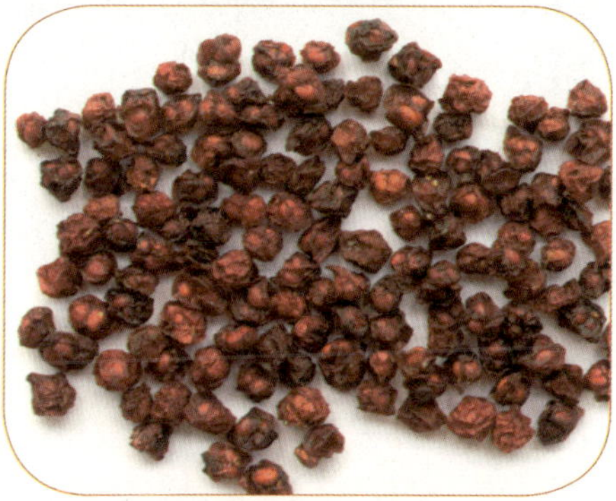

五味子，别名菋、荎蕏、玄及、会及、五梅子。为木兰科植物五味子或华中五味子的干燥成熟果实。味酸、甘，性温。归肺、心、肾经。具有收敛固涩、益气生津、补肾宁心之功效。主治久咳虚喘、梦遗滑精、遗尿尿频、久泻不止、自汗、盗汗、津伤口渴、短气脉虚、内热消渴、心悸失眠。

西红柿西瓜汁

原料　西红柿 250 克，西瓜 300 克。

制法　将西红柿用沸水烫后剥皮，用洁净纱布包好，绞取汁液；西瓜挖瓤，亦搅取汁液。将二汁混合，当饮料合用。

功用　益胃生津，利湿清热。适用于甲亢出现的口干、喜凉饮冷、怕热多汗、善食易饥、脖颈肿大、舌及手指颤动等症。

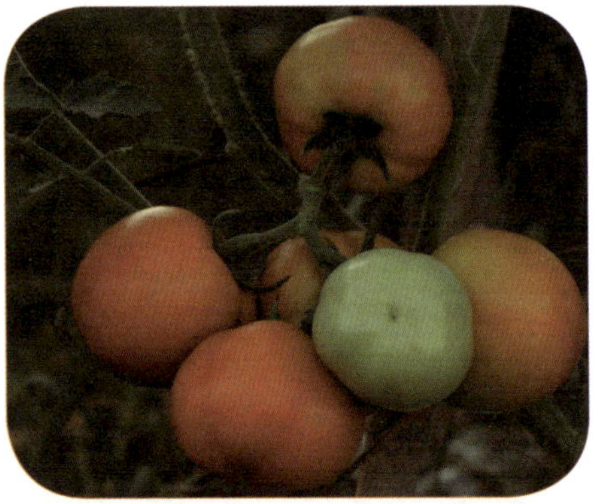

西红柿，别名番茄、番李子、小金瓜、喜报三元、洋柿子、番柿。为茄科植物西红柿的新鲜果实。味酸、甘，性微寒。具有生津止渴、健胃消食之功效。主治口渴、食欲不振。

三、支气管炎

支气管炎常继发于上呼吸道感染，为支气管黏膜及其周围组织的炎症，一般可分为急性支气管炎、慢性支气管炎以及喘息性支气管炎。因气管大多与支气管同时发炎，实际上可以说是气管-支气管炎。本病以冬春季发病较多，婴幼儿或体质较弱者易反复发作。

慢性支气管炎指由物理、化学等因素引起，反复多次的气管、支气管黏膜及其周围组织的慢性非特异性炎症。每年至少持续发病3个月，连续2年以上，有咳、喘、炎、痰四大症状，胸片显示间质性慢性支气管炎、肺气肿等改变，并能排除其他原因所引起的支气管黏膜炎性病变。正确的食疗治疗可减轻症状，减少发作的次数。慢性支气管炎是老年人的一种常见病，其发病原因十分复杂，一般认为吸烟和环境因素是重要病因。本病呈缓慢发展，常在春夏、秋冬气候急剧变化（例如骤冷骤热、骤风骤雨等），或上呼吸道感染时引起急性发作或病情加重。

喘息性支气管炎泛指一组有喘息表现的婴幼儿急性支气管感染，凡引起上呼吸道感染的病原体都可成为致病源。与上呼吸道感染所不同的是，本病常在病毒感染的基础上，因黏膜纤毛受损而继发细菌感染，即该病细菌或细菌混合病毒感染的机会较上呼吸道感染为多。营养不良、佝偻病、慢性咽炎的患儿易患该病。此外，空气污染、化学因素亦为发病因素。急性者多属外感咳嗽，慢性者多为内伤咳嗽。本病中医学属于“咳嗽”“痰饮”“喘证”等范畴。

百合糖柚

原料 柚子1个（500克），百合125克，白糖250克。

制法 将柚子洗净，除去肉瓣，留皮。以柚子连同百合、白糖加水600毫升煎2～3小时，去渣即成。

功用 消痰下气，止咳平喘。适用于慢性支气管炎、肺气肿。

杏仁猪肺汤

原料 猪肺1具，甜杏仁50克。

制法 将猪肺用清水灌洗干净，切块后用手挤除泡沫，入清水煮沸捞出；杏仁洗净，与猪肺一起放入砂煲内，加适量清水，大火煮沸后，改用小火煲2小时即成。

功用 止咳化痰，生津止渴。适用于老年慢性支气管炎及久咳不愈者。

人参蛤蚧淮山粥

原料 人参10克，蛤蚧1对，山药30克，粳米100克。

制法 将以上所有原料同放锅内加适量水，小火煮熟服食。

功用 益气健脾，止咳平喘。适用于咳嗽气短、纳差、汗多等症。

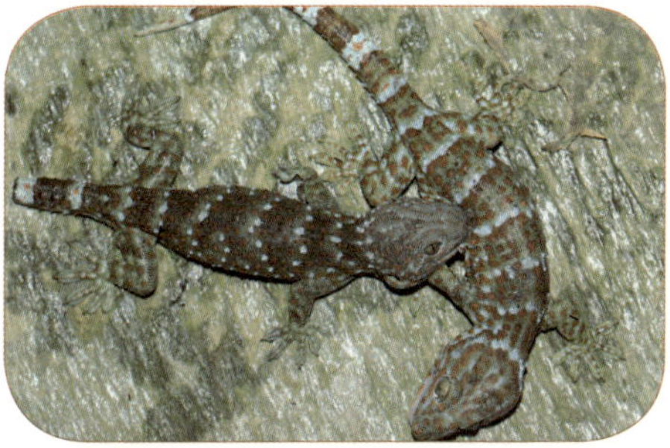

蛤蚧，别名蛤蟹、仙蟾、大壁虎、蚧蛇、德多、握儿、石牙。蛤蚧为壁虎科动物蛤蚧除去内脏的干燥体。味咸，性平。归肺、肾经。补肺益肾，定喘止嗽。治虚劳、肺痿、喘嗽、咳血、消渴、阳痿。

三珍粥

原料 麦冬30克，粳米50克，沙参20克，冰糖适量。

制法 麦冬煎汤取汁，用汁同粳米、沙参煮粥，加入冰糖适量煮至粥熟。

功用 适用于肺阴不足型咳嗽，症见痰少、口干咽干、盗汗等。

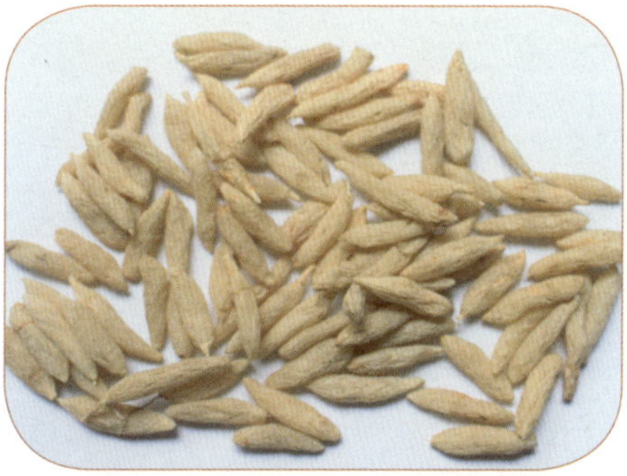

麦冬，别名麦门冬、沿阶草。为百合科植物麦冬（沿阶草）的干燥块根。味甘，微苦，性微寒。归心、肺、胃经。具有养阴生津、润肺清心之功效。主治肺燥干咳、虚痨咳嗽、津伤口渴、心烦失眠、内热消渴、肠燥便秘、白喉。

川贝雪梨猪肺汤

原料 新鲜猪肺250克，雪梨（去核）1个、川贝母15克。

制法 新鲜猪肺切碎，与雪梨（去核）、川贝母共加适量水煲汤服用。

功用 适用于肺虚久咳。

乌豆炖鳗鱼

原料 鳗鱼1尾（150～200克），乌

豆 50 克，盐适量。

制法 鳗鱼洗净去内脏，切数小段，装炖盅内，加入乌豆及适量清水，隔水炖至鱼、豆熟烂，再加盐调味即成。

功用 补虚益肾。适用于小儿支气管炎出现的久咳不愈之症。健康儿童常服之能增强抗病能力。

甜杏鲫鱼汤

原料 鲫鱼 1 尾，红糖适量，甜杏仁 9 克。

制法 鲤鱼去腮、鳞、内脏，与红糖、甜杏仁共煎至鱼熟即成。

功用 益气健脾，理肺活络。适用于老年慢性支气管炎气阴不足而致咳嗽痰多的调补和治疗。

冬虫草炖瘦肉

原料 冬虫夏草 5 克，猪瘦肉 50 克。

制法 冬虫夏草、猪瘦肉同入锅内，加适量水，小火炖熟即成。

功用 补益肺肾，化痰止咳。适用于久咳出现的咳嗽无力、腰膝酸软之症。

冬瓜山药薏仁粥

原料 薏苡仁 50 克，冬瓜、山药、粳米各 100 克。

制法 冬瓜切碎，与薏苡仁及山药、粳米同入锅，加适量水煮稠粥。

功用 清肺化痰止咳。适用于小儿支气管炎出现的咳嗽痰多、色白而稀、胸闷纳呆食少、神乏困倦等症。

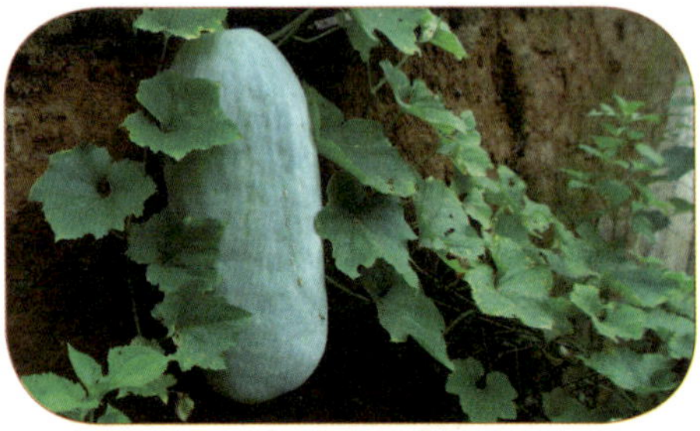

冬瓜，为葫芦科植物冬瓜的果实。我国各地均有栽培。味甘、淡，性微寒。含蛋白、碳水化合物、胡萝卜素、多种维生素、粗纤维和钙、磷、铁，且钾盐含量高，钠盐含量低。有清热解毒、利水消痰、除烦止渴、祛湿解暑之功效。适用于心胸烦热、小便不利、肺痈咳喘、肝硬化腹水、高血压等。

田七玄香鸡

原料 醋延胡索 15 克，制乳香 6 克，鸡肉、盐、料酒、葱、姜各适量。

制法 将醋延胡索、制乳香共置锅内隔水炖，沸后小火蒸 30 分钟，去渣存汁。鸡肉放入锅内，加水、盐、料酒、葱、姜各适量共煮，若吃嫩鸡则时间不宜过长。将药汁和田七粉 3 克共放入锅内略煮即成。

功用 化痰止咳。适用于慢性支气管炎。

玉兰花瘦肉汤

原料 玉兰花 10 克（鲜品 30 克），猪瘦肉（切块）150 克，盐适量。

制法 玉兰花、猪瘦肉同入瓦煲，加适量清水煲 30 分钟以上，去除玉兰花，入盐调味即成。

功用 滋阴，止咳，化浊。适用于小儿支气管炎。

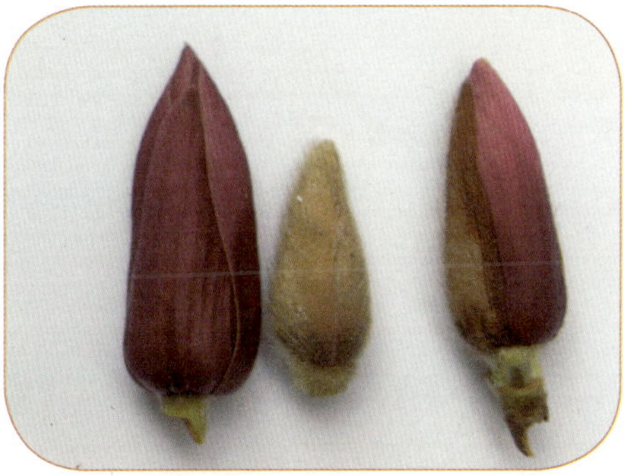

玉兰花，别名木笔花、望春花、春花、木兰、紫玉兰、白玉兰、二月花、广玉兰。为木兰科植物望春花、玉兰或武当玉兰的干燥花蕾。味辛，性温。归肺、胃经。具有散风寒，通鼻窍之功效。主治风寒头痛，鼻塞，鼻渊，鼻流浊涕。

百合猪肺汤

原料 百合 30 克，党参 10 克，杏仁 6 克，鲜猪肺 250 克。

制法 以上各料同入锅，加适量水炖熟，加少许盐调味即可。

功用 润肺止咳，健脾和中。适用于小儿支气管炎出现的低热、咳嗽无力、喉中痰鸣、面色苍白无华、精神倦怠、动则汗出等症。

竹笋鸡蛋汤

原料 鲜竹笋嫩尖适量，鸡蛋 1 个。

制法 鲜竹笋嫩尖、鸡蛋同做汤食。

功用 化痰止咳。适用于小儿肺热咳嗽。

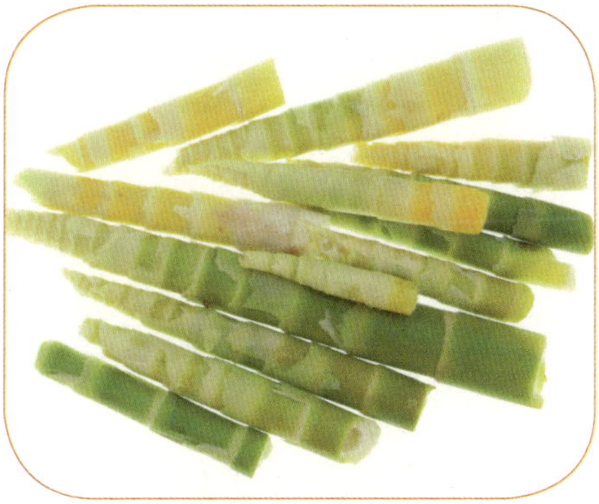

竹笋，别名笋，为多年生常绿木本植物，食用部分为初生、嫩肥、短壮的芽或鞭。味甘，性微寒，无毒。具有清热化痰、益气和胃、利水道、利膈爽胃等功效。

羊肉当归煲

原料 当归 10 克，山药 30 克，生姜丝少许，羊肉 100 克。

制法 当归、山药加适量水同煎 30 分钟，去渣取汁，药汁与生姜丝少许煲煮羊肉片，煮至羊肉烂熟调味即成。

功用 温化痰饮。适用于老年慢性支气管炎，症见口淡不渴、咳嗽痰稀白、气促、腰酸膝软等。

罗汉果猪肺煲

原料　罗汉果3个，猪肺250克，盐适量。

制法　先将猪肺切成小块，挤出泡沫，与罗汉果一起，加清水适量煲汤，入盐调味服食。

功用　滋补肺阴，清利咽喉。适用于肺肾阴虚之喉炎、小儿久咳等症。

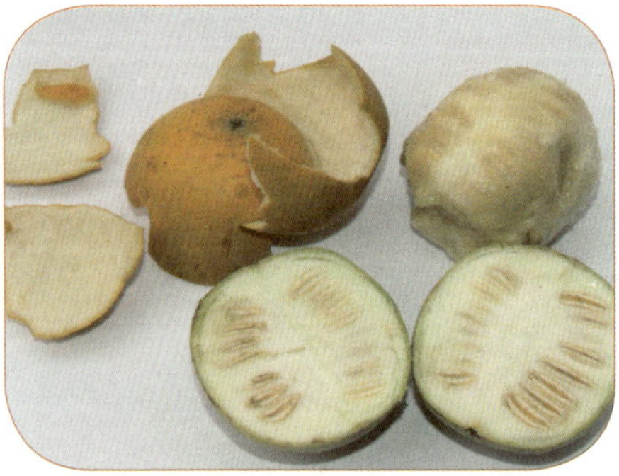

罗汉果，别名拉汗果、假苦瓜、光果木鳖、金不换、罗汉表、裸龟巴。为葫芦科植物罗汉果的干燥果实。味甘，性凉。归肺、大肠经。具有清热润肺、滑肠通便之功效。主治肺火燥咳、咽痛失音、肠燥便秘。

西洋菜蜜枣猪骨汤

原料　猪脊骨（斩件）100克，蜜枣2枚，盐适量，西洋菜200克。

制法　将猪脊骨、蜜枣置入锅内，加适量清水，大火煮沸后改小火煲30分钟，加入西洋菜煲1小时，入盐调味即成。

功用　清热润肺止咳。适用于小儿燥热咳嗽出现的咽干口渴、干咳无痰，或热病后饮多食少、烦躁便秘等症。

沙参玉竹汤

原料　沙参、玉竹各30克，麦冬20克，猪瘦肉（切细）50克。

制法　将沙参、玉竹、麦冬、猪瘦肉加入适量水，煎汤即可。

功用　润肺止咳，润肠通便。适用于干咳声嘶、肠燥便秘。

四仁鸡子粥

原料　白果、甜杏、核桃仁、花生仁各适量，鸡子1个。

制法　白果、甜杏、核桃仁、花生仁适量按1∶1∶2∶2比例混合，研末后和匀。每日清晨取20克，加鸡子1个，煮1小碗服下。

功用　适用于慢性支气管炎咳喘。

百玉二冬粥

原料　百合、玉竹各30克，天冬、麦冬各12克，粳米100克，蜂蜜15毫升。

制法　百合、玉竹、天冬、麦冬水煎，滤汁去渣，加粳米以及适量水同煮为粥，加入蜂蜜化溶即可。

功用　适用于肺肾阴虚型慢性支气管炎。

芦根川贝粥

原料 鲜芦根90克（干品45克），川贝母9克，竹茹12克，粳米100克，冰糖末15克。

制法 将鲜芦根、川贝母、竹茹水煎，滤汁去渣，加粳米以及适量水同煮为粥，加冰糖末略煮使溶化于粥中。

功用 适用于痰热型慢性支气管炎。

芥菜粥

原料 芥菜头适量，白米50克。

制法 芥菜头切碎，与白米同熬粥温食。

功用 温化痰饮。适用于小儿肺胃虚寒、痰饮阻遏出现的咳逆上气、胸膈满闷、痰涎壅盛、喘促不宁。

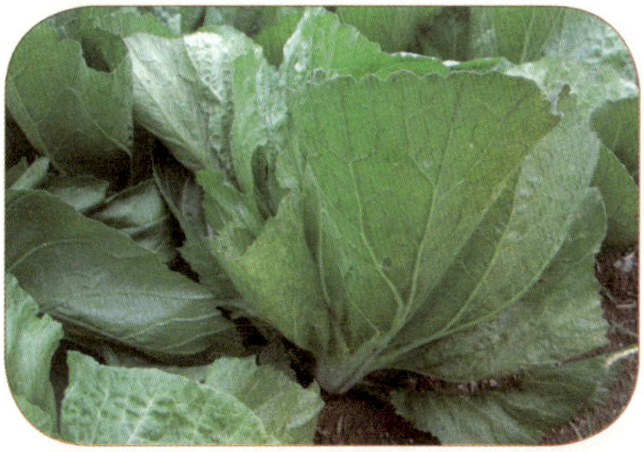

芥菜，别名芥、大芥、雪里蕻、皱叶芥、黄芥。为十字花科植物芥菜的嫩茎叶。味辛，性温，无毒。归肺、胃，兼归肾经。宣肺豁痰，温中利气。适用于寒饮内盛、咳嗽痰滞、胸膈满闷等症。凡疮疡、目疾、痔疮、便血及平素热盛之患者忌食。

紫苏叶杏仁粥

原料 紫苏叶、杏仁各9克，陈皮6克，粳米50克。

制法 将紫苏叶、杏仁、陈皮共水煎，去渣滤汁，加入粳米以及适量清水煮粥。

功用 适用于风寒型急性支气管炎。

陈皮茯苓粥

原料 陈皮10克，茯苓30克，粳米适量。

制法 陈皮、茯苓、粳米适量，小火煮熟服食。

功用 止咳化痰，健脾祛湿。适用于咳嗽痰多、痰色稀白。

参蛤粥

原料 人参5克，蛤蚧1对，大枣5枚，粳米100克。

制法 人参、蛤蚧共碾细末和匀，大枣去核，与粳米同煮为稀粥。或先将大枣、人参煎汁去渣，再与粳米煮粥，粥成后分次调入蛤蚧粉。

功用 健脾益肾，纳气止咳平喘。适用于久咳出现的咳嗽气短、头晕乏力等症。

黄芪猪肺粥

原料 猪肺、粳米各100克，黄芪30克，葱、姜、盐、味精各适量。

制法 将猪肺加适量水煮至七成熟，捞出切丁。黄芪水煮滤汁，加入粳米、猪肺丁以及适量猪肺汤，同煮为粥，调入葱、姜、盐、味精等调味即成。

功用 适用于肺气虚型慢性支气管炎。

枇杷叶粥

原料 枇杷叶 10 ~ 15 克（鲜品 30 ~ 60 克），粳米 100 克，冰糖适量。

制法 枇杷叶用布包后入锅煎，去渣取浓汁，然后加入粳米煮粥，粥成后调入冰糖至溶化即成。

功用 适用于痰热咳嗽出现的痰多、色黄稠，气促胸闷，身热口渴，小便黄等症。

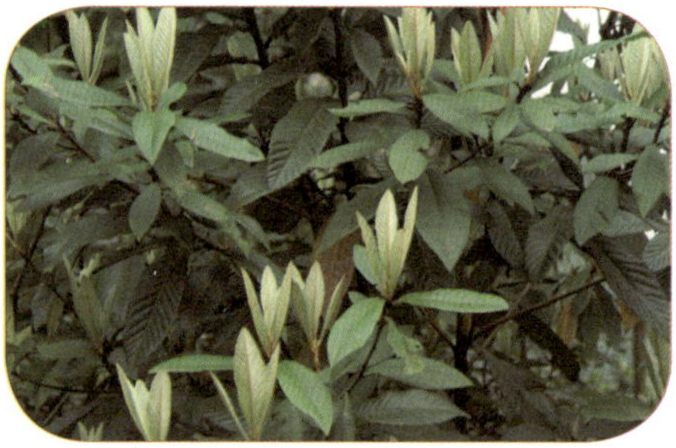

枇杷叶，为蔷薇科植物枇杷的叶。含苦杏仁苷、熊果酸、齐墩果酸、维生素 B_1 和维生素 C、鞣质、有机酸、碳水化合物等化学成分。味苦，性微寒。清肺止咳，降逆止呕。适用于肺热咳嗽、气逆喘急、胃热呕逆、烦热口渴等症。

河车汤

原料 紫河车 1 个，山药 30 克，补骨脂 15 克，大枣 5 枚，料酒、盐、生姜片各适量。

制法 紫河车用沸水略煮，冷水漂洗后切细，放入砂锅中与料酒，生姜片炒透，再加适量水与山药、补骨脂、大枣同煮至熟透，入盐调味即成。

功用 温化寒饮。适用于老年慢性支气管炎引起的咳嗽多痰、痰质稀白、口淡无味、面色萎黄。

剑花猪肺汤

原料 猪肺 80 克，剑花 15 克，蜜枣 1 枚，盐适量。

制法 猪肺用温水反复挤压洗净后切件，剑花用清水浸软后切段，与蜜枣同置锅内，加适量清水，大火煮沸后改小火煲 2 小时，入盐调味即成。

功用 润肺止咳。适用于小儿肺燥型咳嗽出现的咽干口燥、干咳无痰等症。

萝卜杏仁菜干汤

原料 白萝卜 1 个，北杏仁 10 克，菜干适量。

制法 将白萝卜、北杏仁、菜干同放锅内加水煲汤。

功用 化痰下气，清肺止咳。适用于肺热咳嗽、痰多气逆。

银耳雪梨膏

原料 雪梨 1 个，银耳 10 克，冰糖 15 克。

制法 雪梨去皮、核后切小块，银耳用沸水泡发，同入锅加水煮至汤稠，放入冰糖溶化后即成。

功用 养阴清热，润肺止咳。适用于小儿支气管炎出现的低热缠绵或潮热盗汗、面色潮红、干咳无痰等症。

瓜蒌煎

原料 瓜蒌1个，酥油50克，生甘草末1克，蜂蜜150毫升。

制法 瓜蒌、酥油、生甘草末、蜂蜜，诸味加水置小火上煎稀汤。

功用 止咳宽胸。适用于小儿久咳不已、心神烦闷等症。

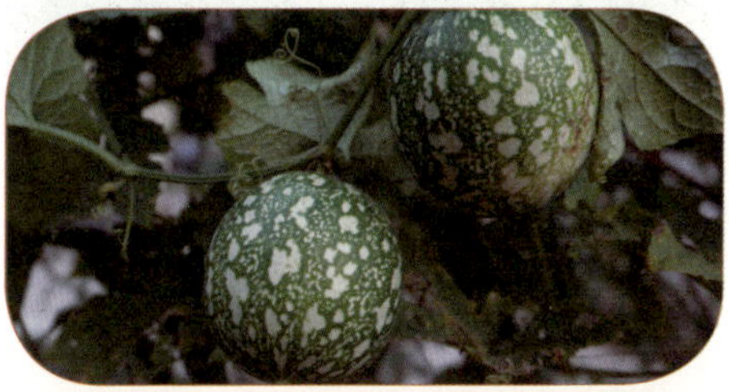

瓜蒌，为葫芦科植物栝楼或双边栝楼的干燥成熟果实。味甘、微苦，性寒。归肺、胃、大肠经。清热涤痰，宽胸散结，润燥滑肠。适用于肺热咳嗽、痰浊黄稠、胸痹心痛、结胸痞满、乳痈、肺痈、肠痈肿痛、大便秘结等症。

四、高血压

高血压是指临床上收缩压和或舒张压升高超出正常范围的一种疾病。高血压是最常见、多发的心脑血管疾病，以体循环动脉血压升高为特征，其患病率高，可引起严重的心、脑、肾并发症，是卒中、冠心病的主要危险因素。高血压可分为原发性高血压、继发性高血压。在高血压患者中，绝大多数病因不明，称原发性高血压，与遗传、膳食因素、肥胖、工作紧张等因素有关；约5%患者血压升高多由泌尿系疾病、内分泌疾病，颅脑疾病等引发，称为继发性高血压。原发性高血压是老年常见病。本病在中医学中属于“头痛”“眩晕”“卒中”等范畴。

马蹄海带玉米须饮

原料 鲜荸荠10个，海带、玉米须各15克。

制法 鲜荸荠、海带、玉米须共加水煎汤饮食。

功用 利尿降血压。适用于原发性高血压。

香菇烧菜花

原料 菜花250克，小香菇15克，鸡汤200毫升，淀粉、鸡油各10克，味精、葱、姜各2克，盐4克，花生油10毫升。

制法 将菜花洗净，掰成小块，用开水烫透，小香菇洗净备用。将花生油烧热放入葱、姜，煸出香味，再放入盐、鸡汤、味精，烧开将葱、姜捞出，再将菜花、香菇分别码入锅内，用微火稍烤入味后，淋入淀粉、鸡油，翻勺即成。

功用 适用于高血压、动脉粥样硬化及糖尿病患者。

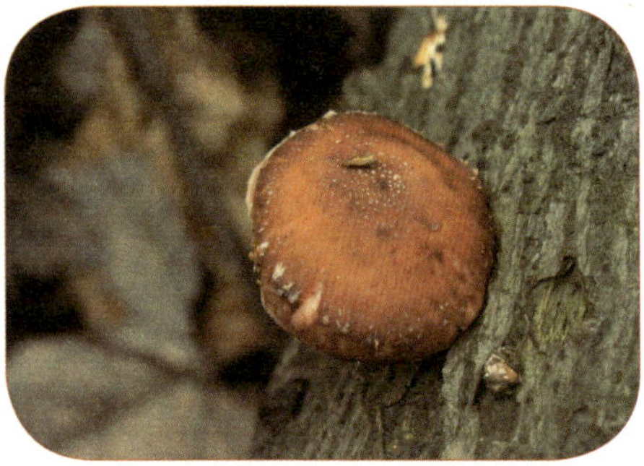

香菇，别名香蕈、椎耳、香信、冬菰、厚菇、花菇。香菇为真菌植物门真菌香蕈的子实体。由于营养丰富，香气沁脾，味道鲜美，素有“菇中之王”“蘑菇皇后”“蔬菜之冠”的美称。香菇中含腺嘌呤、胆碱、酪氨酸、氧化酶以及某些核酸物质，能起到降压、降胆固醇、降血脂的作用，又可预防动脉粥样硬化、肝硬化等疾病。香菇多糖能提高辅助性T细胞的活力而增强人体体液免疫功能。大量实践证明，香菇具有防治癌症的作用，已用于临床治疗。香菇还含有多种维生素、矿物质，对促进人体新陈代谢、提高机体适应力有很大作用。香菇还可对糖尿病、肺结核、传染性肝炎、神经炎等起治疗作用，又可用于治疗消化不良、便秘、减肥等。

杜仲炖猪腰

原料 猪腰1个，杜仲20克。

制法 猪腰切细，去膜浸泡后，加入杜仲和适量水，以小火炖熟即成。

功用 补肝肾，降血压。适用于腰膝酸软、高血压。

天麻杜仲炖瘦肉

原料 猪瘦肉50克，天麻10克，杜仲20克。

制法 天麻、杜仲浸泡后放入猪瘦肉，加适量水小火炖熟。

功用 平肝息风，补肾。适用于高血压出现的头晕、头胀、腰膝酸软无力、四肢麻木等症。

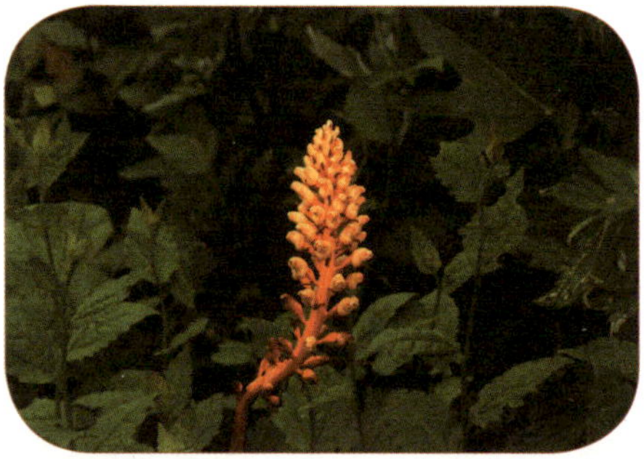

天麻，别名明天麻、白龙草、赤箭根。为兰科植物天麻的块茎。含天麻苷、天麻苷元、天麻醚苷、派立辛、香草醇、对羟基苯甲醛、柠檬酸、琥珀酸等化学成分。味甘，性平。具有平肝、息风、止痉之功效。适用于头痛眩晕、肢体麻木、小儿惊风、癫痫抽搐、破伤风等症。

天麻炖鸡蛋

原料 天麻10克，熟鸡蛋（去壳）1个。

制法 天麻加适量水，小火炖40分钟，再入鸡蛋，炖熟即成。

功用 补血息风。适用于高血压、肝血不足、肝风内动出现的眩晕、眼花等症。

天麻猪脑粥

原料 天麻10克，猪脑1个，粳米250克。

制法 将天麻、猪脑同入砂锅，加入粳米、适量水煎成稀粥，至猪脑熟透为止。

功用 适用于原发性高血压。

何首乌大枣粥

原料 何首乌60克，粳米100克，大枣3～5枚，冰糖适量。

制法 何首乌加水煎成浓汁，去渣后加入粳米、大枣以及适量冰糖，同煮为粥。

功用 补肝肾，益精血，乌发，降血压。适用于原发性高血压。

冰糖炖海参

原料 海参30克，冰糖20克。

制法 将海参、冰糖同入炖盅，加适量水，以小火炖烂即成。

功用 滋阴补阳。适用于老年人高血压出现的食欲不振、头晕目眩、心慌心悸、夜间多尿、肢冷无力等症。

芹菜粥

原料 芹菜（连根）100克，粳米100克。

制法 芹菜切段，与粳米共加适量水，煮成烂粥即可。

功用 清热平肝，醒脑降压。适用于肝阳上亢、阴虚阳亢型高血压。

首乌酒蒸鸭血

原料 鸭血（1只鸭的量）适量，何首乌酒10～20毫升，盐少许。

制法 每次用1只鸭的血（宰鸭时取之），加适量清水，盐少许，隔水蒸熟，再入何首乌酒稍蒸片刻后即成。

功用 适用于原发性高血压。

海带绿豆粥

原料 海带50克，绿豆60克，粳米100克。

制法 海带切碎，绿豆充分浸泡，加入适量水与粳米同煮成粥，调味即成。

功用 软坚化痰，利水降血压。适用于热证型高血压出现的痰多、胸闷、头晕等症。

海蜇淡菜牛膝汤

原料 海蜇250克，淡菜50克，牛膝50克。

制法 海蜇浸洗去除咸味，淡菜亦浸洗，同牛膝共置锅内，加适量水煎熟。

功用 利尿降血压。适用于原发性高血压。

海蜇荸荠汤

原料 海蜇皮50克，荸荠100克。

制法 将海蜇皮、荸荠去皮切片煮汤。

功用 适用于阴虚阳亢型高血压患者。

菊花石决明粥

原料 杭菊花20克，石决明30克，粳米100克。

制法 杭菊花、石决明、粳米同加适量水煮至半熟，去菊花再煮至米烂成粥即成。

功用 清肝明目，降血压。适用于肝火旺盛型高血压出现的头晕头痛、烦躁失眠、口苦等症。

菊花粥

原料 粳米100克，菊花适量。

制法 菊花去蒂，蒸后晒干或阴干，磨成细末15克。粳米100克入锅，加适量清水，大火烧沸后转小火煮至半成熟，再加菊花细末，续小火煮至米烂成粥。

功用 清肝明目，疏风降压。适用于原发性高血压。

麻油拌菠菜芹菜

原料 菠菜320克，芹菜320克，麻油或玉米油、生抽、盐、食醋各适量。

制法 菠菜、芹菜去根、叶后切段，分别入沸水中拖熟，捞起去水。麻油或玉米油起锅，与生抽、盐、食醋同拌入芹菜、菠菜中，炒匀服食。

功用 适用于原发性高血压。

葛根玉米粥

原料 葛根40克，鲜玉米1个，粳米100克。

制法 葛根、鲜玉米、粳米，共入锅内，加适量水，煮粥至熟透即成。

功用 扩张血管，降低血压。适用于高血压出现的头痛、烦躁等症。

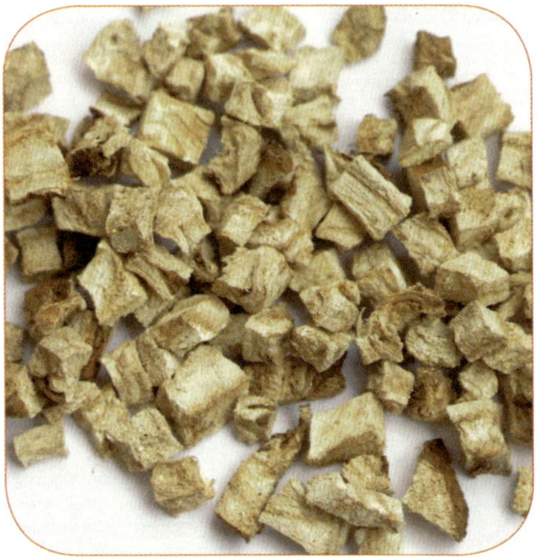

葛根，别名葛藤、粉葛、葛麻藤。为豆科植物野葛或甘葛藤的干燥根。味甘、辛，性凉。归脾、胃经。具有解肌退热、生津、透疹、升阳止泻之功效。主治外感发热所致的头痛、项背强痛，口渴，消渴，麻疹不透，热痢，泄泻等。

五、低血压

低血压是指收缩压与舒张压均低于正常值，即收缩压低于90毫米汞柱，舒张压低于60毫米汞柱。多因急性失血（外伤）或久病体虚而致的贫血，以及各种病症造成的休克引起血压过低。尚有一些外界刺激，例如看到别人大量流血，或听到悲惨消息等恶性的刺激，亦可致突然血压降低而昏厥。慢性低血压则常由内分泌功能减低、营养吸收不良、脾胃虚弱等导致。低血压常分为原发性低血压，继发性低血压和体位性低血压。本病相当于中医学“眩晕”“心悸”范畴。慢性低血压患者可通过食疗来补虚强身。

牛肉汤

原料 新鲜牛肉250克，姜、葱、盐、胡椒粉各适量。

制法 将新鲜牛肉剁碎，加入姜、葱、盐、胡椒粉共煮成汤。

功用 养血升压。适用于低血压。

田七鸡

原料 母鸡1只，田七片30～50克。

制法 母鸡去毛、内杂后，加入田七片一起清炖，旺火烧沸后改小火烧至熟烂。

功用 适用于低血压。

补中益气汤

原料 白鸽1只，黄芪、党参各30克，山药50克，大枣10枚。

制法 将白鸽、黄芪、党参、山药、大枣诸料共煮成汤。

功用 补中益气。适用于低血压出现的头晕、气短、心悸、乏力等症。

当归生姜羊肉煲

原料 当归片50～100克，生姜末30克，羊肉片500克。

制法 将当归片、生姜末、羊肉片同入锅内共煲至熟即成。

功用 温中补血，强壮身体。适用于低血压。

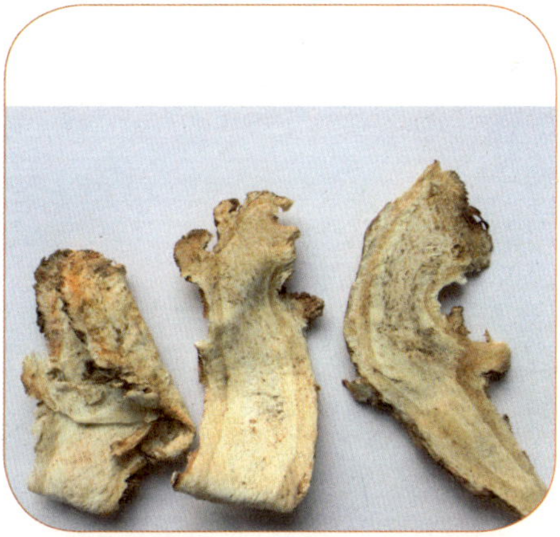

当归，别名干归、马尾当归、马尾归、云归、西当归、岷当归。为伞形科植物当归的干燥根。味甘、辛，性温。归肝、心、脾经。具有补血活血、调经止痛、润肠通便之功效。主治血虚萎黄、眩晕心悸、月经不调、经闭痛经、虚寒腹痛、肠燥便秘、风湿痹痛、跌扑损伤、痈疽疮疡。

健脾益气粥

原料 太子参、山药各30克，薏苡仁20克，莲子15克，大枣10枚，粳米100克。

制法　将太子参、山药、薏苡仁、莲子、大枣共置凉水中浸泡发胀，再与粳米同下锅，加适量水，用小火煮至米烂熟即成。

功用　健脾益气。适用于伴有头晕、乏力、少气懒言的低血压患者。

枸杞红枣鸡蛋汤

原料　枸杞子15克，大枣10枚，鸡蛋（去壳）2个。

制法　将枸杞子、大枣用冷水煮30分钟，再加入鸡蛋共煮熟。

功用　调补气血，增强体质。适用于气血双亏型低血压。

黄芪天麻炖鸡

原料　嫩母鸡1只，黄芪30克，天麻15克，陈皮、葱、姜各10克，盐少许，胡椒粉适量，黄酒10毫升。

制法　嫩母鸡去毛，剖腹去内脏；黄芪、天麻切片，置于鸡腹腔内。鸡入砂锅中，加入陈皮、葱、姜、盐，同时加进黄酒以及适量水，盖好，小火炖至鸡熟烂，调胡椒粉少许即成。

功用　益气补虚，回升血压。适用于低血压。

黄鳝升压汤

原料　黄鳝1条，猪瘦肉100克，黄芪50克。

制法　黄鳝去内脏，切段，与猪瘦肉、黄芪同入锅内，共加适量水煮熟，去除药渣即成。

功用　适用于气血虚弱型低血压出现的体倦乏力、心悸气短、头昏眼花等症。

鹌鹑蛋海参汤

原料　海参100克，鹌鹑蛋10个，盐、酱油、白糖各适量。

制法　海参水发后切片；鹌鹑蛋加水煮熟后去壳。将锅烧热，加入沸水漂过的海参片，调入盐、酱油、白糖等，再加入煮好的鹌鹑蛋烧沸即成。

功用　升血压，美容。适用于低血压。

瘦肉人参汤

原料　人参15克（或党参50～100克），猪瘦肉250克。

制法　将人参（或党参）、猪瘦肉，诸料剁碎，共炖烧熟。

功用　益气养血，升血压。适用于低血压。

蹄筋鸡脯茸

原料　猪蹄筋100克，鸡脯肉200克，鸡蛋清2个，植物油、料酒、盐、淀粉各适量。

制法　将猪蹄筋切段，加水烧沸、捞出；鸡脯肉剁细泥，加料酒、盐、淀粉、鸡蛋清2个调成浓浆。用植物油煸炒猪蹄筋，再将鸡肉浆慢慢倒入，煎熟即成。

功用　适用于低血压。

六、高脂血症

人体血液中，血浆内所含的脂类称为血脂，包括胆固醇、胆固醇酯、甘油三酯、磷脂、未脂化的脂肪酸等。高脂血症是指由于机体脂肪代谢或运转异常，导致血浆中的一种或多种脂质成分的浓度高于正常值的病症。它是动脉粥样硬化的主要发病因素，常因侵犯重要器官而引起严重的后果（例如冠心病、糖尿病、脑血管意外、顽固性高血压、肾病综合征、胰腺炎、结石症、脂肪肝等）。高脂血症临床分为原发性、继发性两种，原发性较少见。原发性高脂血症系由脂质和脂蛋白代谢先天性缺陷以及某些环境因素，通过尚未知的机理而引起血脂水平升高。继发性高脂血症常由糖尿病、肝脏疾病、肾脏疾病、甲状腺疾病等引起。高脂血症的病因主要是食用过多高热量、高胆固醇等食物，肥胖也是导致本病的重要因素。本病在中医学中属于“痰浊”“膏浊”“瘀血”等范畴。

香菇烧豆腐

原料 豆腐400克，水发香菇、笋片各50克，熟油菜叶100克，料酒、盐、味精、酱油、白糖、葱丝、湿淀粉、鲜汤、豆油各适量。

制法 将豆腐切成小方块，用沸水焯一下捞出；水发香菇去杂洗净。锅内放豆油烧热，用葱丝、酱油炸香后，加入一勺汤，随即倒入笋片、油菜叶、香菇，加盐、料酒、白糖、豆腐、鲜汤，烧至汤沸后，加入味精烧至入味，用湿淀粉勾芡即成。

功用 降血脂，降血压。

山楂雪梨羹

原料 生山楂30克，雪梨1个。

制法 将山楂、雪梨洗净去籽入锅，加水适量置于大火上煮沸后再小火煮30分钟，用勺将其压成糊状搅匀即可。

功用 养阴生津，降脂解血稠。适用于高脂血症，秋天气候干燥或平时口干咽燥者。

海带薏米蛋汤

原料 海带、薏苡仁各30克，鸡蛋3个，植物油、盐、味精各适量。

制法 将海带洗净，切丝；薏苡仁淘净。将海带、薏苡仁同放入高压锅中，加水炖烂，连汤备用。锅中放植物油适量，烧熟后，打入鸡蛋炒熟，倒入海带薏米汤，待沸后调入盐、味精即可。

功用 除湿，降脂，散结。

冬瓜粥

原料 冬瓜100克，大米30克。

制法 冬瓜连皮洗净，切小块，大米洗净，放入锅中，加适量水煮沸后，下冬瓜煮至粥熟即成。

功用 健脾利湿，祛脂减肥。

灵芝烧猪蹄

原料 灵芝 15 克，猪蹄 1 只，料酒、盐、味精、葱段、生姜片、植物油各适量。

制法 将猪蹄去净毛，洗净，放入沸水锅中焯后，捞出洗净；灵芝洗净切片。锅内放油烧热，加入葱、姜煸香，放入猪蹄、料酒、盐、味精、灵芝，用大火烧沸，再改用小火炖至猪蹄熟烂，出锅即成。

功用 适用于冠心病、高脂血症。

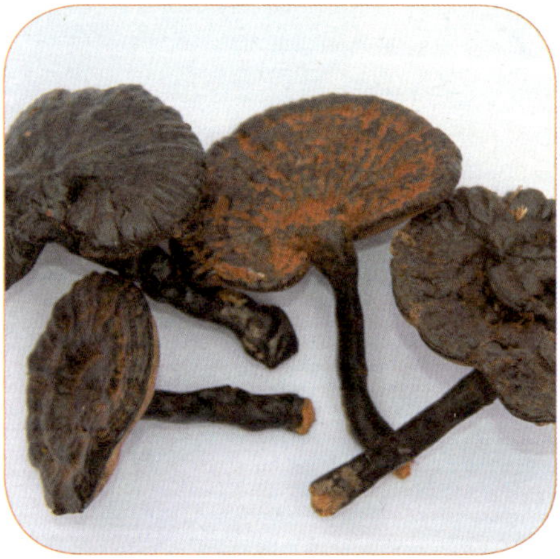

灵芝，别名赤芝、红芝、木灵芝、菌灵芝、万年蕈、灵芝草。为多孔菌科真菌灵芝的子实体。味甘、淡，性平。归心、肺、肝、肾经。具有益气血、安心神、健脾胃之功效。主治虚劳、心悸、失眠、头晕、神疲乏力、久咳气喘、冠心病、硅肺、肿瘤。

玉米粉粥

原料 粳米、玉米粉各适量。

制法 玉米粉加适量冷水调和，将粳米煮沸后加入玉米粉，同煮即成。

功用 适用于高脂血症、肥胖症。

决明子茶

原料 决明子、绿茶各 3 克。

制法 将决明子用小火炒至有香气溢出时取出，候凉，将决明子、绿茶同放杯中，冲入沸水，浸泡 3 ~ 5 分钟后饮服。

功用 清热平肝，降脂降压，润肠通便，明目益睛。

鹌鹑蛋木耳粥

原料 鹌鹑蛋 150 克，黑木耳 15 克，芹菜60克，大米100克，葱末、姜丝各5克，盐 2 克，味精 3 克。

制法 将黑木耳用温水泡发去杂洗净，撕成小片；芹菜洗净，切成碎末；大米淘洗净，备用。锅内加适量水，放入大米煮粥，八成熟时加入黑木耳、芹菜末、葱末、姜丝、盐，再煮至粥熟，打入鹌鹑蛋，调入味精。

功用 适用于高脂血症。

首乌黑豆鸡汤

原料 何首乌 15 克，黑豆 50 克，大枣 10 枚，乌骨鸡 1 只，黄酒、葱、姜、盐、味精各适量。

制法 乌骨鸡除毛去内脏，将何首乌、黑豆、大枣分别用清水洗净，置于鸡腹内。将鸡放入锅内，加适量清水及黄酒、葱段、生姜片及盐，大火烧沸后，改用小火煨至鸡肉熟烂，加入少许葱花、味精调味即成。

功用　适用于高脂血症、冠心病等症。

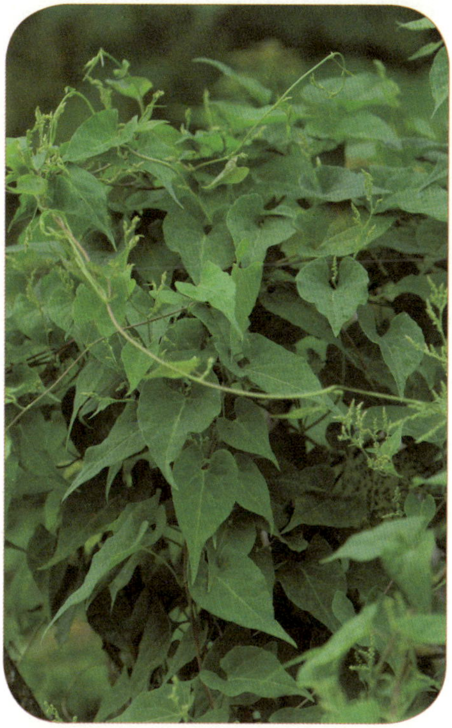

何首乌，为蓼科植物何首乌的块根。生于山坡石缝、篱边、林下或灌丛中。味苦、甘涩，性温。生何首乌解毒，消痈，通便；适用于瘰疬疮痈、风疹瘙痒、肠燥便秘、高脂血症。制何首乌补肝肾，益精血，乌须发，壮筋骨；适用于眩晕耳鸣、须发早白、腰膝酸软、肢体麻木、神经衰弱、高脂血症。

山楂荷泽茶

原料　山楂15克，荷叶12克，泽泻10克。

制法　将山楂、荷叶、泽泻共切细，加水煎取浓汁，或沸水冲泡。每日1剂，代茶饮服。

功用　降脂，降血压。

田七首乌粥

原料　田七5克，何首乌30～60克，大米100克，大枣2枚，白糖适量。

制法　将田七、何首乌放入砂锅煎取浓汁，然后将大米、大枣、白糖适量放入砂锅，加水适量，先煮成稀粥，然后入药汁搅匀，小火烧至翻滚，粥汤稠黏停火，盖紧焖5分钟。注意忌用铁锅煮。

功用　强心，降脂，降血压。适用于高脂血症。

双耳炒豆腐

原料　黑木耳、白木耳各15克，豆腐300～500克，鲜肉汤、胡荽碎末、胡椒粉、盐、味精、植物油各适量。

制法　黑木耳、白木耳入清水泡发，去杂质，在油锅中略爆炒。将优质鲜豆腐切成2厘米见方的小块，放入油锅，与豆腐块煎炒，然后放入黑木耳、白木耳、鲜肉汤、胡荽碎末、胡椒粉、盐、味精煮透即成。

功用　滋补气血，降血脂，降血压。

仙人粥

原料 制何首乌 50 克，粳米 100 克，大枣 3 ~ 5 枚，红糖适量。

制法 制何首乌煎水，去渣取汁，同粳米、大枣同入砂锅煮粥，将熟时调入适量红糖，煮熟即成。

功用 滋补肝肾，消脂降血压。适用于肝肾亏损型高脂血症。

冬瓜薏米兔肉汤

原料 兔肉、冬瓜（均切块）各 200 克，生薏苡仁 30 克，盐少许。

制法 将兔肉、冬瓜、生薏苡仁同入锅内加适量水小火慢煮至烂，入盐调味服食。

功用 补中益气，健脾利湿。适用于高脂血症出现的痰多、疲倦乏力。

芝麻桑椹粥

原料 黑芝麻、桑椹各 60 克，大米 50 克，白糖少许。

制法 黑芝麻、桑椹、大米均捣碎，入砂锅，加清水煮成糊。服时加入白糖。

功用 降血脂，补肝肾。

花生萝卜芹菜黄瓜丁

原料 胡萝卜、黄瓜各 100 克，芹菜 50 克，花生仁 200 克，盐、味精、葱、桂皮、花椒各适量。

制法 胡萝卜、黄瓜及芹菜均切细粒；新鲜花生仁加适量水，与盐、葱、桂皮、花椒同煎至花生仁烂熟，捞出花生仁与切好的细粒盛盘，加入味精搅匀即成。

功用 降血脂，保护血管壁。适用于老年高脂血症、动脉粥样硬化。

首乌芹菜粥

原料 何首乌 30 克，粳米、芹菜各 100 克，猪瘦肉 50 克。

制法 将何首乌加水先煎，去渣取汁，再用药汁与粳米同煮，待粥快熟时入芹菜、猪瘦肉煮熟即成。

功用 补肝肾，益精血，降血脂。适用于高脂血症出现的眩晕、体弱等症。

素烩三菇

原料 冬菇、蘑菇、草菇各 25 克，嫩玉米笋片 50 克，盐、味精各适量。

制法 冬菇、蘑菇、草菇用清水泡发，入油锅煸炒，放入鲜汤、嫩玉米笋片同煮，熟后再加入盐、味精等略翻炒即成。

功用 降血脂，降血压，防癌。

荷叶粥

原料 鲜荷叶 1 张（约 200 克），粳米 200 克。

制法 鲜荷叶、粳米同煮粥食。

功用 降血脂，减肥，降血压。适用于高脂血症。

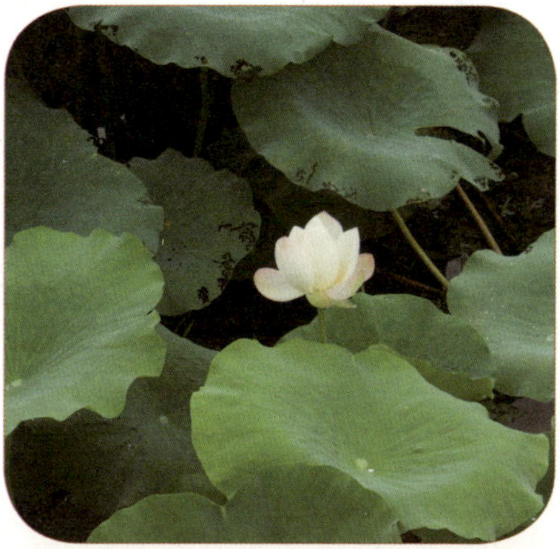

荷叶，别名蕸、莲叶。为睡莲科植物莲的干燥叶。苦，平。归肝、脾、胃经。具有清热解暑、升发清阳、凉血止血之功效。主治暑热烦渴、暑湿泄泻、脾虚泄泻、血热吐衄、便血崩漏。荷叶炭收涩化瘀止血，用于多种出血症及产后血晕。

黑木耳炒芹菜

原料 干黑木耳 15 克，芹菜 200 克，猪瘦肉 50 克，植物油适量。

制法 干黑木耳用温水充分浸泡，然后与切细的芹菜、猪瘦肉同锅炒熟（加植物油）。

功用 降血脂。适用于高脂血症。

七、冠心病

冠心病的全称为冠状动脉粥样硬化性心脏病，是指供给心脏营养物质的冠状动脉发生严重粥样硬化或痉挛，使心脏供血动脉狭窄或阻塞以及形成血栓造成管腔闭塞，导致心肌缺血缺氧或梗死的一种心脏病，又称缺血性心脏病，是老年人常见病。导致冠心病易发的危险因素包括高脂血症、原发性高血压、吸烟、肥胖、糖尿病等。男性发病者多于女性，脑力劳动者较多发。

人参灵芝煲兔肉

原料 人参、灵芝、葱各 10 克，兔肉 100 克，绍酒 10 毫升，植物油 30 毫升，上汤 400 毫升，姜、盐各 5 克。

制法 人参、灵芝润透，切片；兔肉切 3 厘米见方的块；葱切段；姜拍松。将人参、灵芝、兔肉入碗，加绍酒、盐拌匀，腌渍 30 分钟。将锅置中火上，加入生植物油烧至六成熟，加入兔肉，加上汤，然后放入人参、灵芝片、姜、葱，大火烧沸后改小火煲 25 分钟即成。

功用 滋阴养心，补益气血，疏肝行气。适用于心肝失调型冠心病。

双耳滑鸡煲

原料 白木耳、黑木耳各 15 克，西芹 100 克，葱 10 克，鸡肉 200 克，绍酒、酱油各 10 毫升，盐、姜、白糖各 5 克，鸡汤 400 毫升，植物油 50 毫升。

制法 白木耳、黑木耳发透，去蒂根，撕成瓣；西芹切成 3 厘米长的段；姜切丝；葱切花；鸡肉切成 4 厘米见方的块。把鸡肉放入碗内，加入绍酒、酱油、盐、白糖，以及葱、姜拌匀腌渍30分钟。炒勺放置大火上，烧热，加入植物油烧至六成熟，加入鸡块、木耳、西芹翻炒片刻，再加入鸡汤煲熟即成。

功用 养心阴，补气血。适用于心气不足型冠心病。

天麻蒸鸡蛋

原料 鸡蛋1个，葱、盐各5克，天麻10克，香油5毫升。

制法 鸡蛋打入蒸盆；葱切花；天麻烘干，打成细粉。将葱花、天麻粉以及盐、香油置入鸡蛋蒸盆拌匀，加适量清水，置于大火大气蒸笼内蒸15分钟即成。

功用 补养肝肾，养心安神。适用于隐匿型冠心病。

归芪蒸鳗鱼

原料 当归9克，黄芪18克，鳗鱼1尾(约500克)，葱、姜、盐各5克，冬菇30克，酱油10毫升，香油5毫升，绍酒适量，上汤300毫升。

制法 当归切片；黄芪润透、切片；鳗鱼去鳃、内脏，剁连接的5厘米长的段；葱切段；姜切丝；冬菇切两半。鳗鱼放蒸盆内，用酱油、香油、盐、葱、姜、绍酒腌渍30分钟，再入黄芪、当归片，加上汤。冬菇放鳗鱼上，把盛有鳗鱼的蒸盆置于蒸笼内，大火蒸35分钟即成。

功用 益气和中，气血双补。适用于气血两虚型冠心病。

归参鸡

原料 仔鸡1只，葱10克，当归9克，党参片15克，绍酒10毫升，姜、盐各5克，大枣（去核）10枚。

制法 仔鸡宰杀后，去毛、内脏及爪；姜拍松；葱切段。当归、党参片放入炖锅内，加入绍酒、姜、葱、盐、大枣，注入清水，置大火上烧沸，改小火炖50分钟即成。

功用 补中益气，补气补血。适用于气血两虚型冠心病。

竹参心子

原料 玉竹、葱段各10克，猪心1只，盐、生姜丝、白糖各5克，味精、花椒各2克，鸡汤300毫升，香油3毫升。

制法 玉竹切成4厘米的节；猪心切薄片，放碗内，加入盐、生姜丝、葱段、味精、花椒、白糖拌匀腌渍30分钟。将鸡汤注入炖锅，放入猪心、玉竹，大火烧沸后改小火炖30分钟。食时加入香油3毫升。

功用 补心气，养心阴，疏肝解郁。适用于心气不足、阴亏肝郁型冠心病。

虫草雪蛤

原料 雪蛤膏、冬虫夏草、冰糖各10克。

制法 雪蛤膏用温水发透后去黑仔及筋膜，冬虫夏草用酒浸泡30分钟，冰糖打碎，共同放入炖锅内，加入清水，置大火烧沸后改小火煮30分钟。

功用 养阴益精，滋补肝肾。适用于冠心病。

二黄汤

原料　黄精、熟地黄各10克，猪瘦肉100克，鸡汤1500毫升，黄豆50克，绍酒10毫升，葱10克，姜、盐各5克。

制法　黄精、熟地黄切片；猪瘦肉切4厘米见方的块；葱切段；姜拍松。将黄精、黄豆、猪瘦肉、熟地黄、绍酒、盐、葱、姜同置炖锅内，加入鸡汤，以大火烧沸，再小火煮1小时即成。

功用　补中益气，养阴润肺。适用于心气不足型冠心病。

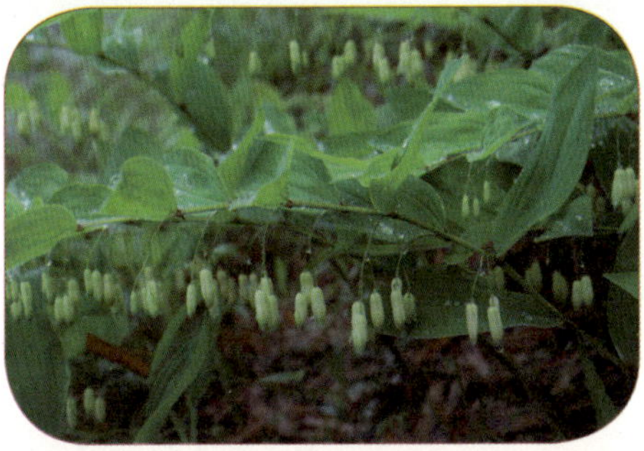

黄精，别名鸡头黄精、鸡头根、黄鸡菜。来源于百合科植物黄精、多花黄精、滇黄精的根茎。味甘，性平。具有补脾、润肺生津、调节血糖、调节血脂、免疫调节、抗疲劳、延缓衰老之功效。适用于脾胃虚弱、肺虚燥咳、内热消渴等症。

红枣莲米燕窝冰糖羹

原料　燕窝10克，大枣5枚，莲子15克，冰糖适量。

制法　燕窝用温水发透后去燕毛及杂质，大枣去核，莲子去心，冰糖打碎。所有原料同放蒸杯内，加入清水200毫升蒸1小时即成。

功用　滋阴健脾，补气补血。适用于气血两虚型冠心病。

妙香茯神汤

原料　猪瘦肉50克，菜胆100克，葱、茯神各10克，姜、盐各5克，酸枣仁12克，生粉20克，鸡蛋（去壳）1个，酱油10毫升，植物油50毫升。

制法　猪瘦肉切片；菜胆切4厘米段；葱切花；姜切丝。将酸枣仁、茯神放入炖杯内，加水，中火煎25分钟，去渣留汁。将猪肉放于碗内，入生粉、药汁、鸡蛋（去壳）、盐5克、酱油10毫升、姜、葱拌成稠状。将锅置大火上烧热，加入植物油烧至六成熟，加入姜、葱爆香，然后加入拌好的猪肉，大火烧沸，再小火煮熟即成。

功用　滋补气血，宁心安神，行气疏肝。适用于心肝失调型冠心病，症见多梦。

柏子仁猪心汤

原料　猪心1只，绍酒10毫升，姜、葱、盐各5克，鸡汤500毫升，柏子仁、山药片各10克，大枣（去核）10枚。

制法　猪心用沸水略焯，捞起切片，加入碗内，加绍酒、姜、葱、盐泡渍30分钟；姜拍松；葱切花。鸡汤放于锅内，置大火烧沸，加入柏子仁、山药片、大枣，小火煎25分钟，再加入猪心片煮10分钟即成。

功用 滋补气血，养心安神。适用于心气不足型冠心病。

大蒜粥

原料 紫皮蒜 30 克，粳米 100 克。

制法 将紫皮蒜置于沸水中煮 1 分钟后捞出蒜瓣。粳米煮粥熟后，加入蒜瓣略煮。

服法 早、晚食。

功用 适用于隐匿型冠心病。

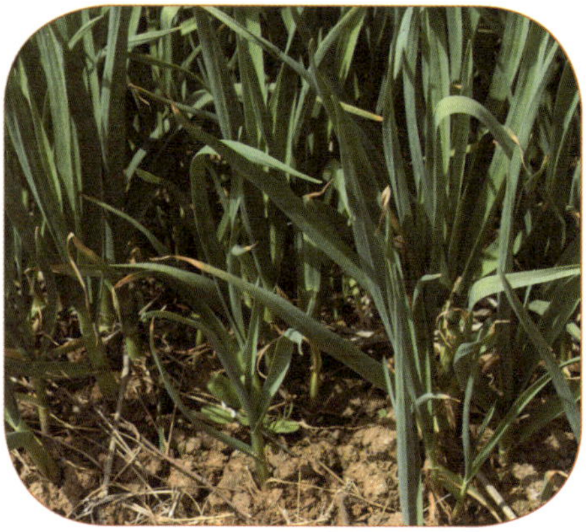

大蒜，为百合科葱属植物大蒜的鳞茎，原产于西亚和中亚。味辛辣，性温。归脾、胃、肺经。具有行气滞、暖脾胃的功效，适用于治疗饮食积滞、脘腹冷痛、泄泻痢疾、解毒杀虫、百日咳等症。大蒜中所含生物碱，具有降低血糖、促进胰岛素分泌的功能。

野山人参炖鲍翅

原料 野山人参、桃仁、红花各 6 克，大枣 6 枚，鱼翅、鲍鱼各 50 克，冬菇 30 克，菜胆 100 克，姜、盐各 5 克，葱 10 克，绍酒 10 毫升，鸡汤（或上汤）200 毫升。

制法 野山人参润透、切片；桃仁去皮尖；大枣去核；鱼翅发透、撕丝；鲍鱼切薄片；冬菇发透、切两半；菜胆切 4 厘米长的段；姜切丝；葱切段。将鱼翅、鲍鱼放入蒸杯，加绍酒、盐、姜、葱泡渍 30 分钟，再加入冬菇、菜胆、野山人参、红花、大枣、桃仁，加鸡汤或上汤。将蒸杯置蒸笼内，大火蒸 35 分钟即成。

功用 祛瘀阻，通经络，养气血。适用于瘀阻心络型冠心病。

党参当归煲虾球

原料 党参 10 克，当归 9 克，虾仁、菜胆各 200 克，花椒、胡椒各 3 克，生粉 30 克，盐 5 克，酱油 10 毫升，鸡蛋 1 个，鸡汤 500 毫升，粉丝 50 克。

制法 将党参、当归烘干，打成细粉；虾仁碎成泥；花椒、胡椒打成细粉，筛去壳；菜胆切成 4 厘米长的段。将虾仁泥、党参、当归粉、生粉、盐、酱油放入盆内，磕入鸡蛋拌成稠状，制成丸子。锅置炉上，入鸡汤、粉丝烧沸，再加入虾球和菜胆煮熟即成。

功用 祛寒补气，温肾壮阳。适用于血虚寒闭型冠心病。

柠檬玉面粥

原料 柠檬 1 个，蜂蜜 30 毫升，玉米面粥适量。

制法 柠檬切片，用蜂蜜渍透。加入玉米面粥内饮食。

功用 适用于冠心病合并高脂血症、高血压。

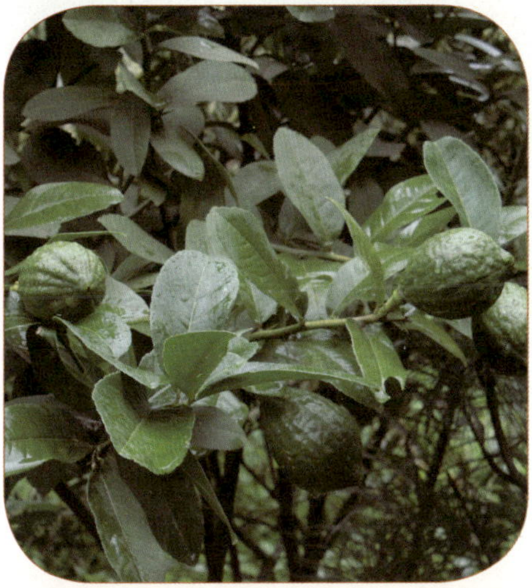

柠檬，别名黎檬子、宜母子、里木子、梨橡干、药果、檬子、梦子、宜母果、柠果。为芸香科植物黎檬或洋柠檬的果实。味苦，性温，无毒，具有止渴生津、祛暑清热、安胎、疏滞、化痰、止咳、健胃、健脾、止痛、杀菌之功效。柠檬含有丰富的维生素C，不但能预防癌症、食物中毒，还能降低胆固醇，消除疲劳，增加免疫力，并且能防治糖尿病、高血压、贫血、感冒、骨质疏松症。

首乌红枣粥

原料 何首乌10克，大枣10枚，党参15克，大米100克，红糖30克。

制法 何首乌烘干，打成细粉；大枣去核；党参切片。将大米、何首乌粉、大枣同入锅，加适量水，再放入党参片，先用大火烧沸，再改小火煮30分钟，加入红糖拌匀，烧沸煮至粥熟即成。

功用 补气血，益肝肾。适用于气血两虚型冠心病。

淮山萝卜粥

原料 白萝卜100克，山药片12克，大米50克。

制法 白萝卜切成3厘米的方块，与山药片、大米共放锅内，加水，置大火烧沸后改小火煮45分钟即成。

功用 生津祛痰，活血化瘀。适用于痰瘀内滞型冠心病。

山楂玉面粥

原料 红山楂5个，蜂蜜1匙，玉米面粥适量。

制法 红山楂去核、切碎，用蜂蜜调匀，加在玉米面粥中饮食。

功用 降血脂，通心脉。适用于隐匿型冠心病。

八、溃疡病

胃和十二指肠溃疡一般统称为溃疡病，这是常见和多发的慢性疾病。溃疡病的加重或痊愈，与饮食是否得当有十分密切的关系。因此，饮食调养就显得更为重要。溃疡病患者的饮食原则是有利于减轻症状、有利于溃疡愈合、有利于营养平衡，具体要求有以下几个方面：

（1）避免食用化学和物理刺激性过强的食物，减少胃酸的分泌。刺激胃酸分泌的食物有浓肉汤、香料、浓茶、浓咖啡，过甜、过咸、过酸、过辣的食物，以及坚硬、油炸或多渣的食物等。这些刺激性较大的食物，或促使溃疡活动，或刺激溃疡出血，对创面愈合十分不利，故应慎食。

（2）日常膳食要含有足够的蛋白质、维生素A、维生素B和维生素C。这些营养素具有帮助修复损伤组织和促进溃疡面愈合的作用。高脂食物、煎炸食品因油腻厚味会刺激胆囊收缩，减慢胃排空速度，使食物在胃内滞留，引起胃酸分泌增加，也不宜过食。

（3）为了中和胃酸，减轻胃蠕动和胃液分泌，可常饮牛奶、豆浆等。主食多选发酵食品，可稀释中和胃酸，对保护溃疡病灶和促进愈合有利。

（4）采用少食多餐的方式进餐。一般以每日4～5餐为宜，避免过饥过饱。定时用餐可使胃酸有规律地分泌，细嚼慢咽可减轻胃的负担。

仙人掌炒牛肉

原料 仙人掌80克，牛肉240克，粟米粉、细盐、烧酒、生抽、糖、植物油各适量。

制法 将仙人掌、牛肉切细，与粟米粉、细盐、烧酒、生抽、糖、植物油拌匀、炒熟。

功用 补益肠胃。适用于消化性溃疡。

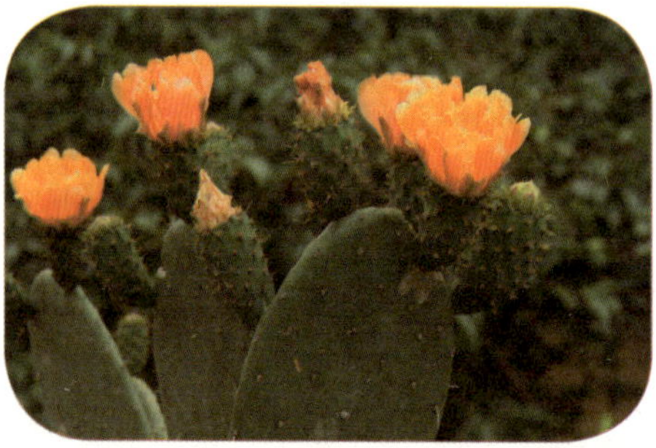

仙人掌，别名仙巴掌、霸王树、火焰、火掌、玉芙蓉。为仙人掌科仙人掌属植物的全株。味苦，性凉。清热解毒，散瘀消肿，健胃止痛，镇咳。适用于胃和十二指肠溃疡、急性痢疾、咳嗽等症，外用治流行性腮腺炎、乳腺炎、痈疖肿毒、蛇咬伤、烧烫伤。

良姜陈皮草蔻鸡

原料 嫩公鸡1只（不宜太大），高良姜、陈皮各6克，草豆蔻3克，盐、料酒、葱各适量。

制法 嫩公鸡斩块，放入锅内，加高良姜、陈皮和草豆蔻及盐、料酒、葱，先腌20分钟，再煮，煮时不加水，中火煮沸后，改小火焖20分钟。

功用 温中，散寒，止痛。适用于消化性溃疡。

马铃薯汁

原料 鲜马铃薯1～2个，蜂蜜适量。

制法　将鲜马铃薯切碎后捣烂取汁，加入适量凉开水、蜂蜜即可。

服法　每日早、晚各服50毫升。连续服用。

功用　消胀气。适用于消化性溃疡。

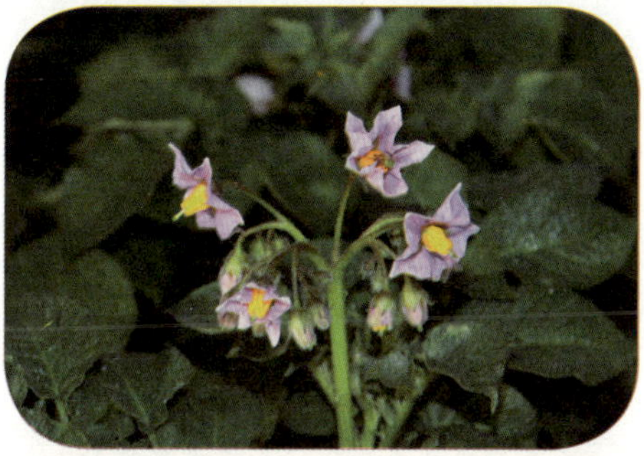

马铃薯，别名土豆、洋芋、山药蛋等。茄科茄属一年生草本。块茎可供食用，是重要的粮食、蔬菜兼用作物。味甘，性平，无毒。能健脾和胃，益气调中，缓急止痛，通利大便，适用于脾胃虚弱、消化不良、肠胃不和、脘腹作痛、大便不畅等症。

田七藕蛋羹

原料　鲜藕汁50毫升，田七粉3克，鸡蛋1个。

制法　鲜藕汁加适量水煮沸，再入田七粉和捣烂的鸡蛋，调成羹，调味后服。

功用　活血祛瘀，养胃止痛。适用于慢性胃及十二指肠溃疡出血等症。

茅根肉汤

原料　猪瘦肉100克，白茅根30克。

制法　将猪瘦肉切碎后，加入适量水，与白茅根共煎汤服。

功用　清胃热，凉血止血。适用于慢性胃炎及十二指肠溃疡出现的胃热出血、口臭、上腹灼痛、大便干硬等症。

牛奶粥

原料　鲜牛奶250毫升，粳米60克，白糖适量。

制法　鲜牛奶、粳米，加入适量水共煮烂粥，凉后加白糖适量服食。

功用　养胃止痛。适用于老年人慢性胃炎及十二指肠溃疡。

柚皮橘皮粥

原料　鲜柚皮1个，橘皮5克，粳米100克。

制法　鲜柚皮去掉外层黄皮，浸泡1日后切块，加入适量水与橘皮、粳米共煮成烂粥，调味即成。

功用　疏肝健脾，理气止痛。适用于慢性气滞不畅型胃炎及十二指肠溃疡，症见嗳气频作、腹胀纳差、胁肋闷痛等。

鸡蛋末

原料　鸡蛋1～2个，95%乙醇500毫升。

制法　鸡蛋、乙醇同放在锅内点燃，待鸡蛋水分蒸发成为粉末（若不成粉末，可烘干研末）。

功用　适用于消化性溃疡。

佛手延附猪肝汤

原料 佛手、醋延胡索各9克，香附6克，猪肝片100克，盐、姜丝、葱花各适量。

制法 佛手、醋延胡索及香附同装布袋中，放入砂锅，加适量水煮沸后改小火煮15分钟，随即捞去布袋，放入已切好的猪肝片，再放适量盐、姜丝、葱花烫熟后即成。

功用 理气止痛，疏肝解郁。适用于消化性溃疡。

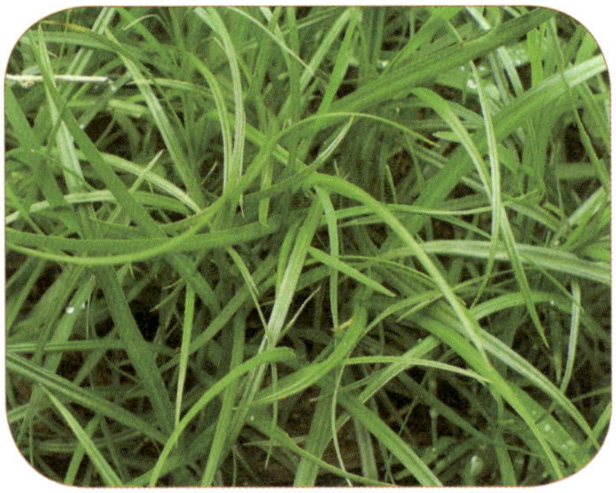

香附，别名雀头香、香附子、香附米、雷公头。为莎草科多年生草本植物莎草的根茎。味辛、甘、苦，性平。归肝、三焦经。具有疏肝理气、调经止痛之功效。适用于胸、胁、脘腹胀痛及肝郁气结、消化不良、月经不调、经闭痛经、寒疝腹痛、乳房胀痛等症。

胡椒红枣老鸡汤

原料 老母鸡1只，胡椒30粒，大枣6枚，瘦肉150克。

制法 老母鸡切开，去毛及内脏，洗净后与胡椒、大枣、瘦肉同入煲中煮5小时即成。

功用 散寒止痛，补中益气。适用于消化性溃疡。

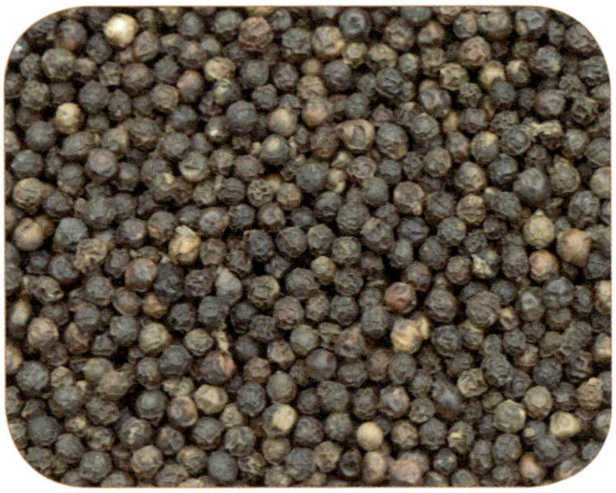

胡椒，别名白胡椒、黑胡椒，为胡椒科植物胡椒的干燥近成熟或成熟果实。秋末至次春果实呈暗绿色时采收，晒干，为黑胡椒；果实变红时采收，用水浸渍数日，擦去果肉，晒干，为白胡椒。味辛，性热。归胃、大肠经。温中散寒，下气，消痰。用于胃寒呕吐、腹痛泄泻、食欲不振、癫痫痰多。

胡椒猪肚汤

原料 猪肚250克，胡椒5克，盐适量。

制法 将猪肚、胡椒同入锅内，加适量水，小火慢煮，待猪肚烂后入盐调味即成。

功用 醒脾开胃。适用于慢性脾胃虚寒型胃炎及十二指肠溃疡出现的腹痛、呕吐等症。

乌贼骨

原料　海螵蛸、糖水各适量。

制法　海螵蛸适量，研为细末，每次3克，每日2次，糖水适量调服。

功用　活血生肌止痛。适用于消化性溃疡。

石斛麦冬粥

原料　石斛15克，麦冬20克，粳米100克。

制法　将石斛、麦冬、粳米，大火同煮至米开花后改小火慢煮至烂即成。

功用　养胃生津。适用于慢性胃阴不足型胃炎及十二指肠溃疡出现的口干口渴、上腹隐痛等症。

健脾粥

原料　山药、粟米各50克，党参（研粉）、薏苡仁（炒焦）各30克。

制法　用山药、粟米煮粥，粥将成时加入党参、薏苡仁略煮即可。

功用　健脾养胃。适用于消化性溃疡。

海蜇膏

原料　海蜇皮、大枣各500克，红糖250克。

制法　将海蜇皮切碎，加入适量水，与大枣、红糖共浓煎成膏。服时每次10克，每日2次。

功用　养血止痛，润肠。主治老年消化性溃疡。

糖蜜红茶

原料　红茶5克，蜂蜜、红糖各适量。

制法　将红茶放入保温杯，用沸水冲泡，加盖温浸10分钟后，加入蜂蜜、红糖搅匀，空腹饮用。

功用　温中健胃。适用于慢性胃痛及十二指肠溃疡出现的上腹冷痛、泛酸腹胀、纳差等症。

香薷梗粥

原料　香薷梗20克，粳米100克。

制法　将香薷梗、粳米，加适量水同煮成粥。

功用　化湿和胃。适用于慢性胃和十二指肠溃疡出现的纳呆、嗳气、腹胀、周身困重等症。

九、内脏下垂

内脏下垂是指脏腑器官离开原来位置向下低垂，而出现的一系列临床症状的疾病。临床上以胃下垂、肾下垂、子宫脱垂、直肠脱垂为多见。其中，胃下垂是指胃体下垂，以脘腹坠胀作痛、食后或站立时为甚的疾病。胃下垂多影响患者的消化和吸收功能。

由于老年人多有身体虚弱、中气不足、韧带松弛，或腹内压升高等情况，导致对脏器的固护能力下降，故内脏下垂（脱垂）是老年人的多发病。轻症脏器脱垂患者在腹压减轻或卧床时即可回复；重者脏器终日脱垂在外不能回纳，会影响正常的生活。本病属于中医学“胃缓”范畴。

芪豆羊肚汤

原料 黄芪15克，黑豆50克，羊肚1个。

制法 黄芪、黑豆、羊肚加适量水同入炖盅，小火炖羊肚烂熟，去除黄芪，取出羊肚切片，再入汤中略煮即成。

功用 益气升提。适用于老年性胃下垂。

枸杞黄芪炖乳鸽

原料 乳鸽1只，枸杞子30克，黄芪20克。

制法 乳鸽宰杀干净，切块，加入枸杞子、黄芪及适量水，同入炖盅，隔水炖至烂熟，去除药渣后即成。

功用 补气固肾，升阳补血。适用于老年性体弱内脏下垂出现的疲倦乏力、腰膝酸软无力等症。

猪肚砂仁枳壳汤

原料 猪肚200克，砂仁6克，炒枳壳20克。

制法 将猪肚、砂仁、炒枳壳用布包好，加适量水共煮熟成汤即成。

功用 理气化湿，健运脾胃，升提举陷。适用于老年性胃下垂。

黄芪白术粥

原料 黄芪30克，白术、柴胡各15克，粳米100克。

制法 将黄芪、白术、柴胡，加适量水同煎40分钟，去渣取汁。用药汁煮粳米成烂粥服食。

功用 补气健脾，升阳举陷。适用于老年性中气不足、脏器固护无力所致内脏下垂出现的神疲乏力、气短自汗等症。

鲫鱼黄芪汤

原料 鲫鱼1尾（约400克），黄芪30克，生姜5片，植物油适量。

制法 鲫鱼去鱼鳞、鳃和内脏，用植物油煎至鱼皮成金黄色，加入黄芪、生姜，再加适量水共煮成汤即成。

功用 益气升举。适用于老年人内脏下垂出现的腹胀纳差、气短乏力等症。

清炒鳝丝

原料 鳝丝300克，蒜苗100克，橄榄油20毫升，料酒、盐、葱丝、姜丝、香油各适量。

制法 将鳝鱼切成丝，入沸水烫去血污捞出；蒜苗洗净切成段。锅中橄榄油烧至七成熟，下入蒜苗、葱丝、姜丝爆炒，加入鳝鱼丝煸炒，烹入料酒，加盐炒熟，淋入香油，出锅即成。

功用 补气养血，升提举陷。适用于老年性脏器下垂；症见疲倦乏力、头晕气短、腰酸肢软无力、面色苍白。

十、急、慢性胃炎

胃炎可分为急性胃炎和慢性胃炎两类。

（1）急性胃炎：最常见的是急性糜烂出血性胃炎，其主要病损是糜烂和出血。病变可局限于胃窦、胃体，或弥漫分布于全胃。急性胃炎为常见病、多发病，只要患者能坚持治疗，按时服药，尤其注意养成生活有规律、饮食有节制的良好习惯，做好调护，不仅可减轻病痛，还有可能完全治愈。

（2）慢性胃炎：是胃黏膜上皮遭到各种致病因子的经常反复侵袭，胃黏膜发生的持续性慢性炎症性病变。由于黏膜特异的再生能力以致黏膜发生改建，最后导致胃固有腺体萎缩，甚至消失。慢性胃炎包括萎缩性胃炎、浅表性胃炎、肥厚性胃炎，可由急性胃炎、长期服用刺激性食物或药物以及其他因素引起，目前认为幽门螺杆菌是导致慢性胃炎的主要原因，而饮食不节、精神因素、胆汁反流等则是该病的重要诱因。该病的发生率随年龄的增长而升高，其发病率居各种胃病之首。老年人常见的是慢性萎缩性胃炎，并且有发展为胃癌的倾向。本病在中医学中属于“胃脘痛”“心下痞”“痞满”“嘈杂”等范畴。

金橘根炖猪肚

原料 猪肚100～150克，金橘根30克，盐少许。

制法 将猪肚、金橘根用水4碗煮至一碗半，加少许盐调味即成。

功用 健脾开胃，行气止痛。适用于慢性胃炎、胃溃疡、十二指肠球部溃疡等症。

炒木须肉片

原料 干黄花菜20克，干黑木耳10克，猪瘦肉60克，细盐、黄酒、植物油、香葱各适量。

制法 将黑木耳用水浸泡洗净；黄花菜稍浸泡，滤干；猪瘦肉切薄片拍松，加细盐、黄酒拌匀，将植物油2匙入锅内，用中火烧热油，倒入肉片稍炒断生，再倒入木耳、黄花菜同炒，加细盐、黄酒适量，炒出香味后，加淡肉汤或清汤半小碗，焖烧8分钟，撒上香葱，拌炒几下即可。

功用 柔肝调中，补益脾胃。

太子参炖鸡

原料 鸡肉90克，太子参30克，山药15克，生姜3片。

制法 将鸡肉去除肥油，洗净切块；太子参、山药、生姜洗净。把全部用料一齐放入炖盅内，加适量清水，小火隔水炖1～2小时即成。

功用 益气健脾，养阴。

参芪薏米粥

原料 党参12克，黄芪20克，炒薏苡仁、粳米各60克。

制法 将党参、黄芪、粳米、薏苡仁洗净，

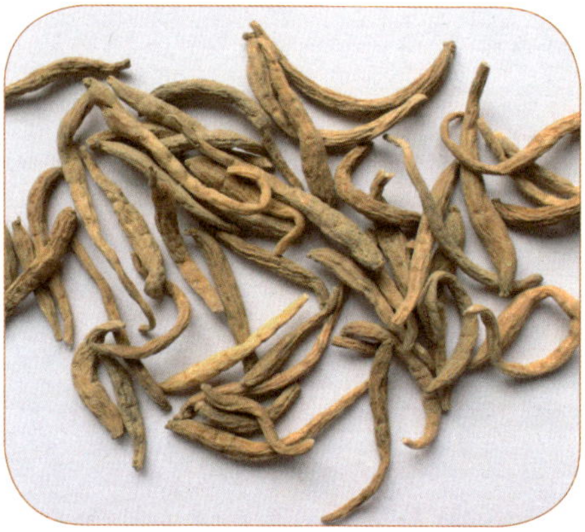

太子参，别名孩儿参、童参、双批七、四叶参、米参。为石竹科植物孩儿参的干燥块根。味甘、微苦，性平。归脾、肺经。具有益气健脾、生津润肺之功效。主治脾虚体倦、食欲不振、病后虚弱、气阴不足、自汗口渴、肺燥干咳。

以冷水泡透。把全部用料一齐放入锅内，加适量清水，小火煮粥即可。

功用　健脾祛湿。

牛奶山药糊

原料　牛奶250克，山药30克，面粉30克。

制法　将山药去皮，洗净，切成丁状，加入适量水，用小火炖煮，至汤浓后再加牛奶，调入面粉糊搅拌，再煮沸即成。

功用　补脾益胃。

麦冬粥

原料　麦冬30克，粳米100克，冰糖适量。

制法　先用麦冬煎汤，去渣取汁备用。将粳米淘洗干净，加水适量煮粥，待粥快好时，加入麦冬汁及冰糖，调匀稍煮即可。

功用　补中和胃，养阴除烦。

草蔻鲫鱼汤

原料　鲫鱼2条，草豆蔻6克，陈皮、胡椒各3克，生姜4片。

制法　将草豆蔻捣烂，放入洗净的鱼腹内，将鱼与陈皮、胡椒、生姜片一齐放入锅内，加适量清水，大火煮沸后，小火煮1小时即成。

功用　化湿醒脾。

鸡内金饼

原料　鸡内金、白术各10克，大枣30克，干姜1克，面粉500克，白糖300克。

制法　将鸡内金、大枣、白术、干姜同入锅内，加水用小火煮30分钟，去渣留汁备用。将药汁倒入面粉，加白糖、发面，揉成面团，待发酵后加适量碱，做成饼。将饼置于蒸笼上，大火蒸15分钟即成。

功用　消食化积，健脾益胃。

鹌鹑汤

原料　鹌鹑1只，党参15克，山药30克。

制法　将鹌鹑、党参、山药洗净后同放锅内，加清水800毫升，煮至鹌鹑熟，去药渣即可。

功用 健脾益气。

陈皮油淋鸡

原料 公鸡1只(约1500克),陈皮20克,植物油、盐、麻油、姜、葱花、花椒、冰糖、味精各适量。

制法 锅中加水1500毫升，加入一半陈皮及姜、葱、花椒、盐少量；再把洗净的鸡放入煮至六成熟，捞出。卤汁入锅烧沸，再入鸡，用小火煮熟，捞出待用。锅内留卤汁少许，放入10～30克冰糖及少许味精、盐收成汁，涂抹在鸡表面上。将植物油放入锅内，烧熟，另一半陈皮，切丝炸酥。将鸡倒提，用热油反复淋烫至颜色红亮为度，再往鸡的表面抹上麻油，然后切成小块装盘，撒上炸酥的陈皮丝即成。

功用 理气开胃。

胡萝卜炒陈皮瘦肉丝

原料 胡萝卜200克，陈皮10克，猪瘦肉100克，盐、黄酒、油、香葱各适量。

制法 胡萝卜切丝，猪肉切丝后加盐、黄酒拌匀，陈皮浸泡至软切丝。先炒胡萝卜至成熟后出锅，再用油炒肉丝、陈皮3分钟，加入胡萝卜丝、少许盐、黄酒同炒至干，加少量水焖烧3～5分钟，撒入香葱即成。

功用 宽胸理气。

丁香姜糖

原料 白糖250克，丁香5克，生姜末30克。

制法 将白糖入锅，用小火煎熬至黏稠，再加入丁香、生姜末调匀，继续煎熬成糊，置洁净玻璃瓶内密封贮存。服时每次6克，每日2次。

功用 理气止痛，散寒。适用于慢性胃炎。

木瓜米醋汤

原料 木瓜500克，生姜片30克，米醋50毫升。

制法 木瓜、生姜片、米醋同入砂锅，加适量水煮成汤。

功用 适用于萎缩性胃炎。

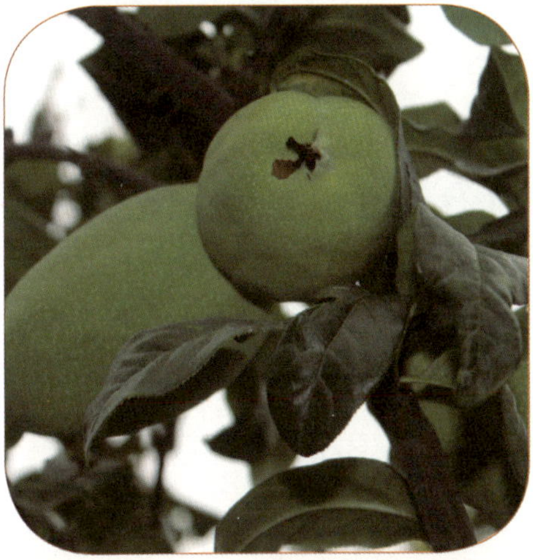

木瓜，别名皱皮木瓜、宣木瓜、红木瓜。为蔷薇科植物贴梗海棠的果实。味酸，性温。平肝舒筋，祛湿和胃。适用于湿痹拘挛、腰膝关节酸重疼痛、吐泻转筋、脚气水肿等症。

玉米扁豆汤

原料 玉米、白扁豆各60克，木瓜15克。

制法 将玉米、白扁豆、木瓜加水煎汁饮服。

功用 适用于胃炎。

牛肉粳米粥

原料 牛肉（煮熟后切薄片）50克，粳米、香菇条各100克，山药片30克，葱、姜、盐、味精各适量。

制法 将牛肉、粳米、香菇条、山药片共煮成粥，熟后调入葱、姜、盐、味精等即成。

功用 适用于胃病。

红枣益脾糕

原料 干姜1克，大枣30克，鸡内金10克，面粉55克，白糖300克，发面（用酵母发面）、上汤汁各适量。

制法 将干姜、大枣、鸡内金入锅，用大火烧沸后转小火煮20分钟，去渣留汁。面粉、白糖、发面（用酵母发面）适量入盆，加上汤汁、清水适量，揉成面团。面团发酵后，做成糕坯，上笼大火蒸15～20分钟即成。

功用 补益脾胃。适用于慢性胃炎。

石斛瘦肉汤

原料 猪瘦肉100克，石斛15克。

制法 将猪瘦肉切细，加入石斛和适量水，小火煎汤服食。

功用 益胃养阴。适用于胃阴不足型慢性胃炎出现的上腹部隐痛，口干不欲饮、纳差等症。

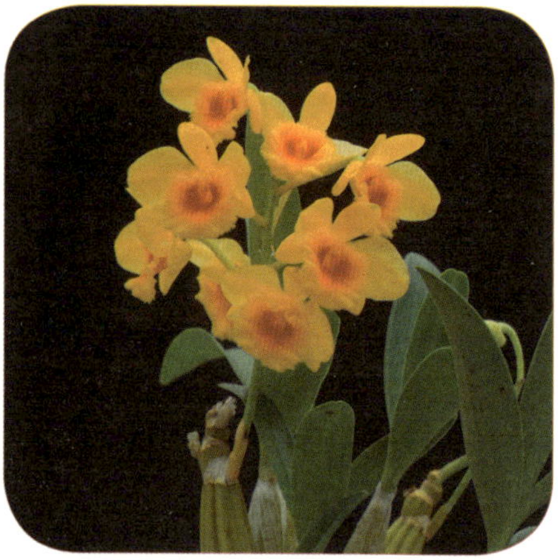

石斛，别名林兰、禁生、金钗花、千年润、黄草，为兰科植物金钗石斛、铁皮石斛，或其多种同属植物的茎。味甘、淡、微咸，性寒。具有生津益胃、养阴清热之功效，适用于热病伤津、口干烦渴、病后虚热、阴伤目暗等症。

百合葡萄粥

原料 鲜百合60克，葡萄干20克，糯米100克。

制法 将鲜百合、葡萄干、糯米共加适量水，煮粥服食。

功用 养阴益胃。适用于胃阴亏虚型慢性胃炎出现的胃脘隐痛、口干咽燥、大便秘结等症。

花椒炖猪肚

原料 猪肚1个，花椒10粒，姜片3片，黄酒少许，盐适量。

制法 将猪肚纳入花椒、生姜片，加黄酒少许，撒上盐，隔水炖烂即可。

功用 适用于胃痛经久不愈。

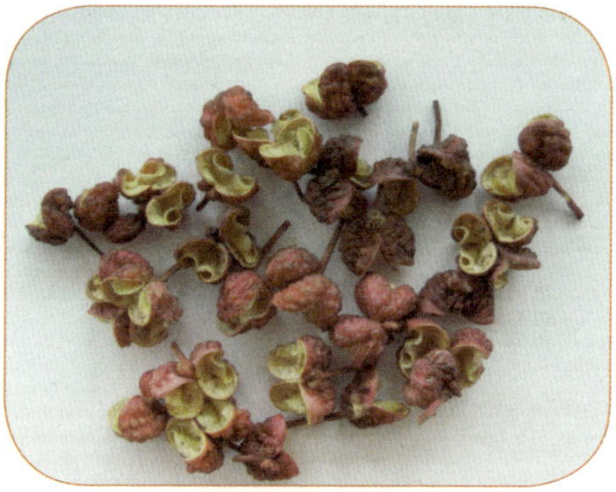

花椒，别名大椒、秦椒、蜀椒、南椒、巴椒、蘑藙、汗椒、汉椒、川椒、点椒。为芸香科植物青椒或花椒的干燥成熟果皮。味辛，性温。归脾、胃、肾经。具有温中止痛、杀虫止痒之功效。主治脘腹冷痛、呕吐泄泻、虫积腹痛等。

参芪薏米粥

原料 党参20克，黄芪15克，炒薏苡仁30克，大枣4枚，粳米100克。

制法 将党参、黄芪、炒薏苡仁、大枣共用冷水浸泡至软，加适量水，与粳米以小火同煮成粥服。

功用 补中益气，祛湿。适用于慢性胃炎出现的疲倦乏力、纳呆腹胀。

炒牛肚土豆丝

原料 土豆（马铃薯）丝、熟牛肚丝各50克，葱丝、碎蒜、牛肉汤、盐、味精各适量。

制法 土豆丝以清水淘洗掉表面淀粉。油锅热后加入少许葱丝、碎蒜，然后加入熟牛肚丝、土豆丝爆炒，并点入适量牛肉汤和盐、味精，至土豆丝九成熟即可。

功用 暖脾胃，补中气。适用于慢性胃炎。

茴香粳米粥

原料 猪油25克，白萝卜、熟牛肉各50克，粳米100克，芥菜末、小茴香粉各10克，盐、味精各适量。

制法 将猪油入锅烧熟，下入白萝卜、熟牛肉煸炒，再加水、粳米烧沸煮粥，调入小茴香粉、盐、味精，最后撒上芥菜末即成。

功用 适用于胃痛、胃炎。

香菇牛肉汤

原料 香菇10克，瘦牛肉30克，粉面、味精、盐、香油各适量。

制法 将香菇泡好；瘦牛肉用粉面裹好。待汤沸后放入香菇，再拨进牛肉片，同时点入适量味精、盐、香油，煮沸即可。

功用 益气养血。适用于慢性胃炎。

鲤鱼内金姜椒汤

原料 鲤鱼 1 条（约 250 克），鸡内金 10 克，生姜 3 片，胡椒 1 克，盐适量。

制法 鲤鱼去鳞、内脏，与鸡内金、生姜片、胡椒同入锅煮汤。入盐调味后即成。

功用 适用于脾胃虚寒型胃脘痛。

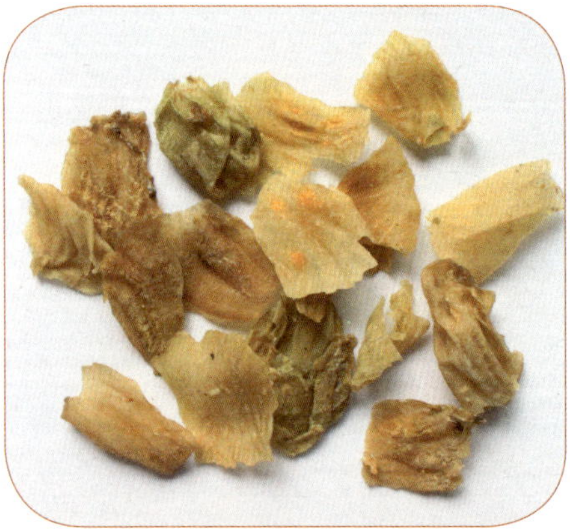

鸡内金，为雉科动物家鸡的干燥沙囊内壁（鸡肫内的黄皮）。鸡内金味甘，性平，具有健胃消食、化积排石、固摄缩尿等作用。现代药理研究认为，鸡内金主要含有胃激素、角蛋白、氨基酸等成分。有增加胃液分泌量和胃肠消化能力、加快胃的排空速率等作用，是一种很常用的中药。

猪血糯米膏

原料 糯米、鲜猪血、花生米、盐、香油、花椒末、陈皮末、生姜末各适量。

制法 糯米适量蒸熟，与鲜猪血、花生米及盐、香油、花椒末、陈皮末、生姜末各少许拌匀，打压成糕，蒸熟佐餐，或炒熟做菜。

功用 适用于脾胃虚弱、健运失职型胃脘痛、贫血、肢软、乏力自汗等症。

姜橘椒鱼羹

原料 生姜片 30 克，橘皮 10 克，胡椒 3 克，鲫鱼 1 条（约 250 克），盐适量。

制法 将生姜片、橘皮、胡椒用纱布包扎成袋，塞入去掉鳞、腮、内脏的鲫鱼腹中，加适量水，小火煨熟，加盐少许调味即成。

功用 适用于胃寒气滞型腹痛及出现的食欲不振、消化不良、虚弱乏力等症。

十一、脂肪肝

脂肪肝是指肝内脂肪蓄积过多，肝内脂肪含量超过10%的病症。肥胖、酗酒、糖尿病、药物中毒、妊娠、肝炎病毒或其他病原体感染等，都有可能引起脂肪肝。根据病因可将脂肪肝分为肥胖性脂肪肝、糖尿病性脂肪肝、酒精性脂肪肝、肝炎后脂肪肝、营养不良性脂肪肝等。其通常为良性病变，但个别患者有可能发展为肝硬化。本病在中医学中属于“积证”“痞满”“胁痛”“痰痞”等范畴。

山楂香菇粥

原料 山楂 15 克，香菇 10 克，粳米 50 克，白糖适量。

制法　将山楂、香菇加温水浸泡，水煎去渣，取浓汁，再加适量水与粳米、白糖煮成粥。

功用　健脾消食，活血化瘀，降脂。主治脾胃虚弱或兼血瘀型脂肪肝。

杞豉粥

原料　枸杞叶15克，淡豆豉汁少许，粳米100克。

制法　枸杞叶切碎，加入淡豆豉汁少许，粳米加水煮粥至熟即成。

功用　滋补肝肾，益胃消食。适用于肝肾亏虚型脂肪肝。

兔肉健脾汤

原料　山药、大枣各30克，枸杞子、党参、黄芪各15克，香橼9克，兔肉200克，盐、味精各少许。

制法　将山药、大枣、枸杞子、党参、黄芪、香橼共装入纱布袋，扎口，与兔肉共煮熟，去药袋，入盐、味精调味即成。

功用　健脾益气，疏肝化湿。适用于脾气虚弱型脂肪肝。

赤小豆鲫鱼汤

原料　鲫鱼250克，赤小豆60克，大蒜、陈皮、葱白各适量。

制法　将鲫鱼洗净去鳞、内脏，与赤小豆及大蒜、陈皮、葱白适量共入锅内，小火炖熟即成。

功用　利湿消肿解毒。适用于肥胖型脂肪肝或伴有高脂血症者。

金橘粥

原料　粳米50克，鲜金橘（每个剖成4瓣）5个，白糖少许。

制法　粳米加水，如常法煮粥，粥将煮稠时加入鲜金橘（每个剖成4瓣），调入少许白糖。

功用　健脾化痰，理气和胃。适用于肝郁气滞型脂肪肝。

枸杞子女贞兔肉汤

原料　兔肉100克，枸杞子、女贞子各10克。

制法　将兔肉洗净切片，与枸杞子、女贞子同入砂锅，加适量水，以旺火烧沸后改小火煨30分钟。

功用　滋补肝肾。适用于肝肾阴虚型脂肪肝出现的胁肋隐痛、口干舌燥、心中烦热、头晕目眩、舌质红、少苔、脉细弦等症。

茯苓薏米粥

原料　薏苡仁60克，茯苓粉、山楂肉各15克。

制法　将薏苡仁、茯苓粉、山楂肉共煮成粥。

功用　健脾化湿祛瘀。适用于脾虚湿盛或血瘀型脂肪肝。

功用 滋补肝肾，健脾利水。适用于肝肾亏虚或脾虚湿困型脂肪肝。

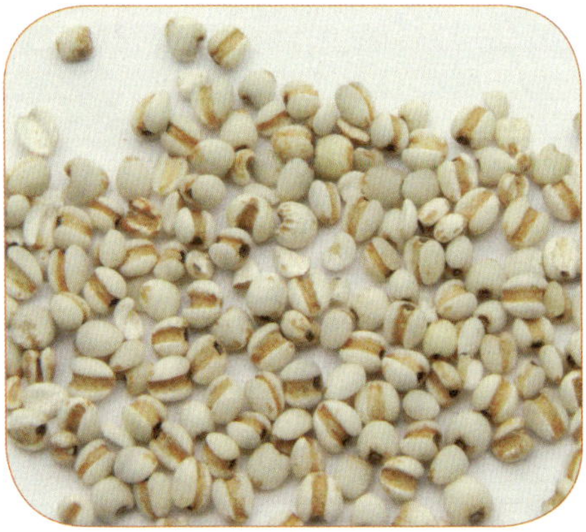

薏苡仁，别名薏米、六谷、川谷、菩提子。为禾本科植物薏苡的种仁。味甘、淡，性凉。健脾渗湿，除痹止泻。适用于水肿、脚气、小便不利、湿痹拘挛、脾虚泄泻等症。

首乌玉竹粥

原料 何首乌、玉竹、金樱子、枸杞子各 12 克，粳米 100 克。

制法 何首乌、玉竹、金樱子先煎，去渣取汁，加入枸杞子、粳米共煮作粥。

功用 滋补肝肾。适用于肝肾阴虚型脂肪肝。

泽泻杞苓鸡

原料 母鸡 1 只，茯苓 20 克，枸杞子、泽泻各 30 克，黄酒少许。

制法 母鸡剖腹，去内脏后洗净，茯苓及枸杞子、泽泻一同放入鸡腹内，鸡背朝下入大瓷盆，加黄酒少许于鸡腹内，大火隔水蒸 2 ~ 3 小时，去浮油即成。

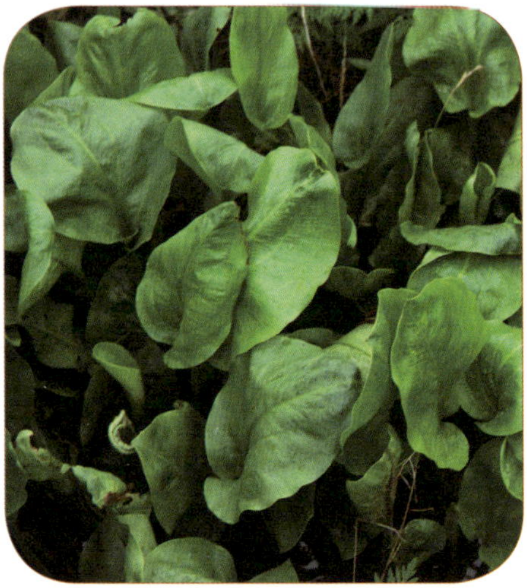

泽泻，别名水泽、如意花、车苦菜、天鹅蛋、天秃、一枝花。为泽泻科植物东方泽泻或泽泻的干燥块茎。味甘、淡，性寒。归肾、膀胱经。利小便，清湿热。适用于小便不利、水肿胀满、泄泻尿少、痰饮眩晕、热淋涩痛、高血脂等症。

柴胡粥

原料 柴胡、佛手各 9 克，郁金、生山楂、海藻各 15 克，粳米 60 克，红糖适量。

制法 将柴胡、佛手、郁金、生山楂、海藻煎汤，去渣后加入粳米、红糖适量共煮成粥。

功用 疏肝理气。适用于肝郁气滞型脂肪肝。

菖蒲郁金粥

原料 石菖蒲、郁金各12克，姜半夏5克，粳米50克，冰糖适量。

制法 将石菖蒲、郁金与姜半夏水煎，去渣取汁，加入粳米煮粥，粥熟时加适量冰糖调味。

功用 祛湿化痰，疏肝健脾。适用于痰湿困阻型脂肪肝。

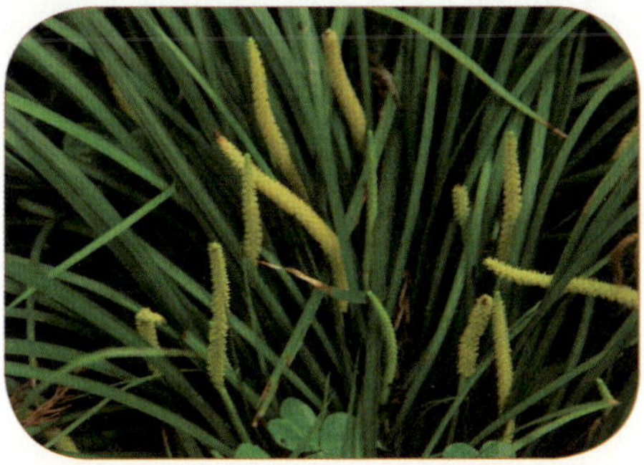

石菖蒲，别名山菖蒲、石蜈蚣、水剑草。为天南星科植物石菖蒲的根茎。味辛、苦，性温。具有化湿开胃、开窍豁痰、醒神益智之功效。适用于脘痞不饥、噤口下痢、神昏癫痫、健忘耳聋等症。

十二、急、慢性肾小球肾炎

肾炎有急性、慢性之分，临床以水肿、蛋白尿和高血压为特征。急性肾小球肾炎在中医学中多属于“风水”“阳水”范畴；慢性肾小球肾炎在中医学中多属于“正水”“石水”“阴水”范畴。食疗作为一种辅助疗法，对于肾炎症状的改善和机体的康复，均有积极作用。

急性肾小球肾炎有以下3种情况。

（1）风寒犯肺，三焦气滞：表现为恶寒、发热、咳嗽、气喘，头面和四肢浮肿，或伴有胸闷、口渴、尿少色黄赤、大便干、苔薄白、脉浮紧或沉细。

（2）风热郁肺，湿毒蕴结：表现为头痛、发热、咽喉红肿疼痛、口渴喜饮，开始头面或四肢轻度浮肿、逐渐高度浮肿，尿少赤涩、大便干、舌质红、苔白、脉沉滑数。

（3）热毒内攻，灼伤阴血：表现为咽峡红肿、咽后壁有脓疮，或扁桃体肿大，或轻度浮肿，口干、尿少赤涩或如洗肉水色血尿、舌质红、脉沉细数。

慢性肾小球肾炎有以下两种情况。

（1）脾肾阳虚，水湿泛滥：表现为面色白或萎黄、全身高度浮肿、腹部膨隆如鼓、肢凉怕冷、食欲不振、大便溏、小便少、尿色清、腰酸痛，舌质淡而胖大，边有齿痕，苔薄白、脉象沉细或沉缓。

（2）脾肾两虚，精血亏虚：表现为面色苍白无华、神疲体倦、腰酸膝软、尿有蛋白、舌质淡。

白茯苓粥

原料 白茯苓粉15克，粳米100克，胡椒粉、盐、味精各少许。

制法 粳米淘洗干净，将粳米、茯苓粉放入锅内，加水适量，用大火烧沸后转用小火炖至米烂，再加味精、盐、胡椒粉搅匀即成。

功用 健脾胃，利水肿。适用于老年性浮肿。

鸭汁粥

原料 鸭汤1000毫升，粳米50克。

制法 粳米洗净。粳米、鸭汤（撇去浮油）放入锅内，用大火烧沸后，转用小火煮至熟即成。

功用 益肺肾，消水肿。适用于肺肾亏损、水肿等症。

鲤鱼冬瓜汤

原料 鲤鱼2条，赤小豆30克，冬瓜1500克，大葱5棵。

制法 鲤鱼去鳞及内脏并洗净，加水5碗与赤小豆、冬瓜、大葱共同煮至3碗汤。

功用 适用于恶寒发热、头晕、咽喉肿痛、小便不利、色黄或赤等症。

小白菜薏米粥

原料 小白菜500克，薏苡仁60克。

制法 薏苡仁煮成粥，再加入切好的小白菜，待菜熟即成，不可久煮。

功用 适用于面色苍白、咽痛口干、心烦、尿赤者。

双皮汤

原料 葫芦壳50克，冬瓜皮30克，大枣5枚。

制法 把上述各味药共加水400毫升煎至150毫升，去渣留汁。每日1剂，服至浮肿消退为止。

功用 适用于浮肿症者。

鲫鱼粥

原料 鲫鱼2条，粳米60克，鲜芦根6克。

制法 鲫鱼去除内脏，洗净，与鲜芦根、粳米共同煮成粥。

功用 温补脾肾，通阳利水。

冬瓜砂仁汤

原料 冬瓜1000克，砂仁30克。

制法 将冬瓜、砂仁共同炖成汤。

功用 利尿。

生姜大枣粥

原料 鲜生姜12克，大枣6枚，粳米90克。

制法 将生姜洗净后切碎，用大枣、粳米共煮成粥。

功用 适用于轻度浮肿、面色萎黄等症。

黑芝麻茯苓粥

原料 黑芝麻6克，茯苓20克，粳米60克。

制法 将茯苓切碎，放入锅内煎汤，再放入黑芝麻、粳米煮粥即成。

功用 适用于精神萎靡等症。

芡实粥

原料 芡实、糯米各30克，白果10枚。

制法 先将净白果去壳去心，将白果与芡实、糯米共同煮成粥。

功用 平肝潜阳，固肾。

十三、尿路感染

尿路感染是指病原微生物侵入泌尿道引起的肾盂肾炎、膀胱炎或尿道炎，在不易定位时统称尿路感染。尿路感染以细菌性尿路感染最为常见，故临床上所说尿路感染，即尿路的细菌性感染。本病主要临床表现为尿频、尿急、尿痛，亦有少数患者无临床症状，仅靠实验室检查而确诊。尿路感染是引起老年人发热的第二大原因，也是引起菌血症的最常见原因，女性发病率为男性的8～10倍。为儿科较常见疾病，在泌尿系统疾病住院患儿中居第三位，患儿临床表现可因感染部位（上或下泌尿道）、年龄及病程而异。新生儿、婴幼儿以全身症状为主，泌尿系局部症状可不明显；年长儿除全身症状外，局部症状明显。新生儿期男孩发病率高于女孩，1岁后女孩多见。感染病原以革兰氏阴性杆菌最为常见（约占70%），其中大肠埃希菌、变形杆菌、克雷伯菌和铜绿假单胞菌较为常见。本病在中医学中属于“淋证”“腰痛”等范畴。

凉拌莴苣丝

原料 鲜莴苣（去皮）250克，盐、黄酒各适量。

制法 将鲜莴苣用冷开水洗净、切丝，加适量盐、黄酒拌食。

功用 清热利湿。适用于湿热中阻型尿路感染，症状特征为尿频、尿急、尿痛、小便短赤，或有浮肿。

紫苏炒田螺

原料 田螺（先用清水养2日，并须常换水以去泥污）250克，鲜紫苏叶（切碎）5～8片，盐适量。

制法 将田螺斩去螺尾尖部，沥干水。起油锅，放入鲜紫苏叶、田螺略热炒后，放盐炒熟即成。

功用 利尿通淋，清热化湿。适用于膀胱湿热型尿路感染，症状特征为小便不利尿频、尿急、尿痛，或有浮肿。

二草生地粥

原料 通草6克，茜草15克，生地黄30克，小米50克。

制法 通草、茜草、生地黄水煎取液，加入小米煮粥。

功用 利尿通淋，凉血止血。适用于尿路感染、湿热下注型血淋。

车前土茯苓粥

原料 车前子、车前草各 50 克，土茯苓、粳米各 100 克。

制法 车前子、车前草与土茯苓同入水煎，沸后 15 分钟去渣取汁，然后加入粳米熬粥，随意食。

功用 清热解毒，通淋利尿。适用于急性尿路感染出现的发热、微恶风寒、小便不利、尿时涩痛等症。

冬瓜豆豉粥

原料 冬瓜(连皮、切片)500克，淡豆豉、粳米各 50 克。

制法 将冬瓜与淡豆豉、粳米同入水熬粥。

功用 清热祛暑，通淋利尿。适用于外感暑湿之邪、膀胱气化失利所致尿路感染，症状特征为小便短涩、尿道灼痛。

玉米蚌肉汤

原料 新鲜玉米 1 条，蚌肉 60 克。

制法 将新鲜玉米去衣，留须后切段，放进锅内，加适量水，大火煮沸后改小火煮 20 分钟，加入蚌肉煮 30 分钟即成。

功用 健脾补虚，清热利尿。适用于脾肾气虚、湿热内蕴型尿路感染等症。

金石赤豆粥

原料 金钱草、粳米各 50 克，石韦、赤小豆各 30 克。

制法 将金钱草、石韦水煎取汁，加入赤小豆、粳米煮粥即成。

功用 清热化湿，利尿排石。适用于尿路感染、湿热型石淋等症。

青豆粥

原料 通草 30 克，青豆、小麦各 500 克。

制法 通草用水煎，去渣取汁约 1000 毫升，然后在汁中加入青豆、小麦如常法熬粥。

功用 清热，通淋，利尿。适用于急性尿路感染，症状表现为小便短涩、淋漓而下。

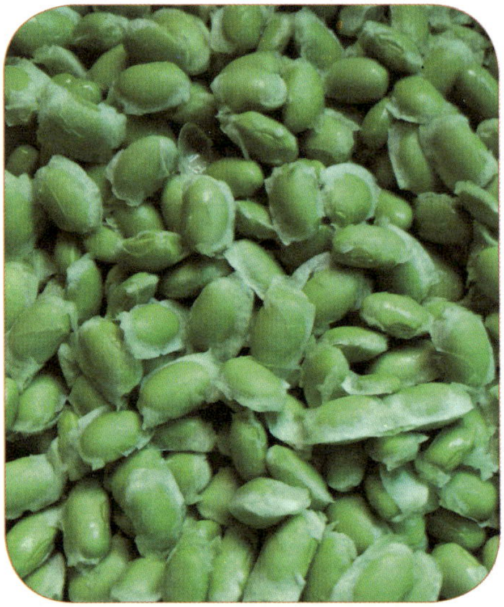

青豆，是大豆（黄豆）的嫩果实。味甘，性平。具有补中益气、下气、利小便、解疮毒等功效。含丰富的蛋白质，以及人体必需的多种氨基酸，尤其以赖氨酸含量高。其制品不含胆固醇，可预防心血管病。

益肾粥

原料 冬葵叶 100 克，猪肾（切细）1 个，粳米 50 克。

制法 冬葵叶煎沸，去渣取汁，然后加入猪肾、粳米煮粥。

功用 补益脾肾，利尿通淋。适用于慢性脾肾两虚型尿路感染。

莲子六一汤

原料 莲子（去心）60 克，生甘草 10 克，冰糖适量。

制法 莲子、生甘草加水煎至莲子烂熟，加入适量冰糖即可。

功用 清心火，祛湿热。适用于膀胱湿热型尿路感染，症状特征为尿频、尿急、尿痛、心烦不眠。

黄芪鲤鱼汤

原料 生黄芪 60 克，鲜鲤鱼 1 条（250 ~ 500 克）。

制法 用生黄芪煎取汁，加入鲜鲤鱼同煮成汤。

功用 健脾益气。适用于气虚型尿路感染，症状特征为小便淋漓不已、余沥难尽，或尿有热感，时轻时重、遇劳则发或加重。

十四、泌尿系结石

泌尿系结石是指一些晶体物质（如钙、草酸、尿酸等）和有机基质（如蛋白聚糖、酸性黏多糖等）在泌尿系统中的异常聚集。多数患者有不同程度的腰腹或尿道疼痛以及血尿，结石梗阻或反复感染者可并发肾积水、梗阻性肾病、肾衰竭等症。本病在临床上危害很大，病因复杂，与自然、社会环境、种族、遗传、代谢异常、饮食习惯、所患疾病等因素有关。泌尿系结石多发生于青壮年，21 ~ 50岁者占80%以上，我国南方肾结石的发病率较北方为多。尿路结石多数在肾内形成，老年人泌尿系结石则常与下尿路梗阻、少动或长期卧床、尿路感染或甲亢有关。本病在中医学中属于“石淋”“血淋”范畴。

花生莲肉汤

原料 莲子（连衣）、花生仁（连衣）各 30 克，白糖适量。

制法 将莲子用温水浸 30 分钟，剥开去心，加入花生仁炖至酥软，再加适量白糖即可。

功用 益肾健脾，生血止血。适用于尿路结石，症状特征为长期血尿淋漓、脾虚体弱。

鸡肫方

原料 鸡肫 1 个。

制法 将鸡肫晒干，捣碎研末，白开水送服。每日早、晚各 1 次，可连续服。

功用 化石通淋。适用于尿路结石、胆石症、小便淋漓、尿道刺痛。

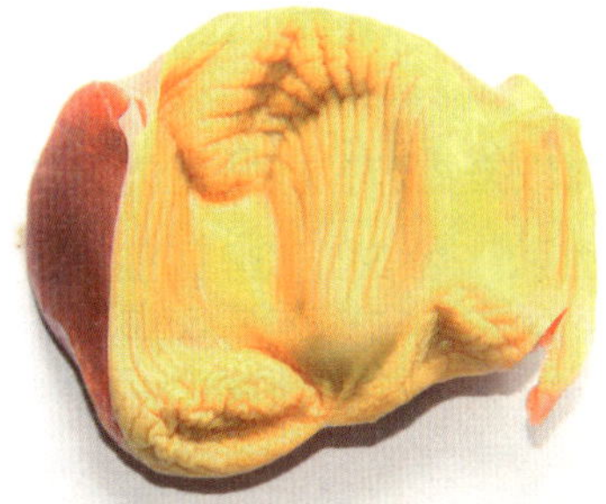

鸡肫，别名鸡胃。鸡杂之一。味甘，性平，有消食积、健脾胃之功效。可治疗食积胀满、呕吐反胃、遗溺等症。

茯苓核桃饼

原料　茯苓60克，鸡内金（焙）15克，核桃仁120克，香油、蜂蜜各适量。

制法　茯苓、鸡内金研成细粉，调糊做薄层煎饼。核桃仁用香油炸酥，加蜂蜜适量调味，然后共研成膏，做成饼馅。

功用　健脾补肾，化石通淋。适用于脾肾偏虚型尿路结石。

芥菜炒地龙

原料　柴草灰1碗，热水半盆，活地龙、荠菜各300克，黄酒、酱油、细盐、生姜片、大蒜各适量。

制法　将柴草灰倒入盆内，加热水半盆搅拌10分钟，澄取清液，放入活地龙致死，洗净腹泥，去头部切段，与荠菜及黄酒、酱油、细盐、生姜片、大蒜各适量同炒熟即成。

功用　清热止血，利尿。适用于湿热下注型尿路结石，症状特征为血尿、泌尿系感染。

荷叶滑石茶

原料　鲜荷叶1张，滑石30克，甘草梢5克。

制法　鲜荷叶分成4等份，包滑石、甘草梢，共煎汤。

功用　清暑解热，通淋化石，缓中止痛。适用于暑湿内盛型尿路结石。

酸甜藕片

原料　山楂糕50克，鲜藕150克。

制法　鲜藕去皮，切薄片，烫熟，在2片中夹1片山楂糕即成。

功用　止血祛瘀。适用于瘀血、湿热内蕴型尿路结石。

黄鱼耳石当归汤

原料　黄鱼耳石、当归各15克。

制法　黄鱼耳石、当归，同煎汤服。

功用　下石淋，利小便。适用于肾结石、膀胱结石、胆石症。

金钱草鸡脑汤

原料　金钱草50克，鸡脑2个，酱油适量。

制法　金钱草用冷水浸70分钟，鸡脑去渣，留肫内皮，共用小火炖1小时，服用时，鸡脑切片蘸酱油。

功用 化石通淋，清热利水，健胃消食。适用于湿热内蕴型尿路结石。

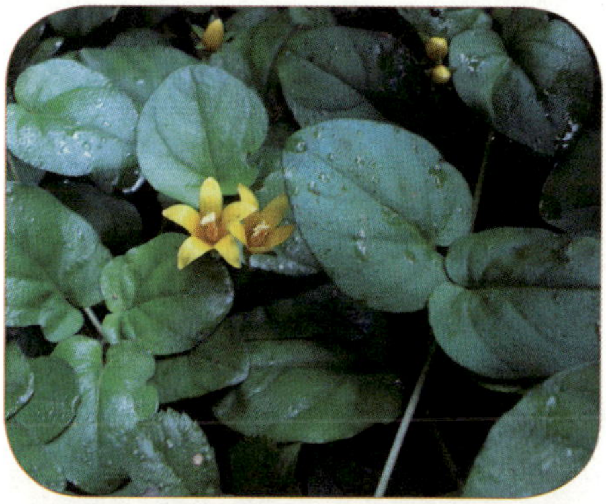

金钱草，别名大金钱草、对座草、路边黄、遍地黄、铜钱草、一串钱、寸骨七。为报春花科植物过路黄的干燥全草。生于山地林缘、沟边、溪旁。分布于华北、华东、中南、西北、西南。味甘、咸，性微寒。归肝、胆、肾、膀胱经。清利湿热，通淋消肿。适用于热淋、沙淋、尿涩作痛、黄疸尿赤、痈肿疔疮、毒蛇咬伤、肝胆结石、尿路结石等症。

藕节茅根车前汤

原料 鲜藕节、鲜车前草各 50 克，鲜白茅根 100 克。

制法 将鲜藕节、鲜车前草、鲜白茅根加适量水并煎沸即成。

功用 清热利尿，凉血止血。适用于湿热下注型膀胱型尿路结石，症状特征为血尿、尿不尽。

十五、肾病综合征

肾病综合征是一种比较顽固的病症，临床中的治疗难度很大。肾病综合征不是一个疾病名，它是一组由多种病因引起的临床症候群，最基本的特点是高蛋白尿、低蛋白血症、高度水肿、高脂血症，临床中称为“三高一低”症状。

滋阴海带丝

原料 决明子、生地黄、枸杞子各 15 克，石决明（捣碎）30 克，海带 50 克，莴笋 100 克，醋、盐、白糖、香油各适量。

制作 将前 4 味药加水煎取浓汁。海带用水发软，同莴笋均切成细丝，加入药汁、醋、盐、白糖、香油调味即成。

功用 滋阴凉血，平肝降压。适用于肾病综合征。

鳝鱼芹菜炒翠衣

原料 鳝鱼 200 克，西瓜皮、芹菜各 150 克，姜丝、葱段、蒜片、味精、香醋、麻油各适量。

制法 将鳝鱼活杀，去内脏，洗净切丝；西瓜皮洗净切条；芹菜去根、叶，切段，入热水中焯一下捞起；起麻油锅，待油热后倒入鳝鱼丝，炒半熟时，加入西瓜皮、芹菜、姜丝、葱段、蒜片、味精、香醋，翻炒至熟即成。

功用 适用于肾病引起的高血压。

核桃山楂菊花汤

原料 核桃仁125克，山楂60克，菊花12克，白糖150克。

制法 将核桃仁洗净，用石磨磨成浆汁，倒入瓷盆中，加清水稀释调匀备用；将山楂、菊花洗净，水煎2次，去渣取汁共1000毫升。将山楂菊花汁同核桃仁浆汁一块倒入锅中，加白糖搅匀，置火上烧至微沸即成。

功用 润肺益肾，平肝明目，滑肠润燥，通利血脉。适用于肾病引起的高血压。

五味杜仲炖羊肾汤

原料 羊肾2个，杜仲15克，五味子6克。

制法 羊肾切开去脂膜，洗净切片；杜仲、五味子分别洗净。将以上用料一齐放入炖盅内，加适量水，用小火隔开水炖1小时即成。

功用 温肾涩精，收摄蛋白，强筋健骨。适用于肾病综合征。

巴戟苁蓉鸡肠汤

原料 鸡肠100克，巴戟天12克，肉苁蓉15克，生姜片、盐各适量。

制法 将鸡肠搓洗干净，切段，巴戟天、肉苁蓉分别洗净，装入纱布袋内，扎紧袋口，与鸡肠同放砂锅内，加适量清水和生姜片、盐，大火煮沸后，改用小火煮1小时，捞出药袋，入盐调味即成。

功用 温肾固摄。适用于肾病综合征。

大蒜蒸西瓜

原料 大蒜（去皮）60～90克，西瓜1500～2000克。

制法 先以尖刀在西瓜蒂上挖一个三角形洞，将大蒜纳入西瓜内，再用挖出的瓜皮塞住洞口，隔水蒸熟。

功用 清热利尿。适用于肾病综合征。

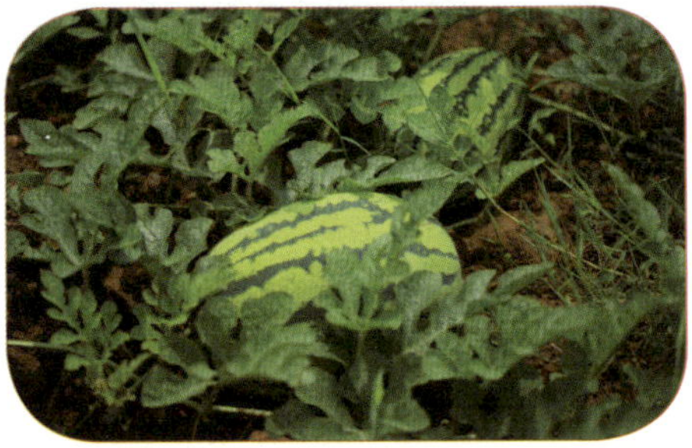

西瓜瓤，为葫芦科植物西瓜的果瓤。味甘，性寒。归心、胃、膀胱经。清热解暑，除烦止渴，利小便。适用于暑热烦渴、热盛津伤、小便不利、喉痹、口疮等症。

茯苓鲤鱼汤

原料 鲤鱼500克，茯苓20克，葱、姜各适量。

制法 将茯苓放入鲤鱼腹中，加水煮熟，以葱、姜调味。

功用 补脾利尿，养阴除湿，消肿。适用于肾病综合征。

花生猪尾汤

原料 猪尾1条，花生米60克。

制法 将猪尾刮洗干净，斩小段，花生米洗净，与猪尾同放沙煲内，加清水适量，大火煮沸，改用小火煲至花生米烂熟即成。

功用 健脾和胃，益肾利水。适用于肾病综合征。

莲子龙须猪肉汤

原料 莲子40克，龙须菜45克，腐竹、猪瘦肉各100克，味精少许。

制法 将腐竹、龙须菜水发后，切细，猪瘦肉洗净切片，同莲子共入锅中，加适量水煮汤，调入味精即成。

功用 清热理肠，收摄蛋白，降压降脂。适用于肾衰竭多尿等症。

玉米西瓜香蕉汤

原料 玉米须60克，鲜西瓜皮200克（干品50克），香蕉3条，冰糖适量。

制法 将玉米须洗净、鲜西瓜皮洗净切块，香蕉剥去皮。将以上几味一齐放入砂锅内，加清水4碗，用小火煲至1碗，再加入冰糖调味即成。

功用 滋阴祛湿，利尿消肿。适用于慢性肾功能衰竭。

十六、肾结核

肾结核是由结核分枝杆菌侵犯肾脏而引起的慢性疾病，在发生肾结核以前，大多患者先有肺、淋巴结、肠、骨或关节等部位的结核病灶，其中以肺结核最为主要。当机体抵抗力降低时，原发病灶的结核分枝杆菌便趁机侵入肾脏。从肾脏感染结核分枝杆菌到出现肾结核症状需要多年时间，最长达10年。

肾结核的典型症状是尿频、尿急、尿痛。随着病情加重，排尿更加频繁，每日可达数十次，甚至有尿失禁现象。血尿是肾结核另一个重要症状，有时可见尿液染成红色，有时显微镜检查可以看到红细胞。患者尿液多呈不同程度的混浊，严重者呈米泔水样，并含有较多的碎屑或絮状物，这种尿液称为脓尿，内有肾脏排出的干酪样坏死组织和脓细胞。肾结核晚期可出现低热、盗汗、食欲减退、贫血等症状。

阿胶贝母鸡

原料 阿胶12克，桔梗、天冬各15克，川贝母、藕节、白英、葱各20克，母鸡1只，盐5克，姜10克，绍酒20毫升，上汤800毫升。

制法 将鸡宰杀后，去毛及内脏。将阿胶、川贝母、桔梗、天冬、藕节、白英、葱、姜洗净后装入鸡腹内，把鸡放入蒸盆内，加绍酒、盐、上汤，把鸡盆放入蒸笼内，用大火蒸1小时即成。

功用 补肺肾，止咳嗽。有肺结核者食之尤宜。

九仙水鱼汤

原料 党参、茯苓、白术、沙参、百部、天冬各9克，生地黄、百合、川贝母各12克，甲鱼1只，冰糖50克。

制法 将甲鱼剁去头、爪，除去内脏；将以上9种药物去杂质，同甲鱼放入炖锅内，加水2000毫升，放入冰糖。将锅置大火上烧沸，再用小火炖熬50分钟即成。

功用 滋阴补肾，抗劳补虚。

冰糖银耳莲子羹

原料 银耳20克，莲子、冰糖各30克。

制法 将银耳、莲子分别用温水发透；银耳去蒂根，撕成瓣，洗净；莲子去心，冰糖打碎，将银耳、莲子放入炖锅内，加清水，放入冰糖，用中火烧沸，小火炖熬1小时即成。

功用 补益脾胃，益肾固精。

洋参八宝鸡汤

原料 鸡1只，西洋参10克，冬虫夏草、杏仁、白果、川贝母、百合、百部、鳖甲各12克，冰糖60克。

制法 将鸡宰杀后，去毛及内脏；西洋参切片，冬虫夏草酒泡，杏仁炒香，川贝母打碎，百部酒炙，百合蜜炙，白果去壳及心，鳖甲醋制，冰糖打碎。将以上8味放入鸡腹内，然后放进锅，加水3000毫升，放入冰糖，把锅置大火上烧沸，用小火炖熬1小时即成。

功用 滋补气血，抗结核。

菟丝饼

原料 菟丝子20克，面粉150克，鸡蛋1枚，葱20克，盐6克，植物油适量。

制法 将菟丝子打成细粉，与面粉混匀，加入鸡蛋、葱花、盐调匀成面团，将面团用擀面杖擀成饼状。将炒锅加入植物油，用中火烧至六成熟时，放入面饼，两面煎黄、煎熟即成。

功用 补肾固腰，益气补血。

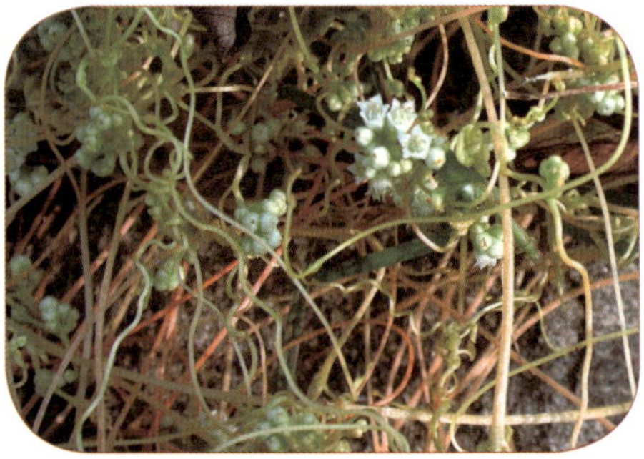

菟丝子，别名豆寄生、无根草、黄丝、黄丝藤、无娘藤、金黄丝子。为旋花科植物南方菟丝子或菟丝子的干燥成熟种子。味辛、甘，性平。归肝、肾、脾经。滋补肝肾，固精缩尿，安胎，明目，止泻。适用于阳痿遗精、尿有余沥、遗尿尿频、腰膝酸软、目昏耳鸣、肾虚胎漏、胎动不安、脾肾虚泻等症。外治白癜风。

杜仲冬菇煲猪腰

原料 杜仲20克，猪腰2只，肉汤500毫升，西芹50克，盐5克，黑木耳、冬菇、猪油各30克。

制法　将猪腰一切两半，除去白色臊腺不用，切成腰花；杜仲用盐水炒焦，切丝；冬菇一切两瓣，黑木耳水发透，去蒂根，洗净；西芹洗净切段。将猪腰花、木耳、杜仲、冬菇、西芹、盐、猪油共放煲内，加肉汤，用中火烧沸，小火煲40分钟即成。

功用　补益气血，益脾固肾。

十七、糖尿病

糖尿病是指由于胰岛β细胞不能正常分泌胰岛素导致人体内胰岛素不足，引起以糖代谢紊乱为主的糖、脂肪、蛋白质三大营养物质代谢紊乱的一种疾病。

糖尿病起病可急可缓，其临床症状与分型关系密切，也就是说，糖尿病的类型不同，临床表现也不同。典型的症状是“三多一少”。“三多”指的是多饮、多食、多尿，“一少”是指消瘦或体重减轻。糖尿病患者出现多饮是由于多尿使人体内的水分大量丢失，患者感觉口渴不止，从而通过大量饮水来补充；出现多食是由于体内主要提供能量的葡萄糖不能被充分利用，从尿中大量排出，患者由于糖分丢失过多，处于饥饿状态，引起食欲亢进，一般情况下，尿中丢失的糖越多，多食的症状也越明显；出现多尿是由于血糖、尿糖过高，不能被充分利用，特别是葡萄糖从肾小球滤出后不能完全经肾小管重吸收而形成渗透性利尿造成的。血糖、尿糖越高，排出的尿量也越多。而机体由于不能充分有效地利用葡萄糖，使脂肪、蛋白质分解加速，大量消耗，加上组织失水是引起体重减轻的主要原因。

糖尿病的典型症状是“三多一少”，但实际上糖尿病的表现是多种多样的，有些患者仅表现1～2种症状，有些糖尿病患者初发病时甚至可能完全无症状或缺乏明显症状。

山药焖萝卜

原料　山药、番薯各100克，白萝卜400克，姜片、葱节各少许，油、盐、味精各适量。

制法　将山药、番薯洗净去皮，萝卜洗净，均切成小方块备用。油烧热，下姜片、葱节爆香，加入山药、番薯、萝卜焖熟，加盐、味精调味即成。

功用　降血糖。适用于糖尿病。

牛肉丸子汆冬瓜

原料　牛肉末100克，冬瓜250克，盐5克，葱、姜各少许，香油、酱油各5毫升。

制法　牛肉末用葱、姜各少许及酱油调匀。将水煮沸，将牛肉末挤成丸子入锅，随即放冬瓜、盐煮至熟透，浇上香油即成。

功用　适用于糖尿病。

肉桂炖鸡肝

原料　肉桂2～3克，新鲜鸡肝1～2副。

制法　肉桂切细粒，新鲜鸡肝切小块，共装炖盅内拌匀，加适量清水，盖紧，隔水炖熟。

功用 温补肾阳。适用于小儿糖尿病、遗尿症，以及一般人出现的肾虚腰冷、夜多小便等症。

附子猪肚丸

原料 猪肚1个，附子（炮）、槟榔各30克，甲鱼壳（醋煮）25克，当归、知母、木香、川楝子、秦艽、大黄（酒蒸）、龙胆、白芍、补骨脂、枳壳（麸炒）各15克，蜜酒3000毫升，童便5000毫升。

制法 附子（炮）、槟榔、甲鱼壳（醋煮）、当归、知母、木香、川楝子、秦艽、大黄（酒蒸）、龙胆、白芍、补骨脂、枳壳（麸炒）各研成细末，和匀后分成3份，取2份纳入猪肚中，用线缝定，与蜜酒、童便共熬至猪肚干烂，取出后研成细末，与剩下1份药末同捣为丸，如梧桐子大小。服用时每次30～50丸，水饮送服。

功用 适用于糖尿病，症状特征为饮食倍常、肌肤不润、日渐消瘦、大便反坚、小便无度。

香菇木耳焖豆腐

原料 香菇、白木耳各30克，金针菇15克，豆腐250克，黑木耳、绿豆粉丝、葱各适量。

制法 香菇、白木耳、金针菇水浸。豆腐切块，起油锅煎香，加入适量清水，并加入香菇、黑木耳、金针菇，小火焖30分钟，再放入绿豆粉丝、葱，调味即成。

功用 清养肺胃，宽肠降浊。适用于小儿肺胃阴虚型糖尿病，症状特征为口干口渴、多饮多食、能食而形瘦、大便干结、干咳无痰。尤宜于糖尿病并发肺结核或支气管炎出现的肺胃阴虚等症。

南瓜炒田鸡

原料 田鸡90克，南瓜250克，大蒜少许。

制法 将田鸡去内脏、外皮；南瓜去皮、切块；大蒜少许去衣、捣烂。起油锅，投入大蒜煎香，再加入南瓜炒熟，加适量清水，放入田鸡，小火煮30分钟即成。

功用 补气益阴，化痰排脓。适用于小儿糖尿病，并发肺脓肿。

山药地黄猪胰汤

原料 猪胰1具，山药60克，干地黄30克。

制法 将猪胰放入瓦锅加适量清水煮，然后加入山药、干地黄同煎熟。

功用 降血糖。适用于糖尿病。

巴戟天鸡肠汤

原料 巴戟天25克，鸡肠2副，盐适量。

制法 巴戟天扯成细条，鸡肠剪开后切小段，同入瓦煲，加适量清水，煎至鸡肠熟烂，加入盐调味。

功用 补肾壮阳。适用于小儿肾虚型糖尿病，症状特征为夜多小便、遗尿等。

沙参玉竹煲老鸭

原料 老雄鸭1只，沙参、玉竹各50克，葱、姜、盐、味精各适量。

制法 将老雄鸭去毛杂，置于砂锅内，加入沙参、玉竹、葱、姜、清水，大火烧沸后改小火，煮至鸭肉肥烂，调盐、味精即成。

功用 清热润肺，益肾养阴。适用于肺肾阴虚型糖尿病。

生山药知母汁

原料 知母、天花粉各15克，生山药粉30克，生鸡内金粉、五味子、葛粉各10克。

制法 将知母、五味子加水500毫升，煎汁至300毫升，去渣。将生山药粉、天花粉、生鸡内金粉、葛粉冷水调糊，趁药液沸滚时倒入搅拌为羹。

功用 清热降火。适用于尿频、下肢浮肿。

石膏粳米粥

原料 生石膏40克，粳米100克。

制法 生石膏水煎，去渣留汁，加入粳米煮粥食。

功用 清肺、胃之热，生津润燥。适用于胃热津伤较甚型糖尿病。

羊肚盐味汤

原料 羊肚1个，盐适量。

制法 羊肚剖开，用清水彻底冲洗，或用竹片刮洗干净，切细条，加清水适量熬制成浓汤，加入盐调味即成。

功用 补虚健脾。适用于小儿糖尿病。

灵芝虫草鸡肉汤

原料 灵芝、冬虫夏草各9克，鸡肉60克，大枣（去核）、盐各少许。

制法 将灵芝、冬虫夏草、鸡肉、大枣，同入瓦锅，加适量清水，大火煮沸后改小火煮到鸡肉烂熟，入盐调味随量服。

功用 补益肺气，化痰止咳。适用于小儿肺气不足型糖尿病，或并发肺结核。

芸豆汤

原料 芸豆（四季豆）100克。

制法 芸豆煎汤服。

功用 适用于小儿糖尿病。

大麦黄鳝粥

原料 黄鳝、大麦各90克，薏苡仁30克，大米适量，生姜（连皮）、盐各少许。

制法 黄鳝去内脏、切块，起油锅，将黄鳝煎香铲起，与大麦、薏苡仁、大米、生姜（连皮）同入瓦锅，加清水，大火煮沸后改小火煮至大麦熟烂，入盐调味即成。

功用 健脾渗湿，通络除痹。适用于湿热阻滞经络型糖尿病，并发周围神经病变。症状特征为双上肢或双下肢麻木或疼痛、针刺或烧灼感，足腔肿大重着、软弱无力。

麦冬党参兔肉汤

原料 党参15克，麦冬30克，兔肉60克。

制法 将党参、麦冬、兔肉同置瓦锅内，加适量清水，大火煮沸后改小火煮至兔肉熟烂，调味随量食。

功用 清养肺胃，生津止渴。适用于小儿糖尿病，症状特征为口渴多饮、善食易饥、形体消瘦、神疲乏力、小便频多。

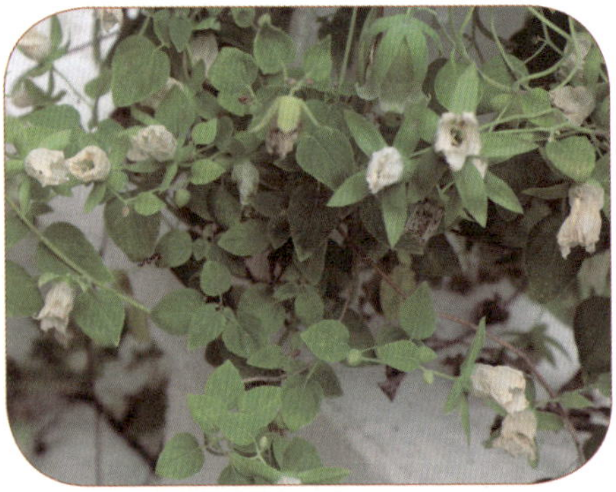

党参，别名潞党参、汶党参、晶党参、台参、仙草根、叶子菜。为桔梗科植物党参、素花党参或川党参的干燥根。味甘，性平，具有补中益气、健脾益肺之功效，适用于脾胃虚弱、气血两亏、体倦无力、内热消渴、气短心悸、食少便溏、四肢倦怠等症。

苦瓜蚌肉汤

原料 蚌肉100克，苦瓜250克，盐、油各适量。

制法 活蚌用清水养2日除泥味后取蚌肉，同苦瓜煮汤，以盐、油调味。

功用 养阴清热，润燥止渴。适用于上消型糖尿病。

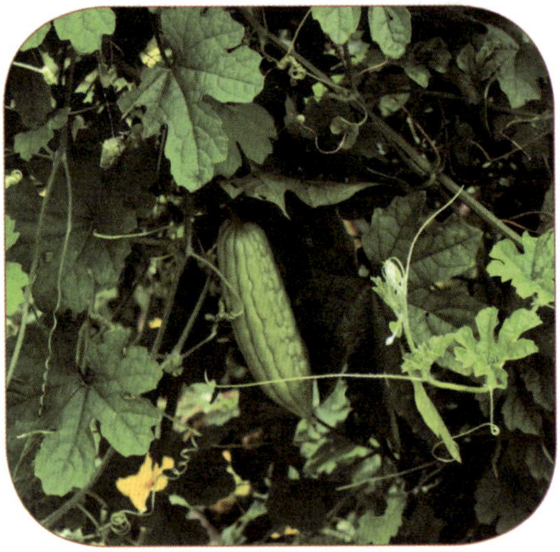

苦瓜，别名锦荔子、癞葡萄、癞瓜。为葫芦科植物苦瓜的果实，全国各地均有栽培。味苦，性寒，维生素C含量高，具有除邪热、解疲劳、清心明目、益气壮阳之功效。苦瓜含有抗疟疾的奎宁，奎宁能抑制过度兴奋的体温中枢，因此苦瓜能清热解毒。

玉竹粥

原料 玉竹30克，粳米100克，甜叶菊糖（不含糖）适量。

制法 玉竹切片，加水煮汁去渣。粳米淘净，加入玉竹汁及适量清水煮粥，将熟时入甜叶菊糖适量，略煮至沸。

功用 滋阴润肺，生津止渴。适用于肺热阴虚型糖尿病。

十八、酒精中毒、食物中毒

酒是一种麻醉剂，一次大量饮用会导致可逆性的中毒现象，就是一般人所谓的“醉酒了”。患者长期反复大量饮酒，躯体和精神两方面都会发生病理改变。长期反复饮酒者会对酒精产生精神依赖和躯体依赖，所以世界卫生组织提出了“酒依赖综合征”的概念，在酒依赖发展的过程中可出现慢性酒精中毒性的精神障碍和躯体损害。

食物中毒是指人体摄入了含有生物性、化学性的有毒有害物质后所出现的非传染性的急性或亚急性疾病，属于食源性疾病的范畴。食物中毒既不包括因暴饮暴食而引起的急性胃肠炎、食源性肠道传染病和寄生虫病（如猪囊尾蚴病），也不包括因一次大量或者长期少量摄入某些有毒有害物质而引起的以慢性毒性为主要特征（如致畸、致癌、致突变）的疾病。

凉拌辣白菜

原料 白菜少许，干辣椒1个，白糖100克，醋50毫升，姜1小块，盐、香油各适量。

制法 取白菜嫩心，切成长条状，加上少许盐腌渍，待菜心水分泌出后，用清水漂洗掉盐分，再用布挤出水分，放入盆内；干辣椒斜切成丝；姜切成丝，均撒于白菜心上。锅内加香油少许烧热，加上辣椒炸出味，将油浇到白菜心上，盖上盖使香辣味渗透到菜条内，加醋和白糖拌匀装盘即可。

功用 下气开胃，促进食欲，助消化，解醉酒。

治醉酒不醒方

原料 淡豆豉70克，葱白30克。

制法 将葱白洗净，切碎，与淡豆豉加水2碗，煎至1碗，去渣即成。

功用 适用于酒醉不醒。

八珍醒酒汤

原料 莲子、核桃仁、青梅各10克，白果、百合各5克，橘子瓣、白糖、山楂糕、冰糖各50克，大枣20克，白醋5毫升，桂花汁、盐各少许。

制法 把莲子用温水泡后去皮、心，掰成两半；白果切丁；百合掰成瓣；核桃仁用温水泡后去衣切丁；大枣去核；青梅、山楂糕切丁。把莲子、橘子瓣、白果、百合，大枣分别置于小碗内上屉蒸熟。锅内放入清水，烧开，加白糖、冰糖，待溶化后，加入上述诸料，待沸，再加白醋、桂花汁、盐，勾薄芡食。

功用 适用于解酒除烦。

陈皮醒酒汤

原料 陈皮50克，葛花、绿豆花各25克，豆蔻10克，人参粉8克，檀香20克。

制法 将上述五种药物（除人参粉外）低温烘干后研成细粉，与人参粉充分混合均匀，装入净器中备用。服用时取1汤匙（约15克）放入小碗中，冲入开水，加盖焖片刻，

1 次饮服。

功用 醒酒。适用于饮酒过量者服用。

生橄榄煎

原料 生橄榄 20 枚。

制法 将橄榄洗净，去核，捣烂，加少量水调匀绞汁。

功用 适用于河豚中毒或饮酒过量中毒。

葛根解酒饮

原料 葛根 30 克，麦冬 15 克，砂仁 6 克，丁香 2 克，乌梅 10 克，甘草 3 克。

制法 将以上各味水煎服。

功用 生津止渴，和胃止呕。适用于酒精中毒。

第五章 妇科病食疗

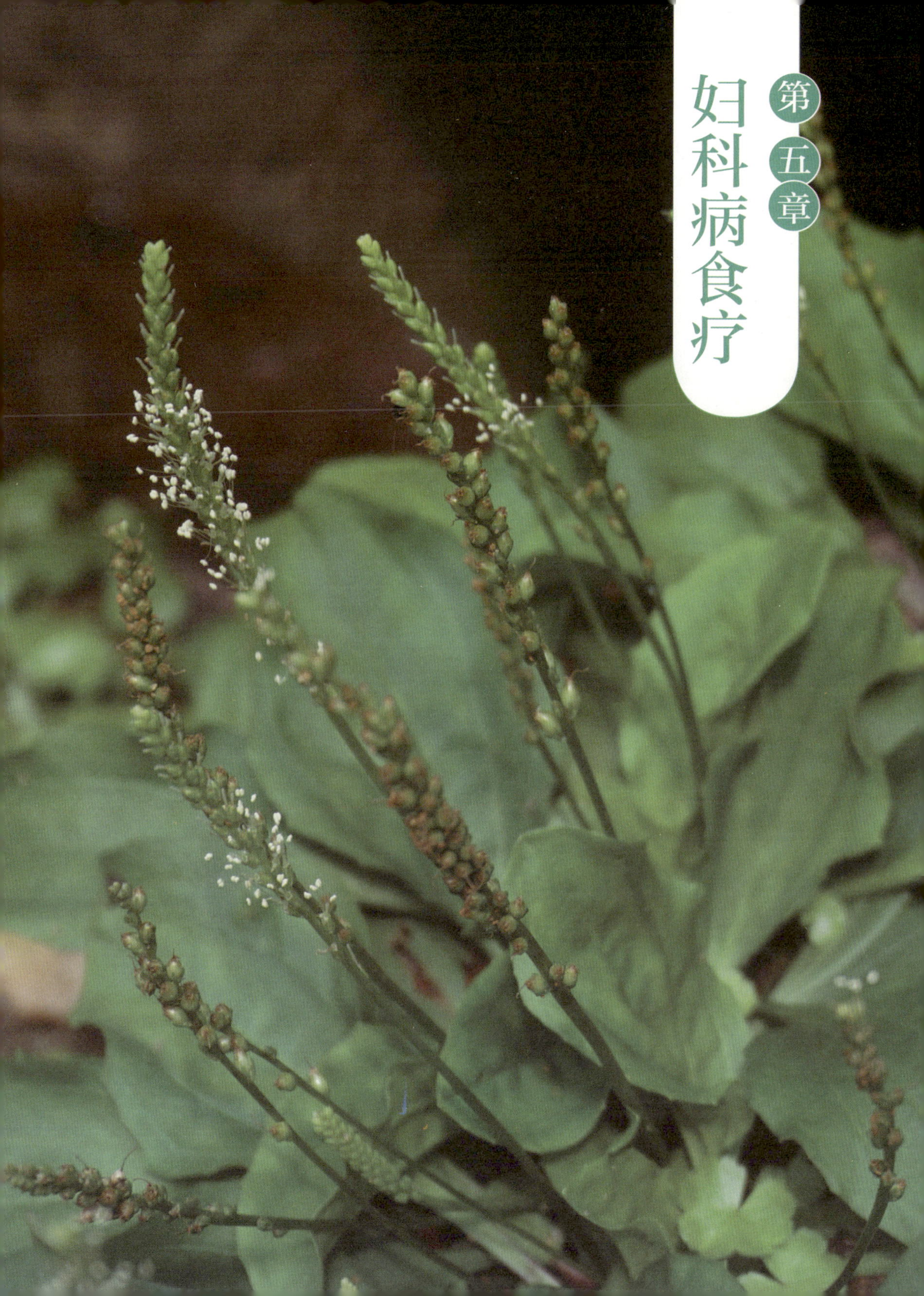

一、月经不调

月经不调是指月经周期、经量、经色、经质出现异常改变。可通过食疗调节脏腑气血功能，使月经恢复正常。益母草汁粥、红花糯米粥、乌鸡茯苓汤、当归延胡汤、豆豉羊肉汤可养血调经，适用于月经失调者食用。

金针炖甲鱼

原料 甲鱼 1 只（约 500 克），猪瘦肉 200 克，黄花菜 30 克，木耳 15 克，盐、味精各适量。

制法 将黄花菜、木耳（浸开）洗净；猪瘦肉洗净，切块；甲鱼剖净，斩块。把全部用料放入炖盅内，加适量开水，炖盅加盖，隔水炖 2 ~ 3 小时，入盐、味精调味即成。

功用 滋阴降火，补肾和血。适用于月经不调，及月经后期，量多色淡、质稀无块、面黄头晕。脾胃寒湿者不宜食用。

益母草汁粥

原料 鲜益母草汁 10 毫升，鲜生地黄汁、鲜藕汁各 40 毫升，生姜汁、蜂蜜各适量，大米 100 克。

制法 将大米煮粥，米熟时，再加入上述诸汁及蜂蜜，煮成稀粥即成。每日 2 次，温服。病愈即停。

功用 滋阴，养血，调经，消瘀，解渴，除烦。适用于妇女月经不调、功能失调性子宫出血、产后血晕、恶露不净、瘀血腹痛等。脾虚腹泻者忌用。吃粥期间忌葱、韭菜。

红花糯米粥

原料 红花、当归各 10 克，丹参 15 克，糯米 100 克。

制法 先煎诸药，去渣取汁，后入糯米煮作粥。空腹食。

功用 养血，活血，调经。适用于月经不调有血虚、血瘀者。

当归延胡汤

原料 当归 9 克，延胡索 5 克，生姜 2 片。

制法 将上述 3 味水煎。连服 3 剂，每日 1 剂。

功用 活血，散寒，调经。适用于月经后期，兼治闭经。

豆豉羊肉汤

原料 生姜 15 克，淡豆豉 50 克，羊肉 100 克，盐适量。

制法 将上述前 3 味同放砂锅中，煮至羊肉烂熟，加盐适量，调味即可。月经前 10 日，每日 1 次，连服 3 ~ 5 日。

功用 温经散寒。适用于血寒性月经后期。

凉拌马兰头

原料 鲜马兰头 200 克，卤香干 2 块，味精、糖、盐、麻油各适量。

制法 将马兰头择洗干净，放入沸水锅焯 1 分钟，取出过凉后，将其切成碎末。再将卤香干切成碎末后拌入马兰头末中，加入糖、盐、味精，淋上麻油，拌匀即成。

功用 清热凉血。适用于月经不调，属血热型，及月经超前、量多色红、质黏、心烦、口渴、苔黄。

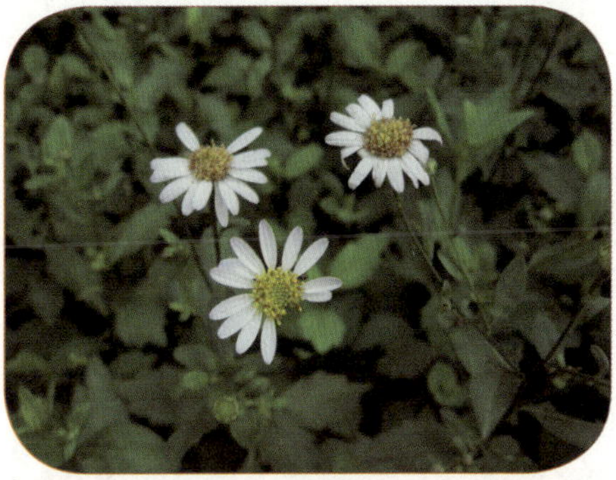

马兰，别名马兰头、马莱、路边菊、马郎头、红梗菜、鸡儿菜、鸡儿肠等，为菊科多年生草本植物马兰的全草。味辛凉，性微寒。具有清热解毒、凉血止血、利湿消肿之功效。适用于咽喉肿痛、痈疔疮、黄疸、水肿、痢疾、淋浊等症。

鸡蛋马齿苋汤

原料 马齿苋 250 克，鸡蛋 2 个。

制法 将马齿苋洗净与鸡蛋共煮，熟后蛋去壳，再煮。食蛋饮汤。

功用 清热凉血调血。适用于月经不调，属血热型，及量多色红、质黏有块、口渴心烦。

乌鸡茯苓汤

原料 乌鸡 1 只，茯苓 9 克，大枣 10 枚。

制法 将乌鸡洗干净，把茯苓、大枣放入鸡腹内，用线缝合，放砂锅内煮熟烂，去药渣，食鸡肉饮汤。

功用 补气，益血，调经。适用于月经不调，属气虚型，及月经超前、量多色淡、质稀、小腹隐痛、神疲乏力、舌淡、脉细缓。

二、痛经

凡在经期及行经前后，发生明显下腹部疼痛或腰酸痛等不适，影响生活及工作者称为痛经。痛经是一种临床常见症状，而不是独立疾病，可由多种因素（如原发性痛经、子宫内膜异位症、盆腔炎、子宫颈粘连、宫内异物等）引起。本病在中医学中属于“痛经”范畴。

乌鸡椒姜汤

原料 雄乌骨鸡 500 克，陈皮、高良姜各 3 克，胡椒 6 克。

制法 将雄乌骨鸡与陈皮、高良姜及胡椒同入锅，加水没过鸡面，放佐料，小火炖至肉烂。

功用 补益气血。适用于气血虚弱型痛经，症见经前或经后下腹隐隐作痛、平素体虚、面色偏白、肢体麻木、肌肤欠温、头晕健忘、少气懒言、食欲不振。

当归红花瘦肉汤

原料 猪瘦肉片250克，当归12克，红花10克，大枣（去核）4枚，盐适量。

制法 将猪瘦肉片、当归、红花、大枣同入锅，加适量清水，大火煮沸后改小火煲2小时，入盐调味即可食。

功用 养血活血，调经止痛。适用于血虚瘀滞型月经不调，症见经前腹痛、经行量少、时有血块、小腹疼痛，或月经渐少、面色苍白、心悸眩晕等。

五香鳙鱼

原料 鳙鱼（或鲫鱼）500克，干姜8克，胡椒6粒，肉桂5克，桃仁10克，胡荽6克，清汤1000毫升，植物油适量。

制法 将鳙鱼去鳞、鳃、内脏，以植物油煎至两面微黄时，放入干姜、胡椒、肉桂、桃仁、胡荽、清汤，小火煎20分钟，调味佐餐。

功用 适用于血虚血寒型痛经，症见月经来潮后数小时或经前1～2日开始下腹疼痛。

苏茴荷包蛋

原料 紫苏梗、小茴香各3～5克，鸡蛋2个，盐适量。

制法 紫苏梗、小茴香放入布包，煮水打荷包鸡蛋，加盐调味。

服法 经前及经期服，每日1次。

功用 行气，活血，止痛。适用于气滞血瘀型痛经。

艾叶生姜煲鸡蛋

原料 艾叶10克，生姜15克，鸡蛋2个。

制法 将艾叶、生姜、鸡蛋加水同煮，蛋熟后去壳再煮，煎好后饮汁吃蛋。于月经首日开始服，每晚1次，连服5日。

功用 温经，散寒，止痛。适用于阳虚内寒型痛经。

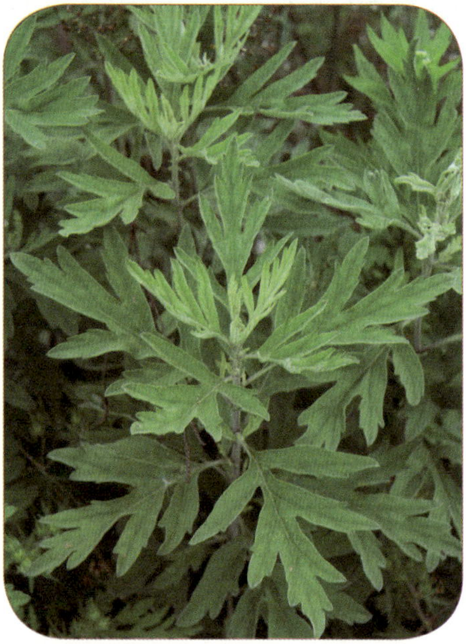

艾叶，别名艾蒿、蕲艾、灸草，为菊科植物艾的干燥叶，被誉为“医草”。味苦、辛，性温。归脾、肝、肾经。具有理气血、逐寒湿、温经、止血、安胎之功效。适用于心腹冷痛、泄泻转筋、久痢、吐衄、下血、月经不调、崩漏、带下、胎动不安、痈疡、疥癣等症。外治皮肤瘙痒。

桃仁莲藕瘦肉汤

原料 莲藕 250 克，猪瘦肉块 120 克，桃仁 12 克，盐适量。

制法 将莲藕去节、外衣后切段，与猪瘦肉块、桃仁同入锅，加适量清水，大火煮沸后改小火煲 2 ~ 3 小时，入盐调味即可食用。

功用 活血化瘀，通经止痛。适用于血瘀型痛经、崩漏，症见月经不调、经行量少、小腹疼痛，或月经量多、淋漓不尽、排出瘀血、腹中疼痛，或产后腹痛。

益母草红枣瘦肉汤

原料 猪瘦肉块 250 克，益母草 30 克，大枣（去核）5 枚，盐适量。

制法 猪瘦肉块、益母草、大枣同入锅，加适量清水，大火煮沸后改小火煲 2 小时，入盐调味后可食。

功用 活血祛瘀，调经止痛。适用于血瘀型痛经，症见经行不畅或量少、色紫暗、有瘀块、小腹胀痛、胸胁作胀。亦可用于产后恶露不止、腹中疼痛。

枸杞子蒸鸡

原料 枸杞子 10 克，母鸡肉 150 克。

制法 将枸杞子、母鸡肉加佐料调味，上笼蒸熟食。经前 2 周开始食，每 2 日 1 次。

功用 适用于血虚型痛经。

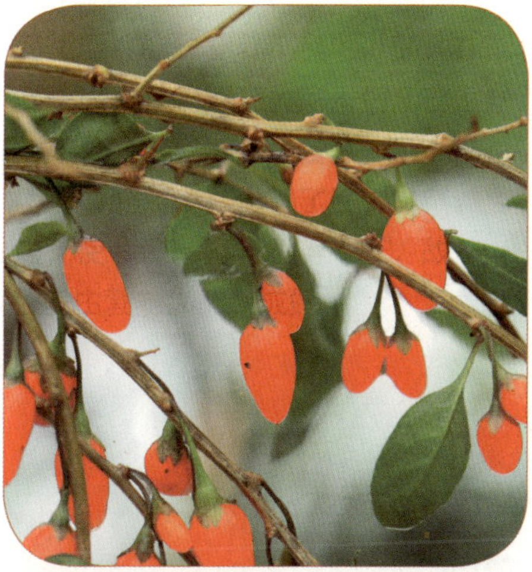

枸杞子，别名西枸杞、白刺、山枸杞、白疙针。为茄科植物宁夏枸杞的果实。味甘，性平。具有滋补肝肾、益精明目之功效。适用于虚劳精亏、腰膝酸痛、眩晕耳鸣、内热消渴、血虚痿黄、目昏不明等症。

肉苁蓉粥

原料 嫩肉苁蓉 15 克，大米 250 克，羊肉 150 克，盐适量。

制法 嫩肉苁蓉刮制干净，用酒洗，煮熟后切薄片，与大米、羊肉同煮粥，入盐调味食。

功用 温补下元，温暖子宫。适用于妇女寒性痛经。

莱菔子粥

原料 莱菔子 10 克，大米 50 克。

制法 将莱菔子炒黄研末，与大米同入

锅，加水煮粥。经前2日开始服，早、晚2次，连服5日。

功用 疏肝理气，调经止痛。适用于肝郁气滞型痛经，症见月经来潮后数小时或经前1～2日开始下腹疼痛、面色苍白、冷汗淋漓、烦躁易怒或抑郁不舒、喜叹气、失眠多梦。

阿胶糯米粥

原料 阿胶30克，糯米50克。

制法 阿胶捣碎，炒黄。糯米加水煮粥，粥熟后下阿胶末搅匀食。

功用 补益气血。适用于气血虚弱型痛经，症见经前或经后下腹隐隐空痛、平素体虚、面色偏白、肢体麻木、头晕健忘、少气懒言、食欲不振。

芪术莲米炖乌鸡

原料 黄芪30克，白术20克，莲子50克，乌骨鸡1只，盐适量。

制法 将乌骨鸡宰杀去毛及内脏后洗净，黄芪、白术用布包好，塞入鸡腹内，放入炖锅中，再入莲子及盐，加适量水，用小火炖至鸡肉烂熟，拣去药包。

功用 补气，生血，行经。适用于防治体虚性痛经等症。

三、闭经

闭经是多种妇科疾病所共有的一种症状，可由全身或局部多种原因引起。女子年满18周岁而月经尚未来潮者为原发性闭经，占闭经总数的5%。继发性闭经指原有月经来潮，又停经3个月经周期者，占闭经总数的95%。妊娠期、哺乳期暂时性的停经，绝经期的停经或有些少女初潮后一段时间内有停经现象等，均属正常生理现象，不属于闭经范畴。现代医学据病变部位将闭经分为子宫性、卵巢性、垂体性、下丘脑性4种。本病在中医学中称为“月经不来”“月事不通”“血枯经闭”“女子不月”等。

老母鸡炖木耳红枣

原料 老母鸡1只，木耳、麦冬各30克，大枣15枚，盐、味精各适量。

制法 将老母鸡去毛、内脏，与木耳、麦冬及大枣同入砂锅，加适量水，大火煮沸后改小火炖1～2小时，至鸡肉烂熟，入盐、味精调味即可食用。

功用 养阴，清热，调经。适用于阴虚血燥型闭经，症见月经不来、形体干瘦、烦躁易怒、失眠多梦、午后潮热、盗汗、手足心发热、大便干结、肌肤干燥、容易脱发、皮肤瘙痒。

马鞭草蒸猪肝

原料 鲜马鞭草60克，猪肝100克。

制法 鲜马鞭草切小段，猪肝切片，混匀后放碟上，隔水蒸熟。连服3～5日。

功用 清热解毒，活血散瘀。适用于血热血瘀型闭经、月经过少、白带过多、阴痒，症见月经不行、下腹疼痛、带下黄稠、阴痒阴痛、乳房刺痛、渴喜冷饮、小便短黄、大便干结。

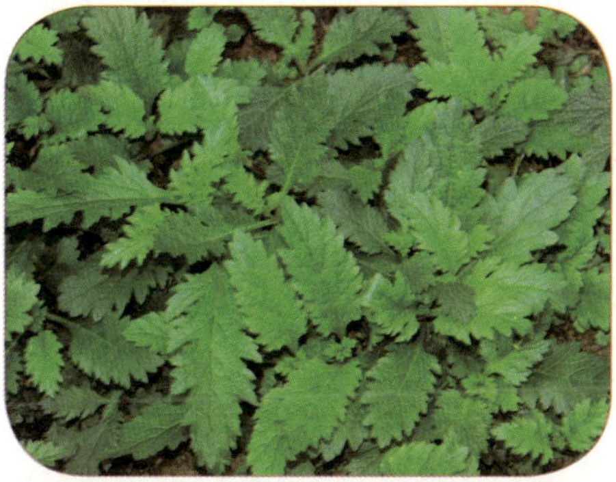

马鞭草，别名铁马鞭、紫顶龙芽草、野荆芥，为马鞭草科植物马鞭草的干燥地上部分。味苦，性凉。归肝、脾经。具有活血散瘀、截疟、解毒、利水消肿之功效。适用于症瘕积聚、经闭痛经、疟疾、喉痹、痈肿、水肿、热淋等症。

王不留行炖排骨

原料 王不留行 30 克，茜草、红牛膝各 15 克，排骨 250 克。

制法 将王不留行及茜草、红牛膝用纱布包好，与排骨同入砂锅，炖至烂熟，去药包。服汤食肉，每日 1 剂，分 2 次服，5 剂为 1 个疗程。

功用 活血化瘀，理气通经。适用于气滞血瘀型继发性闭经，症见月经不能按时来潮，推迟超过 3 个月，及乳房胀痛、下腹胀满不适、烦躁失眠，或胸胁胀满不适、喜叹气、情绪抑郁、口干口苦。

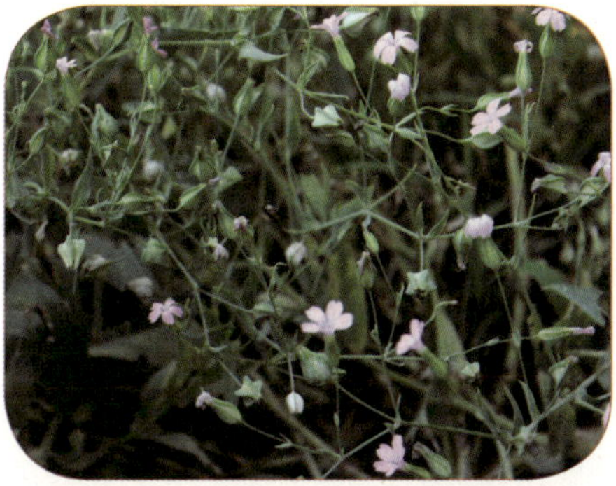

王不留行，别名奶米、大麦牛、不母留、王母牛。为石竹科植物麦蓝菜的干燥成熟种子。味苦，性平，归肝、胃经。具有活血通经、下乳消肿之功效。适用于乳汁不下、经闭、痛经、乳痈肿痛等症。孕妇慎用。

杞子兔肉汤

原料 枸杞子 30 克，兔肉块 250 克，盐、味精各适量。

制法 将枸杞子、兔肉块同入砂锅，大火煮沸后改小火煮 2 ~ 3 小时至肉烂，调盐、味精服食。

功用 补肝肾，调经。适用于肝肾不足型闭经，症见月经不能正常来潮、腰膝酸痛、心烦易怒、失眠梦多。

鸡血藤煮鸡蛋

原料 鸡血藤 40 克，鸡蛋 2 个，白糖 20 克。

制法 将鸡血藤、鸡蛋同煮至蛋熟，去渣、蛋壳，加入白糖溶化。每日 1 次，连服 7 日。

功用 行气补血，舒筋活络。适用于气血亏虚型月经不调、经闭不行，症见月经不能按时来潮、形体瘦弱、面色苍白无华、疲倦乏力、懒言声低、下腹隐隐疼痛、动则气促、食欲欠佳、小便多、大便溏或先硬后溏。

菠菜猪肝汤

原料 菠菜 200 克，猪肝 100 克。

制法 将菠菜去杂质，猪肝切块，同入锅，中火煮汤（时间不宜太长）服。每日 1 次，连用 1 个月。

功用 补血。适用于血虚型闭经，症见月经不行、面色苍白、指甲干脆易折、头晕头痛、脱发、畏寒易感。

甲鱼瘦肉汤

原料 甲鱼 1 只，猪瘦肉 100 克，生地黄 30 克，盐适量。

制法 将甲鱼用热水烫 10 分钟，待甲鱼尿排尽，去头、足、内脏，洗干净，与猪瘦肉、生地黄同入砂锅，加适量水，大火煮沸后改小火炖 2 ~ 3 小时至肉烂，入盐调味，饮汤食甲鱼肉。每日 1 剂，分 2 次服，3 剂为 1 个疗程。

功用 养阴，清热，调经。适用于阴虚血燥型闭经。

山药内金散

原料 将山药 90 克，鸡内金 30 克，糯米酒或黄酒适量。

制法 将山药、鸡内金烘干，共研细末。糯米酒或黄酒适量送服，每次 12 克，每日 2 次。

功用 健脾补肾，养血通脉。适用于气血虚弱型闭经，症见月经不能按时来潮、形体瘦弱、面色苍白无华、疲倦乏力、懒言声低、下腹空坠感、动则气促、食欲欠佳、小便多、大便溏或先硬后溏。

四、带下病

妇女阴道内有少量白色无臭的分泌物，润泽阴道，为生理性白带。若带下量明显增多或减少，色、质、味异常，并伴有腰酸、小腹疼痛者，为带下病。西医诊断中阴道炎、子宫颈糜烂、盆腔炎等急、慢性炎症，以及宫颈癌、宫体癌等，均可出现带下病的症状。

三子炖猪腰

原料 菟丝子 20 克，桑椹 30 克，韭菜子 10 克，猪腰 100 克，生姜 2 片，盐、味精各适量。

制法 将菟丝子、桑椹、韭菜子、生姜片洗净并用白纱布装好；猪腰切开，去白脂膜洗净，切厚片。将全部用料放入炖盅内，加水适量，小火炖 3 小时，入盐、味精调味即成。饮汤吃猪腰，每日 1 剂。

功用 补益肝肾，黑发养颜。适用于腰酸不适、夜尿多、妇女带下、耳鸣失眠、须发早白、视物不清等症。

莲肉白果粥

原料 莲子30克，白果15克，胡椒5克，糯米100克。

制法 将莲子、白果、胡椒捣碎，和糯米一同放砂锅内，加适量水，煮粥。

功用 方中莲肉益肾，补脾，固涩，对带下之症极有良效；白果擅止带浊；胡椒有温中暖胃的功用；糯米，《本草纲目》称其能“暖脾胃，止虚寒带下”。此粥适用于白带过多症，有补脾益肾、固涩收敛的功用。

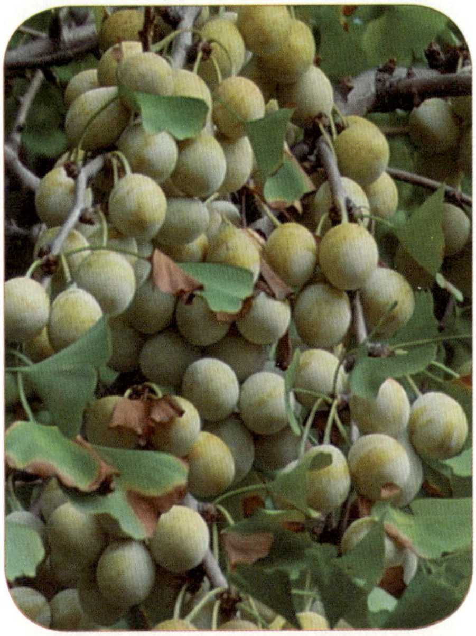

白果，别名灵眼，佛指甲，佛指柑，为银杏科植物银杏的种子。味甘、苦、涩，性平，有毒。归肺、肾经。具有敛肺气、定喘嗽、止带浊、缩小便之功效。适用于哮喘、痰嗽、白带、白浊、遗精、淋病、小便频数等症。

杜仲二仁炖猪腰

原料 杜仲、益智各15克，核桃仁20克，猪腰2只，葱花、姜末、料酒、盐、味精各适量。

制法 先将猪腰剖开，去除臊腺，洗净后切成小块。将杜仲、益智、核桃仁用水冲净，与猪腰块共放入炖锅中，适量加水，大火煮沸，加入料酒、葱花、姜末，改用小火炖至猪腰烂熟，加入盐、味精少许，再炖片刻即成。

功用 补肾，适用于缓解腰痛、安胎。

杞叶羊肝汤

原料 羊肝100克，枸杞叶25克，枸杞子15克，鸡蛋清半个，料酒、葱姜汁各5毫升，盐3克，味精2克，湿淀粉5克，香油10毫升。

制法 羊肝改刀切成片，用料酒及盐1克腌渍入味，再用鸡蛋清、湿淀粉拌匀上浆。锅内放水700毫升，加入葱姜汁烧开，下入枸杞子、羊肝烧开，再加入枸杞叶、盐煮熟，加味精，淋入香油装碗即成。

功用 适用于慢性肝炎、肝肾虚弱等症。

二子百合炖瘦肉

原料 莲子30克，枸杞子、百合各20克，猪瘦肉150克，植物油、盐、味精各适量。

制法 先将莲子用水浸泡2小时后去心，百合、枸杞子冲洗干净，猪瘦肉洗净切片，同入炖锅中，加适量水、植物油，大火煮沸后改用小火，炖至猪肉及药材熟烂，加盐、味精少许拌匀即成。

功用 清心润肺，益气安神。适用于熬夜后干咳、失眠、心烦、心悸等症。

五、功能失调性子宫出血

功能失调性子宫出血简称功血，是指妇女不规则阴道出血，多因卵巢功能异常引起，但无生殖器官的器质性病变，症状有月经周期紊乱，或出血持续时间延长、经量增多，或突然大量出血、淋漓不断，可分为有排卵性功血和无排卵性功血。机体内外因素如过度紧张、环境改变、营养不良、代谢紊乱等通过大脑皮质引起下丘脑–垂体–卵巢轴的调节机制失常，进而影响到子宫内膜，可导致本病的发生。临床表现为子宫不规则出血，如月经量多、经期紊乱、淋漓不净、月经先期、经期紊乱、经期间出血等。妇科检查多属正常范围。基础体温测定、子宫颈黏液检查、子宫内膜活检有助于鉴别有排卵性和无排卵性功血。本病在中医学中相当于“崩漏”范畴。

（1）有排卵性功血：是指月经有一定规律性，但经量、经期、周期发生改变的疾病，是妇科常见病之一。主要是由于内分泌失调，雌孕激素不足或激素水平失衡，而引起的非经期子宫内膜不规则脱落而形成的。可分为排卵期出血、黄体功能不足、黄体萎缩不全、子宫内膜修复不全4种，在中医学中分别相当于“经间期出血”“月经先期”“经期延长”“月经过多”。

（2）无排卵性功血：是指由于调节生殖的神经内分泌系统的功能障碍，排卵功能失常或停止引起的子宫异常出血。临床主要表现为非行经期阴道大量下血或淋漓不净。多发于女性青春期和更年期。

玉米须炖猪肉

原料 玉米须30克，猪瘦肉120克，盐、味精各适量。

制作 将玉米须洗净，猪瘦肉切成薄片，一起放入陶瓷罐内，加水500毫升，上蒸笼蒸至猪肉熟透，加盐、味精即成。

功用 神中益气，清血热，治血崩。适用于血热型崩漏。

猪肉藕片汤

原料 猪肉、鲜藕片各120克，生油15毫升，盐、味精各适量。

制法 将猪肉切3厘米长的片，将锅放在旺火上，加入生油烧热，先下猪肉片，煸炒片刻后加入鲜藕片及盐炒5分钟，调入味精，出锅即成。

功用 清热，凉血，调经。适用于血热实热型月经先期，症状特征为月经提前7日以上、量多、色深红、口干口渴、口唇红、大便干结、小便赤短、自觉热盛。

萝卜红枣猪肉汤

原料 大枣、萝卜各 30 克，猪瘦肉 150 克，盐、姜、葱、味精各适量。

制法 将猪瘦肉洗净切片，大枣去核洗净，萝卜洗净切块。将肉片、大枣、萝卜、葱、姜同入锅内，加水适量，入盐、味精煮熟即成。

功用 活血化瘀，调经止血。适用于血瘀型排卵期出血，症状特征为阴道出血量少、色暗红、伴下腹胀痛。

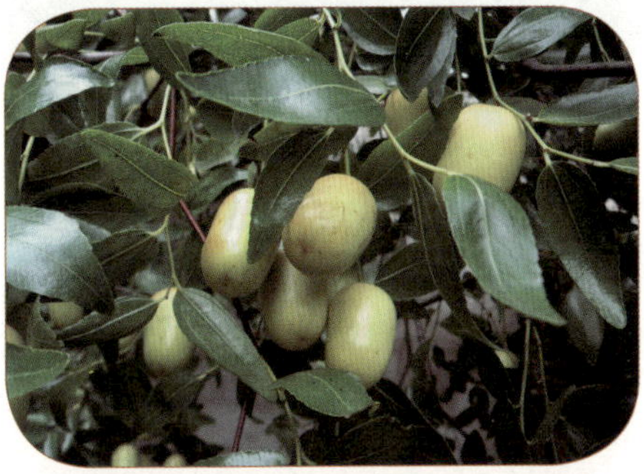

大枣，别名红枣、刺枣、美枣、良枣等，为鼠李科枣属植物的果实。味甘，性温。归脾、胃、心经。具有补中益气、养血安神、缓和药性之功效。适用于脾胃虚弱、气血不足、贫血萎黄、肺虚咳嗽、四肢无力和失眠等症。研究还发现大枣有镇静神经、保护肝脏、降低血清胆固醇和抑制癌细胞增殖等作用。

艾叶阿胶汤

原料 艾叶 15 克，阿胶粒 20 克。

制法 艾叶入锅加清水，大火煮沸后改小火熬 1 ~ 2 小时，加入捣碎的阿胶粒，边煮边搅匀至阿胶溶化后服。

功用 温经祛寒，养血止血。适用于虚寒型月经过多、崩漏，症状特征为月经量多、色淡红质稀薄，或夹清稀白带、腰酸腹痛、得温痛减、下腹空坠感、畏寒、四肢发冷、喜食热饮、口干不渴、大便溏薄、小便清长、疲倦喜卧等。需要注意的是，脾胃虚弱者不宜多食。

鸡血藤黑豆瘦肉汤

原料 鸡血藤、黑豆各 30 克，猪瘦肉片 120 克，盐适量。

制法 将鸡血藤、黑豆、猪瘦肉片，同入锅，加适量清水，大火煮沸后改小火煲 2 小时，入盐调味即成。

功用 养血活血，调经止痛。适用于血虚瘀阻型月经不调、痛经，症状特征为面色苍白、月经不调、经行腹痛、量少有瘀块甚至闭经。

木耳红枣瘦肉汤

原料 黑木耳 30 克，猪瘦肉 250 克，大枣 6 枚。

制法 将黑木耳用清水浸发、去蒂；猪瘦肉切块；大枣去核。全部用料一并入锅，加适量清水，大火煮沸后改小火煲 2 小时即成。

功用 养血止血。适用于血虚型月经量多，症状特征为眩晕、月经量多色淡、漏下不绝、形体虚弱、面色苍白、食欲减退。亦可治疗缺血性贫血、产后贫血等症。

归芪炖乌鸡

原料 黄芪 20 克，当归、茯苓各 10 克，乌骨鸡 1 只。

制法 将黄芪及当归、茯苓纳入乌骨鸡的腹内，放入砂锅煮，大火煮沸后改小火煲 2 ~ 3 小时，煲至烂熟，去掉药渣即成。

功用 益气养血，调经。适用于气血亏虚型月经先期，症状特征为月经提前 7 日以上、量少色淡、面色苍白无华、神疲喜卧。

胶艾炖羊肉

原料 鲜嫩羊肉块 250 克，阿胶（打碎）、艾叶各 12 克，生姜 4 片。

制法 将鲜嫩羊肉块、阿胶、艾叶、生姜片，同入炖盅，加适量沸水，炖盅加盖，隔水小火炖 3 小时后服食。

功用 养血补肝，固崩止血。适用于虚寒型无排卵性功血，症状特征为体倦乏力、腰膝酸软、月经不调、经行量多、色淡红、淋漓不止、头晕心悸、面色无华。

卷柏芹菜鸡蛋

原料 鸡蛋 2 个，鲜卷柏、鲜芹菜各 30 克。

制法 将鸡蛋煮熟去壳，与鲜卷柏、鲜芹菜同煮 10 分钟，去渣，喝汤食蛋。

功用 行血化瘀，育阴养血。适用于血热有瘀型无排卵性功血，症状特征为阴道出血无规律、时出时止，或良久方来，或淋漓难止、出血量多、色深红或紫红、黏稠多块、下腹疼痛、腰腹痛疼、口干口渴、烦躁易怒、大便干结、小便短黄。

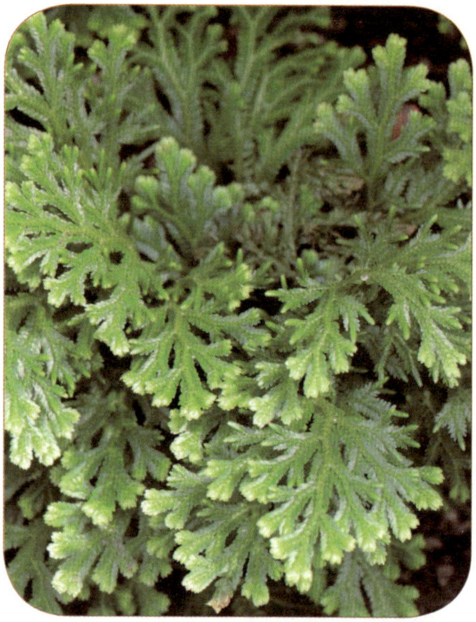

卷柏，别名一把抓、老虎爪、长生草、万年松。为卷柏科植物卷柏或垫状卷柏的干燥全草。味辛，性平。归肝、心经。具有活血通经之功效。适用于经闭痛经、症瘕痞块、跌扑损伤等症。

香菇蒸蚌肉

原料 香菇 20 个，鲜蚌 3 个，生姜 15 克，葱 2 茎，生姜汁、盐、淀粉、米酒各适量。

制法 将香菇去蒂，清水浸泡发大，切丝；鲜蚌取肉；生姜去皮，榨汁；葱去须，切粒。用生姜汁、盐、淀粉、米酒拌蚌肉后，加入香菇丝、葱粒，小火隔水蒸熟。

功用 滋阴清热，调经止血。适用于阴虚内热型经期延长，症状特征为经来持续不断、淋漓十余日方止、色鲜红、质稠，伴见两颧潮红、五心烦热、口干咽燥。

百草霜鸡蛋

原料 鸡蛋3个，百草霜10克。

制法 鸡蛋打碎后与百草霜调匀，干炒熟。

功用 止血，润燥，和营。适用于阴虚血少型无排卵性功血，症状特征为阴道出血淋漓不尽、量少、色鲜红、口干咽燥、手足心发热、盗汗、心烦失眠。

核桃腰花

原料 猪腰（猪肾）2个，杜仲、核桃仁各30克，盐适量。

制法 将猪腰、杜仲、核桃仁均切片。杜仲入锅，加适量水，置大火上烧沸，去渣取汁，用汁煮猪腰、核桃仁至熟透，加适量盐即可。

功用 温补肾阳，调经止血。适用于肾阳虚型无排卵性功血。

鲫鱼当归散

原料 活鲫鱼1条（250克以上），当归10克，血竭、乳香各3克。

制法 活鲫鱼去内脏、留鳞，当归及血竭、乳香入鱼腹，以净水和泥包裹鱼身，烧黄，去泥研粉。

功用 祛瘀生新，止血。适用于血瘀型功血，症状特征为月经淋漓不尽达7日以上，或月经量多、色鲜红或暗红、血块多或大、下腹疼痛、腰酸、经前为甚、乳房或有胀痛。

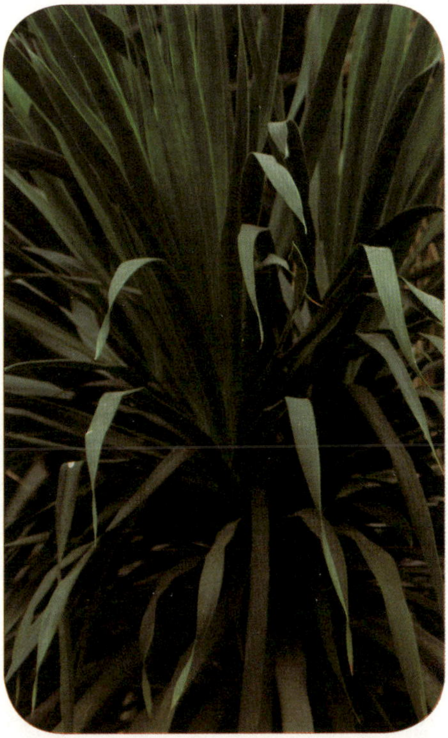

血竭，别名麒麟竭、海蜡、麒麟血、木血竭。为棕榈科黄藤属植物麒麟竭果实渗出的树脂经加工制成。味甘、咸，性平。归心、肝经。具有散瘀定痛、止血、生肌敛疮的功效。适用于跌打损伤、内伤瘀痛、痛经、产后瘀阻腹痛、外伤出血不止、瘰疬、臁疮溃久不合及痔疮等。

海参猪蹄煲

原料 水发海参250克，猪前蹄2个，盐适量。

制法 水发海参切条，猪前蹄去毛、蹄甲后切大块，同入锅，加适量水大火煮沸改小火炖3～3.5小时，入盐调味即成。

功用 补益气血。适用于血虚型月经过多，症状特征为月经量多、色淡红、稀薄或夹清稀白带、腰酸腹痛、下腹空坠感、四肢乏力、面色无华、爪甲不红润、口干不渴、疲倦喜卧。

牛肾粥

原料 牛肾1个，阳起石200克，粳米100克，葱白、盐、味精各适量。

制法 将牛肾剖为2片，去白膜筋，切成细段，葱白切成细末。阳起石砸碎，用纱布包扎入锅，加水1600毫升，煮至800毫升时去渣取汁，与粳米、牛肾同煮，小火煮至极烂时，放盐、味精拌匀即成。

功用 温补命门，壮阳补肾。适用于阳虚宫冷型月经不调，症状特征为月经提前或推迟7日以上、畏寒肢冷、面色苍白无华、下腹或腰部冷痛、大便溏泻、小便清长。

蒸乌骨鸡

原料 乌骨鸡1只，艾叶20克，黄酒30毫升，盐少许。

制法 乌骨鸡放血，去毛、内脏，与艾叶、黄酒共加水，隔水蒸至烂熟。可加盐少许。

功用 补虚温中。适用于气血亏虚型功血，月经过多，症状特征为月经量多、色淡红或红、疲倦乏力、经期达7日以上不止、面色无华、爪甲欠红润、头晕头痛、性静喜卧。需要注意的是，血热妄行者不宜食用。

参芪毛豆角

原料 毛豆角500克，太子参、黄芪各10克，盐少许。

制法 将毛豆角、太子参、黄芪、盐同时入锅，加适量水共中火煮1～1.5小时。豆熟后，剥开毛豆皮，食种仁。

功用 补气。适用于气虚型月经过多，症状特征为月经量过多、血色淡质稀、面色苍白无华、气短乏力、小腹空坠感、形体虚弱、食欲不佳、疲倦乏力。

蚌肉白果汤

原料 蚌肉100克，黄芪60克，白果肉、党参各15克，盐适量。

制法 将蚌肉、黄芪及白果肉、党参同入炖盅，加适量水，小火炖熟后调盐即成。

功用 补气摄血。适用于脾气亏虚型月经过多，症见月经量多、质稀、疲倦乏力、白带清长稍多。

参芪白莲粥

原料 党参、生黄芪各30克，大枣(去核)15枚，白莲子(去心)、粳米各60克。

制法 将党参、生黄芪加入清水，小火煮取汁液200毫升，去渣，与大枣及白莲子、粳米共煮成粥。

功用 益气摄血调经。适用于气虚型月经先期，症状特征为月经提前7日以上、量多色淡、气短乏力、倦怠懒言、面色偏白。

桃仁粥

原料　桃仁 10 克，粳米 250 克，红糖适量。

制法　将桃仁去皮研碎，与粳米同入锅，加入适量清水，大火煮沸后改小火熬 1 ~ 2 小时至米烂，加红糖调味即成。

功用　活血化瘀。适用于血瘀型月经过多，症状特征为月经出血量多、色暗红、黏稠有块、经前或经行时乳房或下腹或胀或痛、经后自行缓解或血块出尽后腹痛减轻。

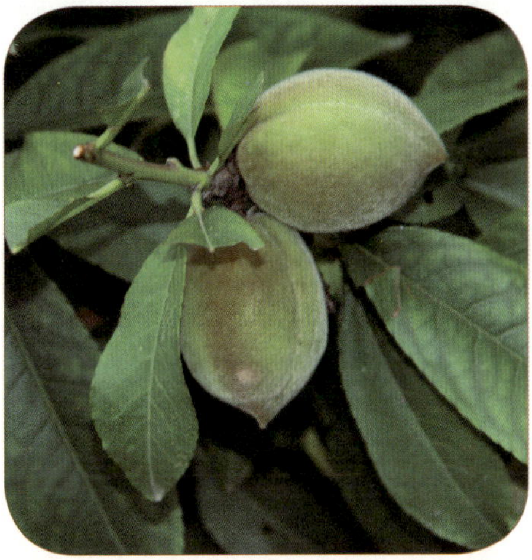

桃仁，别名毛桃仁、扁桃仁、大桃仁。为蔷薇科植物桃或山桃的种子。味苦、甘，性平。具有活血祛瘀、润肠通便之功效。适用于经闭、痛经、症瘕痞块、跌扑损伤、肠燥便秘等症。

藕节瘦肉汤

原料　老藕 250 克，猪瘦肉 200 克。

制法　老藕、猪瘦肉加水共煮汤。

功用　清热凉血，止血。适用于血热实热型月经过多，症状特征为月经量多、色鲜红或紫红，伴口舌生疮或大便干结、口干渴。

乌贼鱼墨囊散

原料　新鲜乌贼鱼的墨囊适量。

制法　将完整新鲜乌贼鱼的墨囊烘干研细末。每次服 1 克，每日 2 次。

功用　补虚止血。适用于气虚失摄型无排卵性功血症状特征为阴道出血毫无规律、时出时止，或良久方来，或淋漓难止、血色淡红或鲜红、血块少或无血块、疲倦乏力、面色萎黄或苍白、食欲欠佳、少气懒言、动则气短。

木耳粥

原料　黑木耳(或银耳)5 克，大枣 5 枚，粳米 100 克，冰糖适量。

制法　黑木耳放温水中浸泡，发后去蒂及杂质后撕碎，与大枣、粳米同入锅，加适量水煮成粥，大火煮沸后改小火煮烂，加入适量冰糖至溶化。

功用　滋阴润肺，补脾和胃。适用于脾虚型无排卵性功血，症状特征为阴道出血毫无规律、血色淡红或鲜红、血块少或无血块、疲倦乏力、面色萎黄或苍白、食欲欠佳、懒言少动。需要注意的是，孕妇、感冒发热者不宜服用。

红枣玉粒羹

原料 大枣（去核）10枚，鲜莲藕半节（去皮切粒），粳米200克，白糖适量。

制法 将大枣、鲜莲藕、粳米置入砂锅内，加入适量清水，大火煮沸后改小火熬至羹黏稠枣软，加白糖适量调味即成。

功用 养血调经。适用于青春期无排卵性功血。

岗稔塘鲺鱼汤

原料 塘鲺鱼250克，岗稔子30克，生姜5片，油、盐各适量。

制法 将塘鲺鱼活剖，去肠脏，下入油锅爆至微黄，再与岗稔子、生姜片同入锅，加适量清水，大火煮沸后改小火煲2小时，入盐调味即成。

功用 养血补肾，固崩止血。适用于肾虚血少型无排卵性功血，症状特征为阴道出血量多、经久不止、腰膝酸软、头晕眼花、夜多小便。

党参生蚝瘦肉汤

原料 党参30克，生姜4片，生蚝肉、猪瘦肉各250克。

制法 将党参、生姜片、生蚝肉放入沸水中略煮取出；猪瘦肉切大块。全部用料入锅，加适量清水，大火煮沸后改小火煲2小时即成。

功用 滋阴补血，健脾和胃。适用于久病阴血亏虚型无排卵性功血，症状特征为崩漏失血、体虚少食，或经行色淡、量多不止、面色苍白、眩晕心悸。亦可用于不良性贫血，症见血虚、皮肤枯槁。

莲肉粥

原料 莲子30克，大米50克。

制法 将莲子放入砂锅，加水适量炖20分钟，再放入大米煮粥。

功用 补脾养血，调经。适用于脾虚型无排卵性功血，症状特征为阴道出血毫无规律、血块少或无血块、疲倦乏力、面色萎黄或苍白、食欲欠佳、懒言少动。

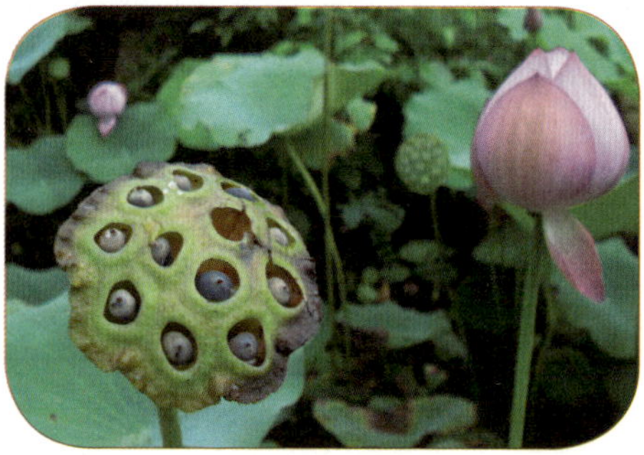

莲子，别名藕实、水芝丹、莲实、泽芝、莲蓬子。为睡莲科植物莲的种子。味甘、涩，性平。归心、脾、肾经。具有养心、益肾、补脾、涩肠之功效。适用于夜寐多梦、遗精、淋浊、久痢、虚泻、妇女崩漏、带下等症。

六、妊娠恶阻

妊娠恶阻是指孕妇在妊娠早期发生比较严重的早孕反应，恶心呕吐频繁，以致不能进食的疾病。妊娠恶阻一旦发生，常引起孕妇体内电解质平衡失调，继而导致酸中毒。本病病因未明，多数观点认为与血中的绒毛膜促性腺激素水平急剧上升对胃黏膜的刺激有关。精神紧张会加重本病。本病在中医学中属于“妊娠恶阻”的范畴，被认为主要由孕妇脾胃虚弱或肝气犯胃，引起胃气上逆而导致呕吐。

海橘饼

原料 胖大海、广柑各500克，甘草、白糖各50克。

制法 将胖大海、甘草加水炖成茶。广柑去皮、核，放小锅内，加白糖腌渍1日，至广柑浸透糖，加适量清水，小火熬至汁稠停火。再将广柑肉压成饼，加白糖搅匀倒盘，通风阴干装瓶。每日5～7瓣，用已做好的胖大海甘草茶冲服，每日3次。

功用 清热，燥湿，化痰。适用于痰热或胃热型妊娠呕吐。

豆蔻肉片

原料 豆蔻3克，生姜6克，猪瘦肉60克，油、盐各少许。

制法 将豆蔻碾细末，生姜切碎丝，猪瘦肉切小块。锅内放油少许，大火炒肉片，加盐，快熟时投入豆蔻末，生姜丝炒匀。

功用 适用于脾胃虚弱型妊娠剧吐。

白术鲫鱼粥

原料 白术10克，鲫鱼肉30～60克，粳米30克，盐或糖适量。

制法 将白术放锅中水煎取汁。鲫鱼与粳米煮成粥，入药汁和匀，调入盐或糖。

功用 健脾和胃，安胎。适用于脾胃虚弱型妊娠剧吐，症状特征为呕吐胃容物，食入即吐，早晨呕吐甚于下午，食欲不佳。

陈皮炒鸡蛋

原料 陈皮、生姜各15克，葱2茎，鸡蛋2个，盐适量。

制法 将陈皮用冷水浸软，切细丝；生姜去皮、磨浆、榨汁；葱去须根、切粒。鸡蛋打破，去壳，拌成匀浆，再入姜汁、陈皮丝、葱粒、盐调匀，大火起油锅，下鸡蛋炒至熟。

功用 健脾化痰，下气止呕。适用于脾胃虚弱型妊娠呕吐，症见妊娠早期恶心呕吐、食欲不振、四肢倦怠、腹胀满闷。

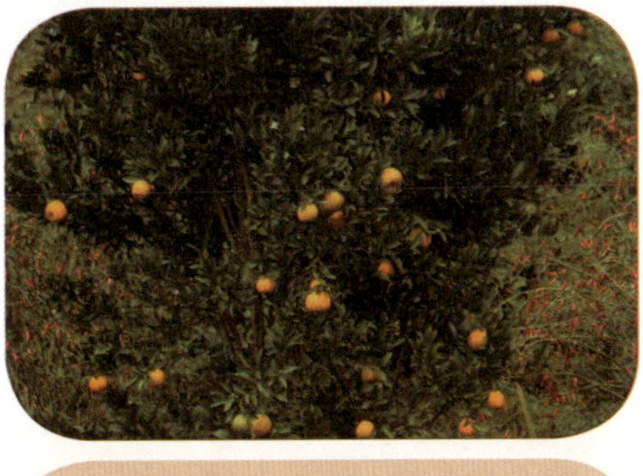

陈皮，别名红橘、大红袍、川橘。为芸香科植物橘的干燥成熟果皮。味苦、辛，性温。具有理气健脾、燥湿化痰之功效。适用于胸脘胀满、食少吐泻、咳嗽多痰等症。

芫荽鱼片汤

原料 鱼肉100克，生姜丝（去皮）、鲜紫苏叶各10克，鲜胡荽（切碎）50克，盐、生油、酱油、味精各适量。

制法 将鱼肉切薄片，用适量盐、生油、生姜丝、鲜紫苏叶丝、酱油腌制10分钟。锅内放适量清水煮沸，加入腌过的鱼片，小火煮至刚熟，入鲜胡荽、盐、味精调味即成。

功用 暖胃和中，行气止呕。适用于肝胃不和型妊娠呕吐，症状表现为妊娠期恶心呕吐，呕吐苦水，伴脘腹胀满等。

砂仁鲫鱼汤

原料 鲫鱼2尾，生姜6片，紫苏叶15克，砂仁6克。

制法 将鲫鱼活剖，去鳞、鳃、肠脏，下油锅用生姜爆至微黄，加适量清水，大火煮沸后改小火煲30分钟，投紫苏叶、砂仁再煲20分钟即成。

功用 健脾行气，和胃止呕。适用于脾虚气滞型妊娠呕吐，症见妊娠后恶心欲吐、食欲减退、脘腹胀满、怠倦乏力。亦可用于急性胃炎、水土不服之呕吐。

砂仁瘦肉汤

原料 砂仁10克，猪瘦肉500克，生姜3片。

制法 将砂仁、猪瘦肉、生姜片同入锅，加适量水，按常法煲汤。服时每日1剂，分2～3次服完。

功用 适用于脾胃气虚气滞型妊娠剧吐。

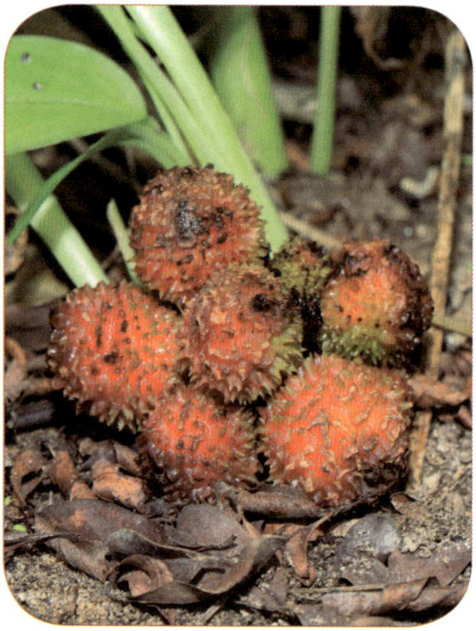

砂仁，别名春砂仁，为姜科植物阳春砂、绿壳砂或海南砂的干燥成熟果实。味辛，性温。归脾、胃、肾经。具有化湿开胃、温脾止泻、理气安胎之功效。适用于湿浊中阻、脘痞不饥、脾胃虚寒、呕吐泄泻、妊娠恶阻、胎动不安等症。

鲜芹菜根汤

原料 鲜芹菜根10克，甘草15克，鸡蛋1个。

制法 鲜芹菜根、甘草煎汤，沸后磕入鸡蛋。

功用 清热降逆。适用于妊娠后反胃。

七、妊娠水肿

妊娠水肿是指妊娠后肢体、面目等部位发生水肿。本病的发生主要是因孕产妇脾肾阴虚，孕后更感不足，脾阳虚不能运化水湿，肾阳虚则上不能温煦脾阳，下不能温化膀胱，水道不利，泛溢肌肤，遂致水肿。此外，胎气壅阻、气机滞碍、水湿不化也会造成肿胀。

黑豆鲤鱼汤

用料 鲤鱼 1 尾，黑豆 30 ~ 50 克。

制法 先将鲤鱼去鳞及肚肠，将黑豆放入肚中缝合，用水煮至鱼烂豆熟成浓汁即可。

功用 妊娠水肿，或由阳气不足、水液潴留而引起的头面及脘腹肿胀、小便不利、畏寒喜暖等病。

黑豆大蒜煮红糖

原料 黑豆 100 克，大蒜、红糖各 30 克。

制法 将炒锅放旺火上，加水 1000 毫升煮沸后，倒入黑豆（洗净）、大蒜（切片）、红糖，用小火烧至黑豆熟即可。每日 2 次，一般用 5 ~ 7 次有效。

功用 健脾益胃。适用于肾虚型妊娠水肿。

鲤鱼煮冬瓜

原料 鲤鱼 1 条，冬瓜 90 克。

制法 将鲤鱼洗净去鳃，冬瓜去皮切成块，把砂锅放在小火上，倒入鲤鱼、冬瓜，加 1000 毫升水煮沸，待鲤鱼熟透即可。一般服 5 ~ 7 次有效。

功用 利水消肿，下气通乳。适用于脾虚型妊娠水肿。

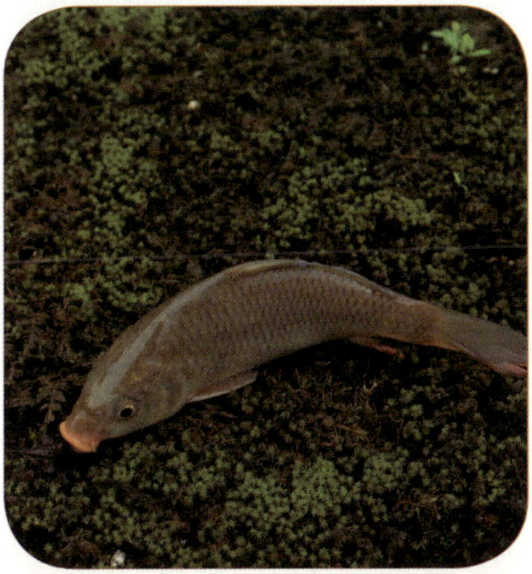

鲤鱼，别名鲤拐子，其品种有红鲤、镜鲤、团鲤。性平，味甘。具有滋补、健胃、利水、催乳之功效。适用于肾炎性水肿、黄疸型肝炎、肝硬化腹水、心源性水肿、营养不良性水肿、脚气浮肿、妊娠水肿、胎动不安、产后乳汁缺少等症。咳喘者宜食用。凡患有恶性肿瘤、淋巴结结核、红斑性狼疮、支气管哮喘、小儿痄腮、血栓闭塞性脉管炎、痈疽疔疮、荨麻疹、皮肤湿疹等疾病者忌食。

八、怀孕、坐月子

产妇由于分娩时出血多，加上出汗、腰酸、腹痛，非常耗损体力，气血、筋骨都很虚弱，这时候很容易受到风寒的侵袭，需要一段时间的调补，因此产后必须坐月子才能恢复健康。坐月子的目的是在这段时间内做适度的运动与休养、恰当的食补与食疗，能使子宫恢复生产前的大小，气血经过调理也都能恢复，甚至比以前更好，将不好的体质在这段时间慢慢改善。

1. 妊娠前期

翡翠虾仁

原料 毛豆100克，草虾200克，葱1棵，姜2片，盐、米酒各1/8小匙，淀粉1/4小匙，胡椒粉1/4小匙，植物油适量。

制法 将草虾剪去须角，由背部中间划开，去壳，挑去肠泥，洗净，沥干水分，放入碗中加盐、米酒浸泡，烹调前加入淀粉，拌匀；毛豆洗净，放入滚水焯烫至熟，捞起，泡冷水，待凉沥干备用；葱洗净，姜去皮，分别切碎末。在锅中倒入1大匙植物油烧热，爆香葱、姜末，放入虾仁，大火翻炒数下盛起，余油继续烧热，放入毛豆快炒，再加入虾仁及胡椒粉炒匀即可。

功用 此菜主要为优质的植物性蛋白质，其营养价值媲美动物性蛋白质，多吃可改善食欲不振与全身倦怠。虾仁富含蛋白质、钙、磷，易被消化吸收，具补气健胃之功效。

山药排骨汤

原料 山药200克，排骨300克，盐1/4小匙。

制法 将排骨洗净，放入滚水中焯烫，去除血水，捞出；山药去皮，切3厘米大块。锅中倒入5～6杯水，放入烫好的排骨，中火煮约40分钟，加入山药，再以中火续煮10～20分钟至山药熟，加入盐调匀即可。

功用 山药含淀粉质、黏液质、脂肪和蛋白质，极易消化，所含营养素可为人体所吸收，能有效改善体质虚弱与消除疲劳。

鳕鱼香菇丝

原料 鳕鱼200克，香菇2朵，胡萝卜50克，葱1棵，姜2片，酱油2/3小匙，黑胡椒粉、米酒各1/8小匙。

制法 将胡萝卜去皮，洗净，切丝；香菇泡软，去蒂，切丝。葱洗净，切丝；姜去皮，切丝。鳕鱼洗净，平铺在深盘内，鱼面放上香菇丝、胡萝卜丝、葱丝、姜丝，淋上酱油、黑胡椒粉、米酒。在锅中倒入2～3杯水煮开，放入鳕鱼蒸盘隔水蒸煮7～10分钟即成。

功用 鳕鱼含有优质蛋白质，且易于消化吸收，钙、磷的含量亦很多；香菇亦可增加抵抗力。

2. 妊娠后期

香菇烩豆腐

原料 豆腐200克，水发香菇（小朵）8朵，植物油20毫升，酱油15毫升，盐1克，味精0.5克，葱片5克，姜片3克，水淀粉10克。

制法 豆腐切成8块长方形片，香菇洗净后切去柄。炒锅上火，植物油烧热，用葱片、姜片炝锅至香，放酱油和香菇煸炒均匀后放水，烧至香菇半熟，将豆腐放入锅中，加入盐，用锅铲推翻，使原料均匀受热，继续烧至香菇熟软，豆腐入味，放味精，水淀粉勾芡。装盘时将豆腐片整齐地码放在盘中，每片豆腐上放 1 片香菇，将芡汁浇淋在菜肴上即可。

功用 补钙，益气和中。

蟹肉扒西蓝花

原料 蟹肉 100 克，西蓝花 500 克，高汤 150 毫升，盐 10 克，味精 5 克，湿淀粉 15 克，猪油 50 克。

制法 将西蓝花洗净，切成小瓣，焯水，加味，炒熟后摆在盘中。锅置于中火上，下猪油烧至三成热，放入高汤、盐、味精，用湿淀粉调稀勾芡，再放入蟹肉搅拌煮熟后淋在西蓝花上即成。

功用 西蓝花含丰富的维生素 C，能提高机体免疫力，蟹肉含丰富的蛋白质，有很好的滋补作用。

红烧牛腩

原料 牛腩 600 克，胡萝卜、洋葱各 1 个，八角茴香 2 粒，姜 2 片，葱 1 根，米酒 1 大匙，盐、冰糖各 1 小匙，酱油小半杯，植物油适量。

制法 将洋葱去皮，切片；胡萝卜去皮，洗净，切滚刀块；葱洗净，切末；牛腩切小块，放入滚水中焯烫，去除血水后捞出，冲净备用。在锅中倒入 1 大匙植物油烧热，爆香八角茴香、姜片，放入牛腩及米酒、盐、冰糖、酱油、水炒匀，改小火煮 30 分钟，加入胡萝卜、洋葱煮至熟烂，盛起时撒上葱末即可。

功用 益气血，消水肿。

3. 坐月子期

四物炖鸡汤

原料 乌骨鸡 1 只，当归、白芍、熟地黄、盐各 10 克，川芎 6 克，生姜块 15 克，葱 20 克，绍酒 15 毫升，鲜汤 1000 毫升，味精、胡椒面各 1 克。

制法 将鸡宰杀后，去毛、脚、内脏，入沸水中焯一下，再入清水中洗净；姜、葱洗净；当归、川芎、白芍、熟地黄洗净，分别切成薄片，装入双层纱布袋中。将砂锅置旺火上，加鲜汤、鸡、药包，汤开后，捞去浮沫，再加姜、葱、绍酒，移至小火上炖至鸡肉和骨架软，加盐、胡椒面、味精调味，除去药包、姜、葱即成，酌量分多次佐餐食，隔 1 ~ 2 日 1 料，3 ~ 5 料为 1 个疗程，间断再服。

功用 乌骨鸡补中益气，填精添髓；当归补血和血；川芎性温，味辛，归肝、胆、心包经，有行气活血的作用；白芍性微寒，味苦，酸，归肝经，有养血和阴的作用；熟地黄补血滋阴。诸物合用，具有补血滋阴养肝之功效。

麻油鸡

原料 鸡腿肉 400 克，姜 10 克，葱 15 克，料酒、酱油各 125 毫升，糖 25 克，香油 20 毫升，植物油 80 毫升。

制法 将鸡腿切成2厘米块，姜切成2厘米薄片，葱拍碎；炒锅加植物油置旺火上，放入姜、葱炒香，加入鸡块、酱油、香油、料酒、糖一同翻炒，至汤汁干时即可。

功用 滋阴补血，驱寒除湿。有增强体力、强壮身体的作用。适于产后妇女食用。

花生红枣炖猪蹄

原料 带皮花生仁100克，大枣15枚，猪蹄7～8块，盐1/4小匙，米酒1小匙。

制法 将花生仁泡水8小时以上，猪蹄洗净。放入滚水焯烫，去除毛脂，捞出；大枣洗净。猪蹄、花生和大枣，连同花生的泡汁一起放入锅内，加入5杯水和盐、米酒，炖煮至花生与猪蹄熟软即可。

功用 有补气血、增乳汁之功效。

当归生姜炖羊肉

原料 羊肉350克，当归15克，生姜10克，盐、胡椒粉、味精、甘蔗汁、花生油各适量。

制法 将生姜去外皮，与当归一起洗净，切片；羊肉洗净，切成块，放入沸水锅中烫一下，过凉水洗净，待用。锅置火上，加适量清水煮沸，放入生姜片、当归、羊肉块、甘蔗汁，盖锅，用小火炖至烂熟，放入胡椒粉、花生油、盐、味精，稍煮片刻即可。

功用 补血，生血，镇痛。适用于妇女产后腹中痛之里虚血寒证。

香菇糯米饭

原料 糯米400克，鸡肉100克，香菇、葱粒、胡荽碎、蒜蓉、玉米粒、盐、植物油、糖、酱油、鸡粉、白酒各适量。

制法 糯米洗净，清水浸泡2～3小时，让米粒充分吸收水分，这样比较容易熟；鸡肉调味，放油锅内炒至七八分熟装起备用；玉米粒焯水，和香菇一起放油锅内炒香装起备用。锅洗干净，火上烧热，下植物油烧热，分布均匀，接着下糯米翻炒，炒的过程中，见糯米过干即洒上热水翻炒均匀，糯米起胶后，洒上白酒，盖上盖子焖一下，注意火不要太大。这样洒水几次，洒酒几次，焖几次，到生糯米熟时，加入鸡肉、玉米等炒到熟透，用盐或酱油调味，最后下蒜蓉、糖、鸡粉、葱、胡荽碎即可。

功用 补中益气，健脾养胃，止虚汗。可作为孕妇、产妇的进补佳品。

腰果炒虾仁

原料 虾仁200克，腰果仁50克，植物油1000毫升（约耗油100毫升），料酒25毫升，醋15毫升，盐2克，味精7克，鸡蛋30克，水淀粉25克，面适量，葱花、蒜片各2克，香油10毫升，汤少许。

制法 将虾仁放碗里，加鸡蛋、淀粉、面抓匀糊。锅放植物油先炸腰果仁，捞出，再放虾仁划开，停片刻倒出。原锅放植物油、葱、蒜，烹料酒，加醋、盐、味精、汤，倒虾仁、腰果翻炒，淋香油，出锅即成。操作关键是炸腰果时要注意油温，轻炸，不要炸过火。

功用 通乳抗毒，养血止痛。

红薯粥

原料 新鲜红薯 250 克，粳米 60 克，白糖适量。

制法 将红薯（以红皮黄心者为好）洗净，切成小块，加水与粳米同煮成稀粥，待粥成时，加入白糖适量，再煮沸两次即成。如果供婴儿食用红薯可去皮下锅煮。

功用 补虚乏，益气力，通乳汁。

九、胎动不安

胎动不安是指怀孕以后，先感胎动下坠，腰酸腹痛或坠胀不适，继而或有少量阴道出血者，多由气虚、血虚、肾虚、血热、外伤使冲任不固、不能摄血养胎，及其他损动胎元、母体因素而致。气虚者，兼见精神倦怠，少气懒言，宜补气安胎，用举元煎加阿胶；血虚者，兼见面色萎黄，头晕目眩，心悸乏力，宜补血安胎，用胎元饮；肾虚者，兼见头晕耳鸣，腰酸膝软，尿频等，宜固肾安胎，用寿胎丸；血热者，兼见口干咽燥，心烦不安，宜清热凉血安胎，用保阴煎；外伤者，于外伤后突然胎动下坠、腰酸小腹胀痛，宜补气养血安胎，用胶艾四物汤加减；若因误服毒物，毒药伤胎，症见阴道下血，色红，质正常，腰酸腹痛或伴憎寒、面色青白，或冷汗淋漓、四肢厥冷等中毒征象，舌脉正常，治以解毒安胎，可用甘草、黑豆、淡竹叶水浓煎服，危重者应中西医结合抢救，以挽救母子生命；若因母亲有症瘕而致胎动不安，宜祛瘀消癥，止血安胎，用桂枝茯苓丸加味。

鲤鱼粥

原料 鲤鱼 300 克，苎麻根 25 克，糯米、葱、姜、植物油、盐各适量。

制法 将鲤鱼去鳞、鳃及肠杂，洗净切片煎汤。再取苎麻根加水 200 毫升，煎至 100 毫升，去渣取汁，加入鲤鱼汤中，并加糯米、葱、姜、植物油、盐各适量，煮成稀粥即可。

功用 安胎，止血，消肿。适用于胎动不安、胎漏下血、妊娠浮肿。

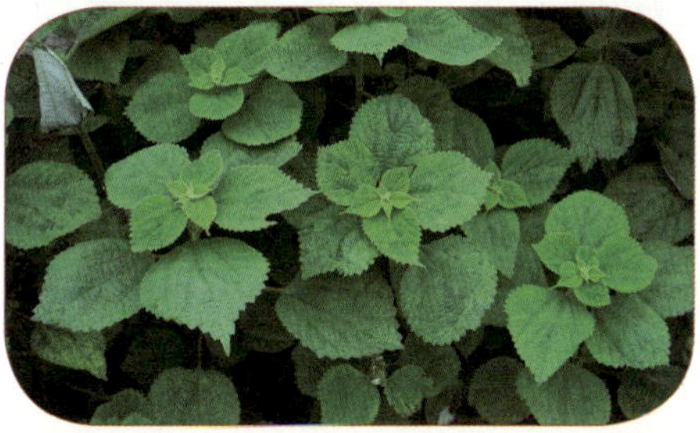

苎麻，别名家苎麻、白麻、圆麻，为荨麻科苎麻属植物的根、叶。根味甘，性寒；叶味甘，性凉。根具有清热利尿、凉血安胎之功效，适用于感冒发热、麻疹高热、尿路感染、肾炎性水肿、孕妇腹痛、胎动不安、先兆流产等症，外用治跌打损伤、骨折、疮疡肿毒。叶具有止血解毒之功效，外用治创伤出血，虫、蛇咬伤。

苏梗陈皮莲子汤

原料 莲子60克，紫苏梗10克，陈皮6克。

制法 将莲子去皮、心后，放入锅内，加水适量煮至八成熟后，再加入紫苏梗、陈皮，待莲子熟透后即可。食莲子，饮汤。

功用 益气固冲。可辅治习惯性流产。

五香牛肉

原料 牛肉500克，葱、姜各5克，黄酒5毫升，桂皮1小块，小茴香1粒，盐3克，酱油15毫升，白糖10克，味精2克。

制法 将牛肉用沸水烫去黏液，用刀刮净，加水、姜、葱煮沸，去浮沫加入黄酒、桂皮、小茴香、盐、酱油，小火焖至酥烂，加白糖、味精，收汁起锅，冷后切片。

功用 补虚安胎。适用于妇女妊娠2个月左右时的腰酸疼痛、腹痛下坠等症。

墨鱼鸡肉饭

原料 母鸡1只，墨鱼干（带骨）1条，糙糯米150克，盐少许。

制法 将母鸡（老母鸡、子母鸡均可）宰杀洗净后，连内脏与带骨墨鱼一同放入砂锅，加水炖烂熟，取浓汤备用。以浓鸡墨鱼汤煮糙糯米成饭，加盐少许调味。以鸡肉、墨鱼为菜，吃鱼汤糯米饭。

功用 补肾精，固冲任。适用于肾虚胎漏、滑胎。

杜仲炖龟汤

原料 杜仲20克，党参30克，龟肉90克，姜片、葱花、酱油、盐、味精各适量。

制法 将杜仲、党参洗净，与龟肉同入锅，加1000毫升水，用小火炖至龟肉熟软，加入姜片、葱花、盐、酱油、味精调味即成。食肉饮汤。

功用 具滋补肝肾、安五脏、利安胎、止腰痛之效。适用于肾气不固引起的胎动不安、先兆流产者食用。

安胎鲤鱼粥

原料 活鲤鱼1条（约500克），苎麻根20～30克，糯米50克，葱、姜、油、盐各适量。

制法 鲤鱼去鳞及肠杂，洗净、切片煎汤。再取苎麻根加水200毫升，煎至100毫升，去渣留汁，入鲤鱼汤中，并加糯米和葱、姜、油、盐各适量，煮成稀粥。

功用 安胎，止血，消肿。适用于胎动不安、胎漏下血、妊娠浮肿。

小黄米母鸡粥

原料 老母鸡1只，红壳小黄米适量。

制法 将鸡宰杀，去毛及内脏，洗净，切成小块入锅，加适量水炖煮，先以大火煮沸，除去汤面浮物，改小火慢炖至鸡软，将淘洗净的小黄米加入鸡汤煮粥，煮至鸡烂米稠即成。

功用 补虚安胎。适用于预防习惯性流产。

健肾安胎粥

原料 杜仲9克，大枣10枚，粳米50克，饴糖1匙。

制法 将杜仲、大枣、粳米洗净，大枣去核，然后将杜仲入锅，加水旺火煮沸后再煮20分钟，滤汁弃渣。并以汁代水加入大枣和粳米，再煮至米、枣熟软时加入饴糖，搅匀即成。每日1次，连服5日为1个疗程。

功用 滋补肝肾，健脾开胃，养血安胎。适用于肝肾血虚、胎动不安者食用。

十、不孕症

不孕症是指育龄期女子婚后或末次妊娠后，夫妻同居2年以上，配偶生殖功能正常，未采取避孕措施而未能受孕的疾病。本病受多种因素的影响，内分泌异常、免疫因素、生殖系统炎症等是不孕症常见病因。原发性不孕在中医学中称为“无子”“全不产”“绝嗣”“无嗣”，继发性不孕在中医学中被称为“断绪”“断继”。

丹参牛脯汤

原料 牛脯250克，丹参、当归各20克，甘草3克。

制法 将牛脯切小块，与丹参、当归及甘草同入锅，加适量清水，大火煮沸后改小火煮4小时即可。

功用 活血化瘀。适用于子宫腔粘连及输卵管粘连堵塞之不孕症，症见婚后不孕、月经正常或月经量少、经行腹痛、伴经血排出不畅等。对创伤、炎症造成的组织粘连有松解作用，可作为宫腔粘连或输卵管堵塞性不孕的食疗。

乌鸡汤

原料 乌骨鸡500克，当归60克，生姜7片，盐适量。

制法 将乌骨鸡、当归、生姜片同入瓦煲，加水共煎汤，调盐适量。

功用 适用于血虚型不孕症。

党参枸杞河车汤

原料 紫河车1/4个，猪瘦肉100克，党参30克，枸杞子20克，甘草3克，生姜2块。

制法 将紫河车、猪瘦肉分别切小块，与党参、枸杞子、甘草、生姜块同入锅，加适量清水，大火煮沸后改小火煮2小时即成。

功用 大补气血，滋肾益精。适用于血少精亏、气血不调型不孕症，症见婚后不孕、身体瘦弱、面色淡白、头晕肢倦、腰膝酸软、性欲低下、月经初潮较晚、月经稀少、色淡红，甚至闭经。尤适用于病后体弱或慢性消耗性疾病患者、子宫发育不良者、性功能低下者。

韭菜炒羊肾

原料 羊肾250克，鲜韭菜（切段）100克，植物油、料酒各适量。

制法　将羊肾用热油炒，加料酒等佐料，再加入鲜韭菜段炒至嫩熟。

功用　适用于肾阳虚型不孕症。

桃仁墨鱼汤

原料　鲜墨鱼 15 克，桃仁 6 克，姜、葱、盐各适量。

制法　将鲜墨鱼去骨、皮，与桃仁及姜、葱、盐同入锅，加水 500 毫升，炖至墨鱼熟透。食墨鱼喝汤。

功用　适用于血瘀型不孕症。

逍遥散

原料　柴胡、当归、白术各 10 克，白芍 12 克，甘草、薄荷、煨姜各 3 克。

制法　将柴胡、当归、白术、白芍、甘草、薄荷、煨姜共水煎，1 次服完。

功用　疏肝解郁，理气调经。适用于肝郁气滞型月经不调、不孕症，症见月经先后不定期、经量或多或少、色深红或有小血块、经前或经时乳房胀痛、烦躁失眠，及经前两胁胀痛、胸闷作呕、大便泄泻等。

紫菜鸡胚蛋汤

原料　鸡胚蛋 2 ~ 3 个，生姜 10 克，紫菜丝 5 克。

制法　鸡胚蛋打破、去壳；生姜切薄片。起油锅，下生姜片炒至微黄，再下紫菜丝及清水，加盖煮沸，调味。

功用　补血益精。适用于精血不足型不孕症，症见头晕头痛、月经稀少、色淡红、心跳失眠等。

萸肉粥

原料　山茱萸 15 克，粳米 50 克，红糖适量。

制法　山茱萸、粳米、红糖同入砂锅，加水 450 毫升，小火煮粥，表面有粥油即成。每日空腹温热顿服。

功用　适用于肾阴虚型不孕症。

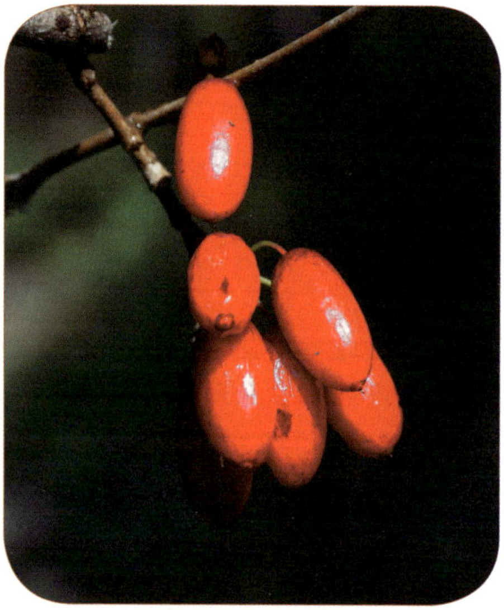

山茱萸，别名蜀枣、魃实、鼠矢、鸡足、山萸肉、实枣儿，为山茱萸科植物的干燥成熟果肉。酸、涩，微温。具有补益肝肾、收敛固脱的功效。适用于头晕目眩、耳聋耳鸣、腰膝酸软、遗精滑精、小便频数、虚汗不止、妇女崩漏等。

十一、阴道炎、宫颈炎、盆腔炎

1. 阴道炎

阴道炎是阴道黏膜及黏膜下结缔组织的炎症，是妇科门诊的常见疾病。健康妇女由于解剖学及生物化学特点，阴道对病原体的侵入有自然防御功能，当阴道的自然防御功能遭到破坏，则病原体易于侵入，导致阴道炎症。幼女及绝经后妇女由于雌激素缺乏，阴道上皮变薄，细胞内糖原含量减少，阴道pH高，故其阴道抵抗力低下，比青春期及育龄妇女易受感染。

阴道炎临床上以白带的性状发生改变以及外阴瘙痒灼痛为主要临床特点，性交痛也常见，感染触及尿道时，可有尿痛、尿急等症状。常见的阴道炎有细菌性阴道炎、滴虫阴道炎、真菌性阴道炎、老年性阴道炎。

细菌性阴道炎又称非特异性阴道炎，是指由一般的病原菌（如葡萄球菌、链球菌、大肠埃希菌、变形杆菌等）引起的阴道炎，多发生于身体衰弱及卫生条件较差的妇女。常见病因有阴道异物、阴道损伤、接触具有腐蚀性的药物、使用避孕用具不当、刺激性的阴道冲洗、子宫颈炎、经期或产后阴道分泌物过多、不洁性生活等。本病在中医学中属于“带下病”“淋病”“阴痛”等范畴。

白果乌骨鸡汤

原料 乌骨鸡1只（约500克），白果10个，莲子30克，糯米15克，胡椒少许。

制法 将乌骨鸡活宰、去毛、内脏。白果、莲子、糯米、胡椒少许装鸡腹腔内，封口后放炖盅内并加盖，隔水小火炖2～3小时，至鸡熟烂，温食。

功用 补益脾肾，固涩止带。适用于脾肾两虚型细菌性阴道炎，症见形体消瘦、面色萎黄、气短体倦、腰膝酸软、带下量多、色白无味、质如胶丝。

马齿苋白果鸡蛋汤

原料 鲜马齿苋60克，白果仁7个，鸡蛋清3个。

制法 将鲜马齿苋、白果仁混合捣烂，用鸡蛋清调匀，刚煮沸的水冲服。每日空腹1剂，连服4～5日为1个疗程。

功用 清热解湿，涩精止带。适用于湿热下注型细菌性阴道炎、带下，症见白带黄稠、小便黄。

木棉花粥

原料 木棉花30克，大米500克。

制法 木棉花加适量水，煎沸去渣取汁，入大米煮粥食。

功用 清热利湿。适用于细菌性阴道炎，症见白带黄臭。

金樱子猪小肚汤

原料 猪小肚2个，金樱子30克，生姜4片，盐适量。

制法 将猪小肚用盐擦洗干净，放滚水中去除臊味，与金樱子、生姜同入锅，加适量清水，大火煮沸后改小火煲1～2小时，入盐调味即成。

功用 补肾止带。适用于肾气不足型老年性阴道炎，症见腰膝酸软、白带过多、清稀微腥、淋漓不绝、小便清长、夜尿频多。亦可用于肾气虚型脱肛、子宫下垂、崩漏等。

蚯蚓炒鸡蛋

原料 鸡蛋2～3个，蚯蚓3～5条，油、盐各适量。

制法 蚯蚓放入盆内2～3天，让其排出体内垢泥，鸡蛋与蚯蚓搅拌，用油炒，盐调味服用。

功用 温肾通阳止带。适用于久虚白带淋漓不尽。

马鞭草猪肚汤

原料 马鞭草（切小段）30克，猪肚片60～100克。

制法 将水煮沸，入马鞭草、猪肚片煮沸，去渣取汁服用。

功用 解毒杀虫，清热利湿。适用于各型假丝酵母菌性阴道炎。需要注意的是，孕妇及脾胃虚弱者慎用。

多味鸡丝汤

原料 荞麦100克，白果（去壳去肉）10个，乌骨鸡肉500克，芡实60克，车前子（另布包）30克，生姜3片，大枣（去核）适量。

制法 荞麦、白果、乌骨鸡肉、芡实、车前子、生姜片、大枣共入锅，加适量清水，大火煮沸后改小火煲1小时后服食。分2～3次吃。

功用 清热祛湿，健脾止带。适用于脾虚湿热型老年性阴道炎，症见带下连绵不断、黏稠量多、色白兼黄、其气腥臭，并伴有头眩身重、食欲欠佳、疲倦乏力。

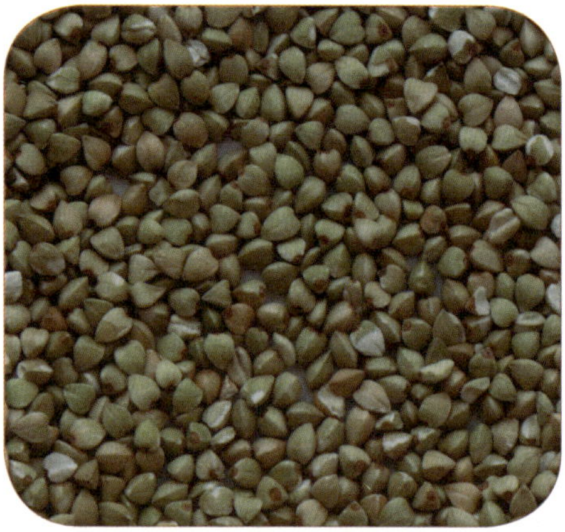

荞麦，是蓼科植物荞麦的种子、茎、叶。茎、叶能降压，止血，适用于高血压、毛细血管脆弱性出血、中风、视网膜出血、肺出血等症。种子有健胃、收敛之功效，可用于止虚汗。炒香研末，外用收敛止汗，消炎。

枸杞地黄汤

原料 生地黄、枸杞子各15克，大米50克。

制法 将生地黄用干净纱布包好，与枸杞子、大米同入锅煮粥。

功用 补肝益肾，益阴养血。适用于老年性阴道炎出现的带下色黄清稀，兼头晕耳鸣、腰膝酸软。

淮山鱼鳔瘦肉汤

原料 鱼鳔15克，猪瘦肉块250克，山药30克。

制法 将鱼鳔用水浸发、切丝，与猪瘦肉块、山药同入锅，加适量清水，大火煮沸后改小火煲2小时食用。

功用 滋阴补肾，涩精止带。适用于肾阴虚型老年性阴道炎、产后血虚眩晕，症见腰酸脚软、头晕耳鸣、带下不止、五心烦热、潮热盗汗。

龟苓汤

原料 鲜土茯苓50克，乌龟1只，猪瘦肉100克，盐适量。

制法 鲜土茯苓刮皮、切片，乌龟用沸水烫死后去壳、内脏，切小块，与猪瘦肉同入砂锅，加清水适量，大火煮沸后改小火煮3小时，入盐调味即可。

功用 滋阴解毒，利湿止带。适用于湿毒内盛型假丝酵母菌性阴道炎，症见带下量多、色白如凝脂，或如豆腐渣样、有臭味，并伴有外阴瘙痒或小便频急。

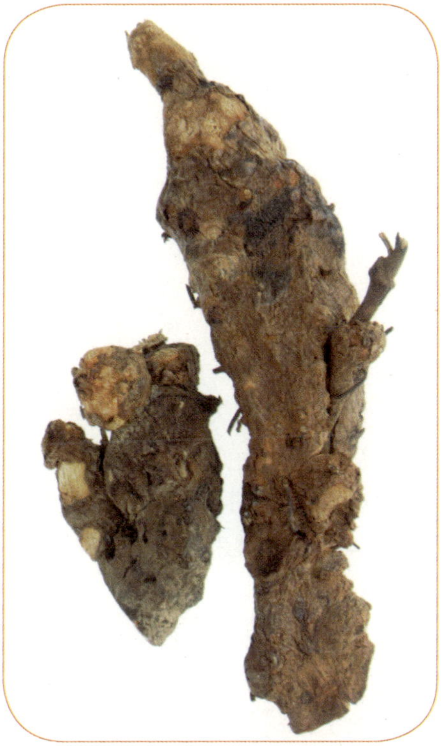

土茯苓，别名禹余粮、白余粮、刺猪苓、过山龙、冷饭团、仙遗粮、冷饭头。为百合科植物光叶菝葜的干燥根茎。味甘、淡，性平。归肝、胃经。具有清热除湿、泄浊解毒、通利关节的功效。适用于梅毒、淋浊、泄泻、筋骨挛痛、脚气、痈肿、疮癣、瘰疬、瘿瘤及汞中毒等。

2. 宫颈炎

宫颈炎是生育年龄妇女常见病，分急性宫颈炎和慢性宫颈炎两种，以慢性者多见，占已婚妇女病例的1/2以上。病原体多为一般化脓菌（如葡萄球菌、链球菌、大肠埃希菌、淋病奈瑟菌等），滴虫、假丝酵母菌亦可引起宫颈炎。主要临床表现为白带量增多。

急性宫颈炎多由化脓菌直接感染而来，亦可继发于子宫内膜或阴道感染。病因包括性生活过频、流产和分娩引起子宫颈裂伤、人工流产或诊断性刮宫时器械操作不当造成的损伤、异物（如纱布，棉球）长期置于阴道等。

慢性宫颈炎是妇科最常见的疾病，多发生于经产妇，常由于急性宫颈炎治疗不彻底、病情反复、日久迁延而成慢性。本病在中医学中属于“带下病”范畴。

大蒜炒苋菜

原料 大蒜 10 克，苋菜 250 克，油、蒜蓉、盐各适量。

制法 大蒜去外皮，切碎成糜状；苋菜去根部，切小段。起油锅，下蒜蓉，加适量盐，炒蒜蓉至微黄有蒜香味，再投苋菜翻炒至熟。

功用 清热，利湿，止带。适用于急性湿热下注型宫颈炎，症见带下色黄、质稠或如脓样、有秽臭味，或伴外阴瘙痒、小便黄而短或小便频急。

马齿苋瘦肉汤

原料 猪瘦肉 250 克，马齿苋、芡实各 30 克。

制法 将猪瘦肉、马齿苋、芡实，同入锅，加适量清水，大火煮沸后改小火煲 2 小时即成。

功用 清热解毒，去湿止带。适用于湿热型宫颈炎，症见带下色黄、黏稠味臭、小便短黄、口渴口苦、舌红苔黄、脉滑。亦可用于湿热泄泻，痢疾。

白果薏米猪小肚汤

原料 白果 10 个，生薏苡仁 30 克，猪小肚 3 个，盐适量。

制法 将白果去壳；生薏苡仁去杂质，用铁锅炒至微黄；猪小肚剪开，用盐反复揉搓，再用清水冲洗干净至无味为止。全部用料同入砂锅，加适量清水，大火煮沸后改小火煮 3 小时即成。

功用 健脾，利湿，止带。适用于慢性脾虚型宫颈炎，症见带下量多、色白质稀、无臭味、伴肢倦神疲、腹胀脘满。适用于过度劳累或饮食不节所致脾气受损、脾虚湿盛型带下。需要注意的是，白果有小毒，用量不宜太大，也不宜长期服食。

白果黄豆鲫鱼汤

原料 黄豆 30 克，鲫鱼 250 克，白果（去壳）12 克，生姜 4 片。

制法 将黄豆用清水浸 1 小时，鲫鱼活剖后去鳞、鳃、肠脏，与白果、生姜片同入锅，加适量清水，大火煮沸后改小火煲 2 小时后食。

功用 健脾祛湿，收敛止带。适用于病后体弱、慢性脾虚湿盛型宫颈炎，症见久病体弱、带下色白、量多无臭、小便白浊、体倦乏力。亦可用于湿浊下注型乳糜尿、白浊。

当归羊肉艾叶汤

原料 羊肉250克，当归15克，山药30克，艾叶10克，生姜5片，枣肉适量。

制法 将羊肉切块，用滚水去膻味，与当归、山药、艾叶、生姜片、枣肉同入锅，加适量清水，大火煮沸后改小火煲3小时即成。

功用 补血养肝，温经止痛。适用于慢性血虚寒湿型宫颈炎，症见月经不调、经行量多、带下不止、质稀气腥、头晕眼花、手脚麻痹。

芡实煲老鸭

原料 鲜老鸭肉250克，芡实30克，陈皮3克，油适量。

制法 将鲜老鸭肉割去油脂、斩块，下油锅略爆黄，与芡实、陈皮同入锅，加适量清水，大火煮沸后改小火煲2～3小时后食。

功用 补益脾肾，固涩止带。适用于慢性脾肾两虚型宫颈炎，症见体倦乏力、腰膝酸软、带下量多、色淡如丝、无味无臭。亦可用治肾虚遗精、水肿等。

金银花葛根粥

原料 金银花、葛根各30克，菊花15克，粳米100克，冰糖适量。

制法 将金银花、葛根、菊花同入砂锅，加水600毫升，煮沸20分钟后去渣取汁，入粳米慢火煮粥，粥成后调入适量冰糖服食。

功用 清热解毒。适用于湿热型阴道炎、宫颈炎等。

乌骨鸡炖汤

原料 白果、莲子、糯米各20克，胡椒3克，乌骨鸡1只。

制法 白果、莲子、糯米、胡椒纳入乌骨鸡之鸡腹，小火炖至鸡肉烂熟。空腹食肉喝汤。

功用 适用于慢性脾肾阳虚型宫颈炎，症见白带清稀、量多、精神疲倦、胃纳差、大便稀烂、小便清长、腰酸腿软、月经不调。

3. 盆腔炎

盆腔炎即盆腔炎性疾病，是指女性上生殖道的一组感染性疾病。炎症可局限于一个部位，也可同时累及几个部位。以输卵管炎、输卵管卵巢炎最为常见。

苍术牛膝陈皮粥

原料 苍术、牛膝各10克，陈皮6克，大米100克，白糖适量。

制法 将苍术、牛膝、陈皮水煎后去渣取汁，入大米煮粥，服时可调入白糖。

功用 燥湿化痰，理气通络。适用于慢性痰湿阻络型盆腔炎，症见下腹疼痛、胀痛为甚、白带量多，或黄或白、疲倦乏力、食欲不佳、稍食觉腹胀、体倦嗜睡。

败酱草野菊粥

原料 败酱草、野菊花、粳米、白糖各适量。

制法 将败酱草、野菊花、粳米共煮粥，粥熟放白糖即成。

功用 清热，解毒，消炎。适用于急性盆腔炎，症见带下黄多、发热、下腹疼痛。

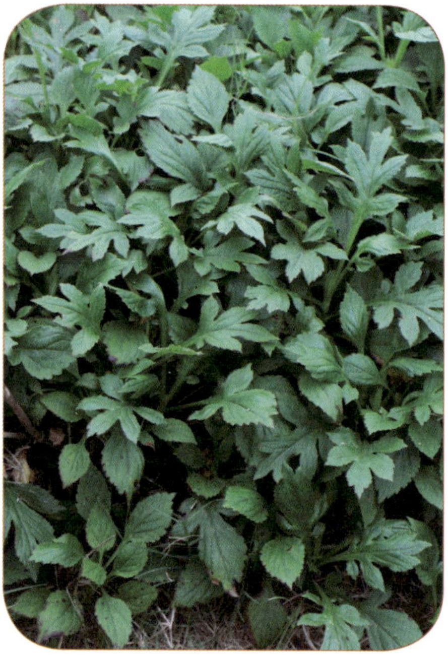

败酱草，别名苦菜花。有清热解毒、活血排脓之功效。对消化系统细菌性痢疾炎症、痈肿疮痛有特殊疗效。

枸杞炒瘦肉

原料 猪瘦肉 100 克，枸杞子 60 克，盐、白糖、酱油、生粉、味精、植物油各适量。

制法 猪瘦肉切丝，加入适量盐、白糖、酱油、生粉、味精等拌匀，腌制 10 分钟；枸杞子用水浸泡 10 分钟捞起。入植物油起油锅，下适量盐及枸杞子炒匀，放入猪肉翻炒至熟。

功用 清热利湿止带。适用于急性湿热型盆腔炎合并阴道炎，症见带下量多色黄而稠、下腹疼痛、腰酸有下坠感、心烦失眠、小便短赤、大便较滞不爽或排便后肛门有灼热感。

桃仁红花地黄粥

原料 桃仁、红花各 10 克，地黄 20 克，粳米 100 克，白糖适量。

制法 将桃仁、红花、地黄用干净纱布包好，与粳米同入锅，加适量清水共煮，粥煮熟后去药包，调入白糖煮沸即成。

功用 活血化瘀。适用于急性血瘀型盆腔炎，症见小腹疼痛明显、腰股部疼痛、有下坠感、肛门排便感、痛经、白带黄或黄赤。

莲子仙茅炖乌鸡

原料 莲子 50 克，乌鸡肉（切小块）100 克，仙茅 10 克。

制法 将莲子、乌鸡肉、仙茅同入炖盅，加沸水，炖盅加盖，小火隔水炖 3 小时即可。

功用 温肾健脾，固涩止带。适用于慢性脾肾阳虚型盆腔炎，症见带下量多、色白稠或无色透明、略带腥味、伴四肢乏力、腰酸下坠，或小腹胀满、大便溏薄，或经行泄泻、经行肢体浮肿、食欲不振等。

茯苓车前粥

原料 茯苓15克，车前子10克，大米100克，红糖适量。

制法 茯苓、车前子用干净纱布包好，入锅与大米同煮，粥熟后去药包，调入适量红糖即可。

功用 健脾祛湿。适用于慢性脾虚湿困型盆腔炎，症见下腹隐隐作痛、时发时止、白带量多、疲倦、周身困重不适。

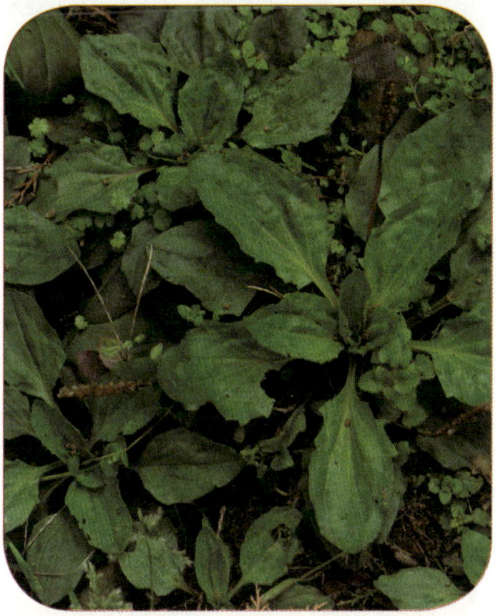

车前子，别名车前实、蛤蟆衣子、猪耳朵穗子、凤眼前仁。为车前科植物车前或平车前的种子。味甘，性寒。归肝、肾、肺、小肠经。具有利水、清热、明目、祛痰之功效。适用于小便不通、淋浊、带下、尿血、暑湿泻痢、咳嗽多痰、湿痹、目赤障翳等症。凡内伤劳倦、阳气下陷、肾虚精滑及内无湿热者慎服。

十二、子宫脱垂

子宫脱垂是指子宫下垂到坐骨棘水平以下，甚至脱出到阴道口外，而出现的一系列临床症状的疾病。由于老年人年老气弱，韧带松弛，对子宫的固护能力下降，子宫脱垂是老年人的多发病。老年人身体虚弱，中气不足，或腹内压升高等情况下可出现子宫脱垂，轻症脱垂患者在腹压减轻或卧床时即可回复；重症者子宫终日脱垂在外不能回纳，而影响正常生活。本病在中医学中属于“阴挺”范畴。

枸杞炖乳鸽

原料 乳鸽1只，枸杞子20克。

制法 乳鸽宰杀，去毛、内脏，切块，入枸杞子及水适量，同入炖盅隔水炖烂熟，去药渣即可。

功用 补气固肾，升阳补血。适用于老年性体弱子宫下垂，症见疲倦乏力、腰膝酸软无力。

绿豆糯米煮大肠

原料 绿豆、糯米各50克，猪大肠250克。

制法 将绿豆、糯米充分浸泡，纳入猪大肠内，两端绑紧，入砂锅，加适量水煮2小时，烂熟后服食。

功用 清利下焦，泻火燥湿。适用于老年性脱出的子宫或直肠部分红肿，或兼有溃烂、流血水，伴小便短赤、口干、脘闷、发热，及女性白带增多、黄白夹赤。

青椒鳝丝

原料 鲜活黄鳝200克，青椒100克，葱、姜、香油、料酒、盐、味精、植物油各少许。

制法 将鲜活黄鳝宰杀，去内脏、切段，青椒切丝，锅内植物油少许，下葱、姜粒爆香，放入鳝丝、青椒丝煸炒，烹入料酒，加盐、味精炒熟，淋入香油即可。

功用 补气养血升提。适用于老年性子宫下垂，症见疲倦乏力、头晕气短、腰酸肢软无力、面色苍白。

十三、产后缺乳

产后缺乳是指产妇由于乳头刺激不足或其他原因引起乳汁不足以喂养婴儿的现象，若不及时治疗，将影响母乳喂养。本病被中医学称为“乳汁不行”“乳汁不足”，其发病机制，一为气血虚弱，化源不足；二为肝郁气滞，瘀滞不行。

木瓜鲫鱼汤

原料 鲜活鲫鱼1条（约350克），半熟番木瓜500克，生姜（去皮）4片，漏芦30克。

制法 将鲜活鲫鱼去鳞、内脏、鳃，下油锅略煎至微黄；半熟番木瓜去皮，切块。前两者与生姜片、漏芦同入锅，加清水适量，大火煮沸后改小火煲1～2小时后食。

功用 补气生血，催乳发奶。适用于气血不足型产后乳汁减少，症见面色萎黄、饮食减少、形瘦虚羸、气短懒言、乳汁缺少或清稀。

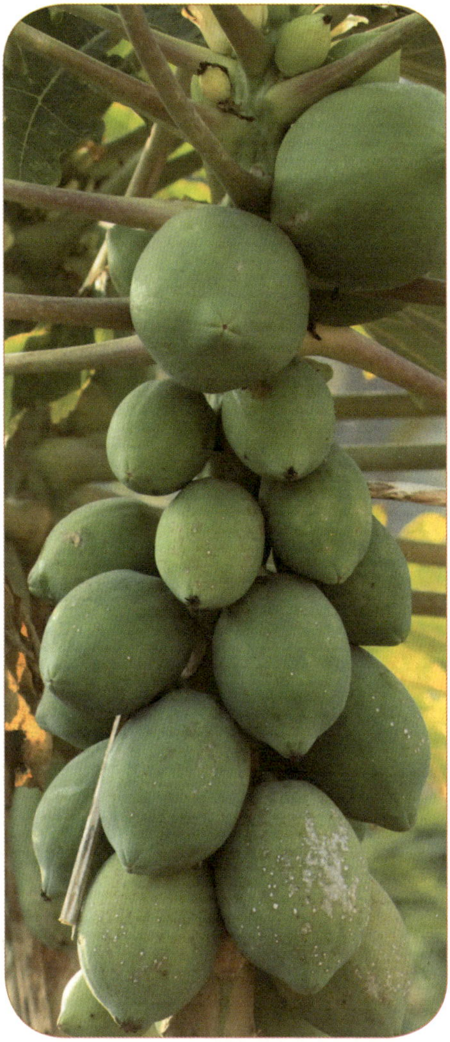

番木瓜，别名石瓜、万寿果、蓬生果、乳瓜、番瓜、木瓜、木冬瓜、万寿匏。为番木瓜科番木瓜属植物的果实。味甘，性平。具有消食下乳、除湿通络、解毒驱虫的功效。适用于消化不良、乳汁稀少、风湿痹痛、肢体麻木、湿疹、烂疮、肠道寄生虫病、胃及十二指肠溃疡疼痛等。

王不留行瘦肉汤

原料 猪瘦肉 250 克，王不留行 12 克，黄芪 30 克。

制法 猪瘦肉、王不留行、黄芪同入锅，加适量清水，大火煮沸后改小火煲 1 ~ 2 小时即成。

功用 补气健脾，通乳。适用于血气不足型产后乳汁过少，症见体倦乏力、面色萎黄、食欲不振、乳汁稀少或不通、乳房胀痛有痞块。亦可用于妇女体虚之乳腺增生。

当归黄芪鲤鱼汤

原料 鲤鱼 1 条（约 500 克），生姜 4 片，当归 12 克，黄芪 50 克，油适量。

制法 将鲤鱼活宰、去鳞、鳃、肠杂，以生姜片下油锅爆香，与当归、黄芪同入锅，加适量清水，大火煮沸后改小火煲 2 小时后食。

功用 补益气血，健脾催乳。适用于气血虚型产后乳汁不足，症见产后虚羸、头昏心悸、面色淡白、乳汁不足。亦可用于治疗妊娠后期气血虚型眩晕、水肿。

红薯粥

原料 红薯 200 克，粳米 100 克。

制法 将红薯去皮切块，与粳米同入锅，加水煮稀粥服。

功用 健脾养胃，益气通乳，润肠通便。适用于脾胃虚弱型产后乳汁不通、便秘、大便带血、湿热黄疸、夜盲症等。需要注意的是，该粥含糖分多，糖尿病者不宜食；冷食易引起泛酸、胀气等；由于红薯在胃中产生酸，故胃溃疡和胃酸多者不宜食。

芫荽白饭鱼汤

原料 银鱼 150 克，生姜末 10 克，鲜胡荽（去根）30 克。

制法 将银鱼下油锅，放生姜末爆至微黄，加适量清水，大火煮沸后改小火煲 30 分钟，下鲜胡荽略煲即成。

功用 芳香健胃，补虚催乳。适用于体弱型产后乳汁过少，症见产后食欲不振、口渴津少、乳汁稀少、消化不良、胸闷欲吐。

党参当归瘦肉炖墨鱼

原料 鲜墨鱼 250 克，猪瘦肉粒 60 克，党参 30 克，当归 12 克，生姜 4 片，盐适量。

制法 将鲜墨鱼剖开，去内壳、切块，与猪瘦肉粒、党参、当归、生姜片同入炖盅，加沸水适量，炖盅加盖，小火隔沸水炖 2 ~ 3 小时，入盐调味食。

功用 补气健脾，养血催乳。适用于产后体虚型乳汁缺少，症见产后虚羸、面色苍白、眩晕气短、乳汁缺少或清稀。

金针花豆腐瘦肉汤

原料 猪瘦肉 250 克，金针花（水浸软）30 克，豆腐（切大块）1 块。

制法 将猪瘦肉、金针花同入锅，加适量清水，大火煮沸后改小火煲 1 小时，再入豆腐煲约 10 分钟即成。

功用 清热滋阴，通乳。适用于虚热型

产后乳汁过少，症见产后口渴咽干、心烦胸闷、夜睡不安、乳汁减少、大便干结。

五爪龙红枣猪蹄汤

原料 猪蹄 250 克，五爪龙 60 克，大枣（去核）5 枚。

制法 猪蹄去毛、蹄甲，斩块，放滚水中煮 10 分钟，取出用清水漂洗，然后与五爪龙、大枣同入锅，加适量清水，大火煮沸后改小火煲 2 ~ 3 小时即成。

功用 补气健脾，通利乳汁。适用于产后虚损、脾胃虚弱型乳汁过少，症见面色萎黄、饮食减少、肢体倦怠、乳汁稀少。

十四、产后出血

分娩后24小时至产后6周内发生的子宫出血，称为晚期产后出血。引起晚期产后出血的原因包括胎盘残留、胎膜残留或滞留、胎盘附着部位复旧不全、剖宫产后子宫伤口裂开或愈合不良等。出血量可多可少。少量、缓慢、持续或间断的出血可能导致产妇发生贫血；突发的大量出血可使产妇发生休克，危及产妇生命；长期出血易致宫腔感染，出现体温升高。本病在中医学中属于“产后恶露不绝”“产后血晕”“产后血崩”“产后发热”等范畴。

芡实红枣粥

原料 芡实 60 克，大枣 10 枚，花生 30 克，红糖适量。

制法 芡实、大枣、花生，入红糖同煮成粥服。可长期服食。

功用 益气血，补脾胃。适用于气虚型产后贫血。

红参汤

原料 红参 10 克，黄豆 20 克，红糖适量。

制法 将红参、黄豆放锅内，加水按常法煮粥，熟后入红糖调匀。

功用 补气血。适用于气血不足型晚期产后出血。

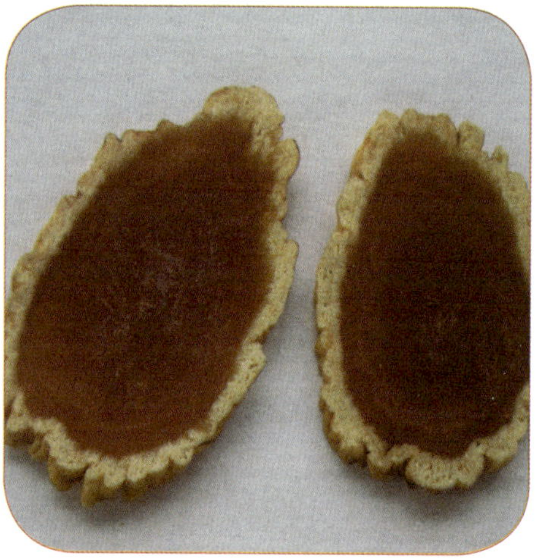

红参，为五加科植物人参的栽培品经蒸制后的干燥根和根茎。味甘、微苦，性温。归脾、肺、心经。具有大补元气、复脉固脱、益气摄血之功效。适用于体虚欲脱、肢冷脉微、气不摄血、崩漏下血、心力衰竭、心源性休克等症。

红鸡冠花鸡蛋

原料　红鸡冠花 3 克，生鸡蛋 2 个。

制法　将红鸡冠花浓煎取汁，冲生鸡蛋，微沸后待温顿服。

功用　行血化瘀，扶正固本。适用于产后气血不和，症见腹痛、胸闷、出血。

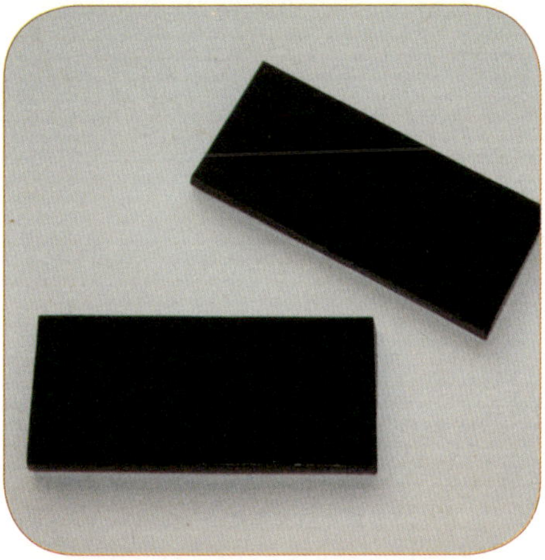

阿胶，别名傅致胶、盆覆胶、驴皮胶。为马科动物驴的皮经煎煮、浓缩制成的固体胶。味甘，性平。归肺、肝、肾经。具有补血滋阴、润燥、止血之功效。主治血虚萎黄、眩晕心悸、肌痿无力、心烦不眠、虚风内动、肺燥咳嗽、劳嗽咯血、吐血尿血、便血崩漏、妊娠胎漏。

阿胶五味子粥

原料　五味子、阿胶各 10 克，大米 50 克。

制法　将五味子、大米同入锅，煮粥，沸后加入阿胶，再煮沸食。

功用　补血止血。适用于产后出血不止、日久血虚。

参芪炖鸡

原料　母鸡 1 只，党参、山药各 50 克，黄芪 30 克，枸杞子 10 克。

制法　将母鸡去内脏，与党参、山药、黄芪、枸杞子同入炖盅，加水炖 1 小时。

功用　补益气血。适用于气血不足型晚期产后出血。

十五、产后恶露不绝

产后恶露不绝指妇女产后恶露持续20日以上仍淋漓不断。本病发生原因是冲任为病，气血运行失常，在临床上有气虚、血热、血瘀之分别。

归芪红糖蛋

原料　当归 15 克，黄芪、红糖各 30 克，鸡蛋 2 个。

制法　将鸡蛋外壳洗净。将鸡蛋、当归、黄芪置瓦罐内，加适量清水，旺火煮沸，撇去浮沫，加红糖，改小火煮 20 分钟后将鸡蛋壳敲碎，使药液进入蛋内，再用小火煨 40 分钟即可。

功用　益气补血，活血化瘀。适用于气血两虚型产后恶露不绝患者。

五味益母草蛋

原料 当归15克，川芎12克，炮姜3克，田七粉1克，益母草30克，鸡蛋2个，料酒、细盐、葱各适量。

制法 将当归、川芎、炮姜、益母草、田七粉全部装入纱布袋内，扎口，把鸡蛋外壳洗净，清水泡60分钟。将药袋置大砂锅内，加清水，旺火煮20分钟，将连壳鸡蛋加入同煮至蛋熟时剥壳，鸡蛋及其壳均留在药液中，加细盐、料酒、葱，改小火再煮20分钟即可。

功用 活血化瘀，行气止痛。适用于瘀血内阻型产后恶露不绝患者。

芪归益母鸡

原料 炙黄芪、当归、大枣、益母草各30克，仔母鸡1只，黄酒100毫升，细盐、生姜、味精各适量。

制法 先将黄芪、当归、大枣、益母草洗净，装入纱布袋内，扎口。杀母鸡，去毛、血、内脏，洗净，在沸水中烫2分钟，捞起切块，将药袋放入大砂锅内，加清水适量，旺火煮20分钟，加入鸡块，再用旺火煮20分钟，捞去浮沫，加黄酒、细盐、生姜，改小火再煨40分钟，起锅时加味精。

功用 益气补血，化瘀止痛，适用于气血两虚型产后恶露不绝患者。

六味鸡汤面

原料 炙黄芪20克，党参、大枣、益母草各60克，当归身、山药各15克，黄酒25毫升，面条250克，生姜末、盐、味精各适量。

制法 将黄芪、党参、大枣、益母草、当归身、山药装入纱布袋内，扎口；将母鸡宰杀，去毛、内脏，洗净，放入沸水中烫2分钟，捞起切块。将药袋置大砂锅中，加水旺火煮沸，加鸡块，再用旺火煮10分钟，去浮沫，加黄酒、生姜末、盐，改小火再煨40分钟，去药袋，捞出鸡块，置盆中。用鸡块、药汤煮面条，热时加味精。

功用 补气养血，化瘀止痛。适用于气血两虚型产后恶露不绝患者。

十六、产后便秘

产后便秘是指产后饮食如常，大便数日不解，或艰涩难以解出，又称“产后大便难”。本病病因多为血虚津亏、肠燥失润，或肺脾气虚、传导无力。

菠菜猪血

原料 菠菜250克，猪血100克，生粉、生油、盐各适量。

制法 将菠菜切小段；猪血切薄片，用生粉拌匀，腌制10分钟。锅内放清水煮沸，入菠菜、适量生油、盐，煮至菠菜刚熟，再入猪血煮至熟透。

功用 滋阴养血，润肠通便。适用于阴血不足型产后便秘、眩晕，症见产后头目眩晕、面色淡红、心跳心慌、大便燥结难排。

木耳海参煲猪大肠

原料 猪大肠150克，木耳30克，海

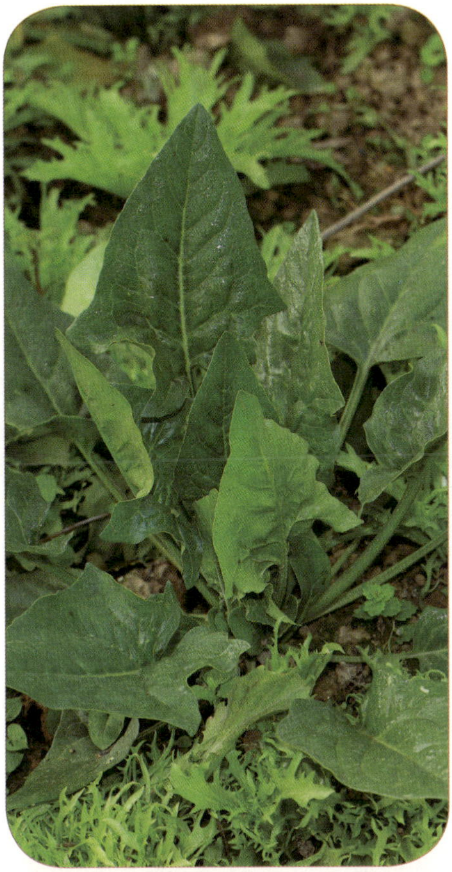

菠菜，别名菠棱、波棱菜、赤根菜、波斯草、鹦鹉菜、鼠根菜、角菜。为藜科植物菠菜的带根全草。味甘，性凉。具有养血止血，敛阴润燥之功效。主治衄血，便血，坏血病，消渴引饮，大便涩滞。

参 20 ~ 30 克，盐、味精各适量。

制法 将猪大肠切小段，与木耳、海参入锅同煮，熟后调盐、味精服食。

功用 滋阴补血，润燥滑肠。适用于产后大便难排，症见面色无华、头晕乏力。

小米红枣粥

原料 小米 200 克，大枣（去核）15 枚，红糖 50 克。

制法 将小米、大枣同入锅，加适量清水，大火煮沸后改小火煮 1 小时，加入红糖煮至完全溶解。

功用 健脾补血，清解虚热。适用于产后气血虚弱型便秘，症见产后面色苍白、自汗盗汗、大便不排、无力排便、口干渴饮、倦怠乏力等。

银耳大枣炖冰糖

原料 银耳30克，冰糖25克，大枣10枚。

制法 将银耳放碗中，用清水泡发 12 小时后，入冰糖、大枣隔水炖 1 小时。空腹食。

功用 滋阴养血，润肠通便。适用于血虚型产后便秘，症见产后大便干结、面色无华、头晕乏力。

松子仁粥

原料 松子仁 30 克，糯米 50 克，蜂蜜适量。

制法 将松子仁捣成泥，与糯米同加水，小火煮成稀稠状，冲入蜂蜜即可。

功用 养血润肠。适用于产后大便难解、面色无华、产时出血过多。

十七、更年期综合征

更年期综合征是指女性由于卵巢功能衰退，引起月经紊乱、潮热汗出、头晕耳鸣、心悸失眠、烦躁易怒、腰骨酸楚、皮肤麻木、刺痒或有蚁爬感、记忆力下降、浮肿便清、心血管、泌尿生殖系统症状、骨质疏松，甚或情志异常等与绝经有关的一系列症状的总称，包括3个阶段。①绝经前期：闭经前2～5年，平均约4年。②绝经期：持续闭经的第1年。③绝经后期：月经停止后至卵巢内分泌功能完全消失的时期。内分泌因素、社会文化因素、精神因素是本病的主要病因。它是由女性绝经前后，性腺发生退行性改变，使下丘脑–垂体–性腺轴之间的平衡制约关系紊乱，进而导致机体自主神经功能紊乱性功能障碍的病理改变所致。多发于45～55岁，约2/3的妇女在更年期会出现上述症状，但个体差异大。只有10%～30%的妇女会出现严重症状，需要积极治疗。本病被中医学称为“经断前后诸症”，属于“心悸”“失眠”“眩晕”“头痛”“脏躁”“浮肿”“崩漏”“月经过多”等范畴。

二仙烧羊肉

原料 仙茅、淫羊藿、生姜各15克，羊肉250克，盐、食油、味精各少许。

制法 将仙茅、淫羊藿、生姜用纱布裹好放入砂锅，加清水，再放羊肉，用小火将羊肉炖熟，调盐、食油、味精各少许。

功用 温阳散寒，健脾益气。适用于下焦虚寒型更年期综合征。

甘麦红枣瘦肉汤

原料 猪瘦肉250克，浮小麦30克，炙甘草10克，大枣（去核）6枚。

制法 将猪瘦肉切块，浮小麦、炙甘草、大枣同入锅，加适量清水，大火煮沸后改小火煲1～2小时后食。

功用 养心安神，缓急和胃。适用于更年期烦躁，症状为精神恍惚、悲伤欲哭、不能自主、心烦失眠、躁动不安、常喜叹息、体倦食少。

甲鱼枸杞汤

原料 甲鱼1只，枸杞子45克，姜、葱、糖、料酒各适量。

制法 将甲鱼去内脏，腹内填入枸杞子及姜、葱、糖、料酒等，清蒸至肉熟，与汤一同服食。

功用 适用于肝肾阴虚型更年期综合征。

龙眼童子鸡

原料 童子鸡1只，龙眼肉100克，料酒100毫升，葱、姜、盐各适量。

制法 将童子鸡宰杀，去内脏、鸡爪，腿放在鸡翅下，在沸水中略烫，捞出入瓦盅。再加入龙眼肉、料酒、葱、姜、盐，加水隔水蒸炖1小时，去葱、姜服食。

功用 养心安神，益精髓。适用于更年期综合征，症见心悸健忘、失眠多梦、注意力不集中、疲倦耳鸣。

羊肉炖栗子

原料 羊肉 60 克，栗子 18 克，枸杞子 15 克。

制法 羊肉切块，加水 2000 毫升，大火煮沸后改小火煮至半熟，加入去壳栗子、枸杞子再煮 20 分钟服食。

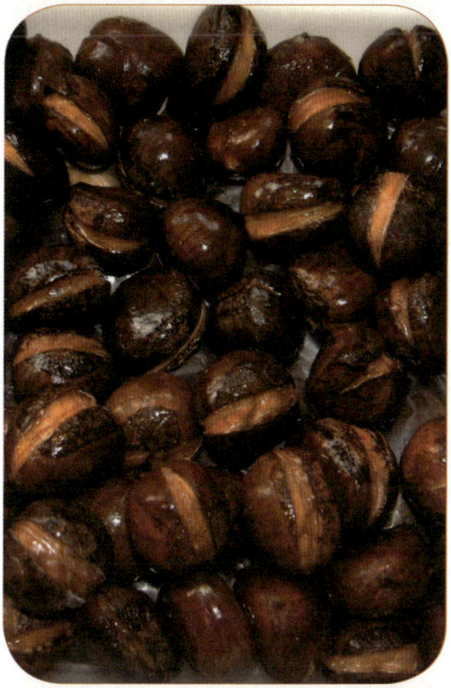

栗子，别名板栗、栗果、大栗。为壳斗科植物栗的种仁。味甘，性温。归脾、胃、肾经。具有养胃健脾、补肾强筋、活血止血之功效。适用于反胃、泄泻、腰脚软弱、吐衄、便血、金疮、折伤肿痛、瘰疬等症。

功用 温补肾气，滋阴理虚。适用于肾阳不足型更年期综合征，症见腰背冷痛、形寒肢冷、疲倦乏力、小便清长、夜尿多、面浮肿。

首乌黄芪乌鸡汤

原料 制何首乌 30 克，黄芪 15 克，乌鸡肉 250 克，大枣（去核）10 枚。

制法 将制何首乌、黄芪用棉布袋装后封口，同乌鸡肉（去脂肪，切小块）与大枣同入砂锅，加适量清水，大火煮沸后改小火煮 2 小时，去药袋后即成。

功用 补气血，滋肝肾。适用于气虚血弱、肝肾不足型更年期综合征，症状为头晕耳鸣、心跳失眠、心惊胆怯、虚弱无力等。

百合鸡子黄汤

原料 百合（鲜者效果更好）30 克，鸡子黄 2 个，白糖适量。

制法 将百合入锅，加适量清水，大火煮沸后改小火煲 1 小时（至百合变软而绵），再下鸡子黄、白糖略煮。饮汤食蛋、百合。

功用 补心养阴，除烦安神。适用于妇女更年期综合征，症见经绝前后月经不调、经量少而淡、心烦躁动、失眠多梦、乍寒乍热。

附子鲤鱼汤

原料 制附子 15 克，鲤鱼（去鳞杂）1 条（约 500 克），姜末、葱花、盐、味精各适量。

制法 将制附子用清水煎1～2小时，去渣取汁，加入鲤鱼煮熟，调入姜末、葱花、盐、味精等服食。

功用 温肾壮阳。适用于肾阳虚型更年期综合征，症见腰膝酸冷、大便清薄、面目浮肿。

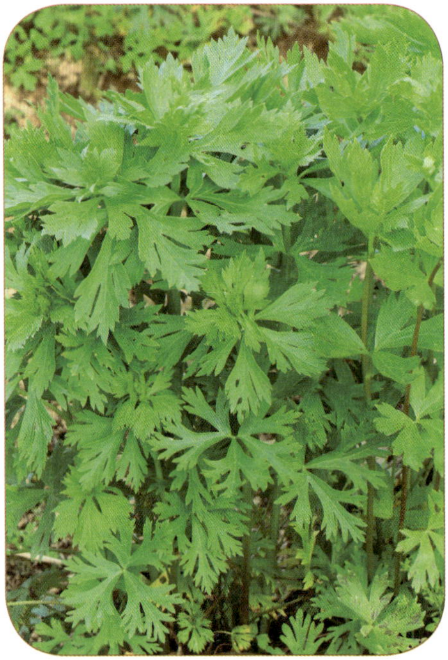

附子，别名黑附子、川附子。为毛茛科多年生草本植物乌头的块根上所附生的子根的加工品。味辛、甘，性大热，有毒。归心、肾、脾经。具有回阳救逆、补火助阳、逐风寒湿邪之功效。适用于亡阳虚脱、肢冷脉微、阳痿、宫冷、心腹冷痛、虚寒吐泻、阴寒水肿、阳虚外感、寒湿痹痛等症。孕妇禁用。不宜与半夏、瓜蒌、天花粉、贝母、白蔹、白及同用。

参归炖猪心

原料 党参50克，当归10克，猪心（去油脂）1个，味精、盐各少许。

制法 将党参、当归、猪心同入砂锅，加水适量，小火炖至猪心烂熟，调少许味精、盐。

功用 益气养血，补心安神。适用于心脾两虚型更年期综合征，症见心悸、健忘、失眠、忧郁寡欢、面色黄白、倦怠乏力、懒言喜卧。

枸杞蒸甲鱼

原料 甲鱼1只，枸杞子15克，葱、姜、蒜、盐、糖各适量。

制法 甲鱼去内脏，将枸杞子纳入其腹，加葱、姜、蒜、盐、糖等调味，放锅上清蒸至熟即成。

功用 滋补肝肾。适用于肝肾亏损、阴虚内热型更年期综合征。

薏米炖鸡

原料 土鸡（留鸡肝肺）1只，薏苡仁50克，香附子10克，葱、米酒、生姜、胡椒、盐、芹菜各适量。

制法 将土鸡切块，与薏苡仁共放火锅中，加适量水，煮沸后改小火煮1小时，撇浮沫，将鸡肉取出撕丝，入少许米酒、盐、胡椒拌匀服食。鸡肝、鸡肺切片，过热水；香附子切细片，用200毫升水煮至100毫升取汤汁，再放入鸡肝、鸡肺、葱、生姜、芹菜，中火煮熟食。

功用 调肝，健脾，利湿。适用于湿邪内蕴型更年期综合征，症见神经痛、关节痛。

凉拌海蜇

原料 海蜇100克，黑芝麻50克，食醋适量。

制法 将海蜇用清水反复漂洗干净，切细丝，用白开水再洗，晾干上碟。黑芝麻入锅炒，至微香即盛起，撒于海蜇丝上，加适量食醋调匀即食。

功用 滋肝潜阳，化痰软坚。适用于阴虚肝旺型更年期综合征，症见头目眩晕、烘热汗出、五心烦热、烦躁易怒、胸胁苦闷等。最宜于更年期综合征、伴眩晕头痛、烦热口干、血压升高等。

蚝豉发菜瘦肉汤

原料 发菜25克，蚝豉、猪瘦肉（切小块）各100克，盐少许。

制法 将蚝豉、发菜以清水浸软后同猪瘦肉一起入锅，加适量清水，大火煮沸后改小火煮2小时，调盐适量。

功用 滋阴补肾，养血补心。适用于肾阴不足型更年期综合征，症见烘热汗出、头晕耳鸣、惊恐不安、心悸失眠或头晕目眩、咽干口燥等。

熟地首乌瘦肉汤

原料 猪瘦肉块250克，熟地黄、何首乌各30克。

制法 将猪瘦肉块、熟地黄、何首乌，同入锅，加适量清水，大火煮沸后改小火煲2小时后服食。

功用 滋阴补血，乌发养颜。适用于更年期血虚型月经过少，症见月经不调、经行量少或数月不行、头晕眼花、腰酸脚软，甚至崩漏。亦可用于血虚型头发早白、面色枯槁、皮肤粗糙。

猪蹄黄豆汤

原料 猪蹄1只，黄豆100克，鸡蛋1个。

制法 将猪蹄刮洗干净，黄豆用水泡胀，滤起，加水同炖至猪蹄，黄豆酥烂，磕入鸡蛋煮熟。

功用 滋阴养血。适用于肾阴虚型更年期综合征。

黑木耳红枣粥

原料 黑木耳30克，大枣20枚，粳米100克，冰糖150克。

制法 黑木耳水发后，撕小块；大枣沸水泡后，去核切丁，加少许冰糖渍20分钟。粳米与黑木耳熬成粥，调入大枣丁、冰糖，再煮20分钟服。

功用 健脾化湿，益气补血。适用于脾虚湿困、气血不足型更年期综合征，症见贫血、白带增多。

安神粥

原料 党参30克，大枣10枚，茯神、麦冬各10克，糯米100克，红糖适量。

制法 将党参、大枣、茯神、麦冬，水500毫升，共入锅中煎至汁余300毫升时，加入糯米同煮成粥，粥熟后入红糖适量。

功用 养血安神。适用于气血两虚型更年期综合征，症见心悸失眠、健忘多梦、面色暗淡。

党参枣仁汤

原料 党参 30 克，茯苓 15 克，酸枣仁 10 克，白糖 30 克。

制法 将党参、茯苓、酸枣仁共熬汤，调入白糖。代茶频饮。

功用 健脾补气，养心安神，益阴敛汗。适用于气阴两虚型更年期综合征，症见心神不宁、口干口渴、少气懒言、烦躁失眠。

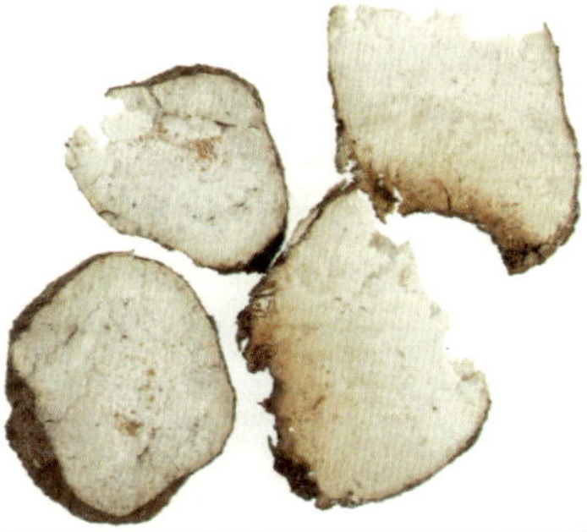

茯苓，别名茯苓个、茯苓皮、茯苓块、赤茯苓、白茯苓。为多孔菌科真菌茯苓的干燥菌核。味甘、淡，性平。归心、肺、脾、肾经。具有利水渗湿、健脾宁心之功效。主治水肿尿少、痰饮眩悸、脾虚食少、便溏泄泻、心神不安、惊悸失眠。

第六章 男科病食疗

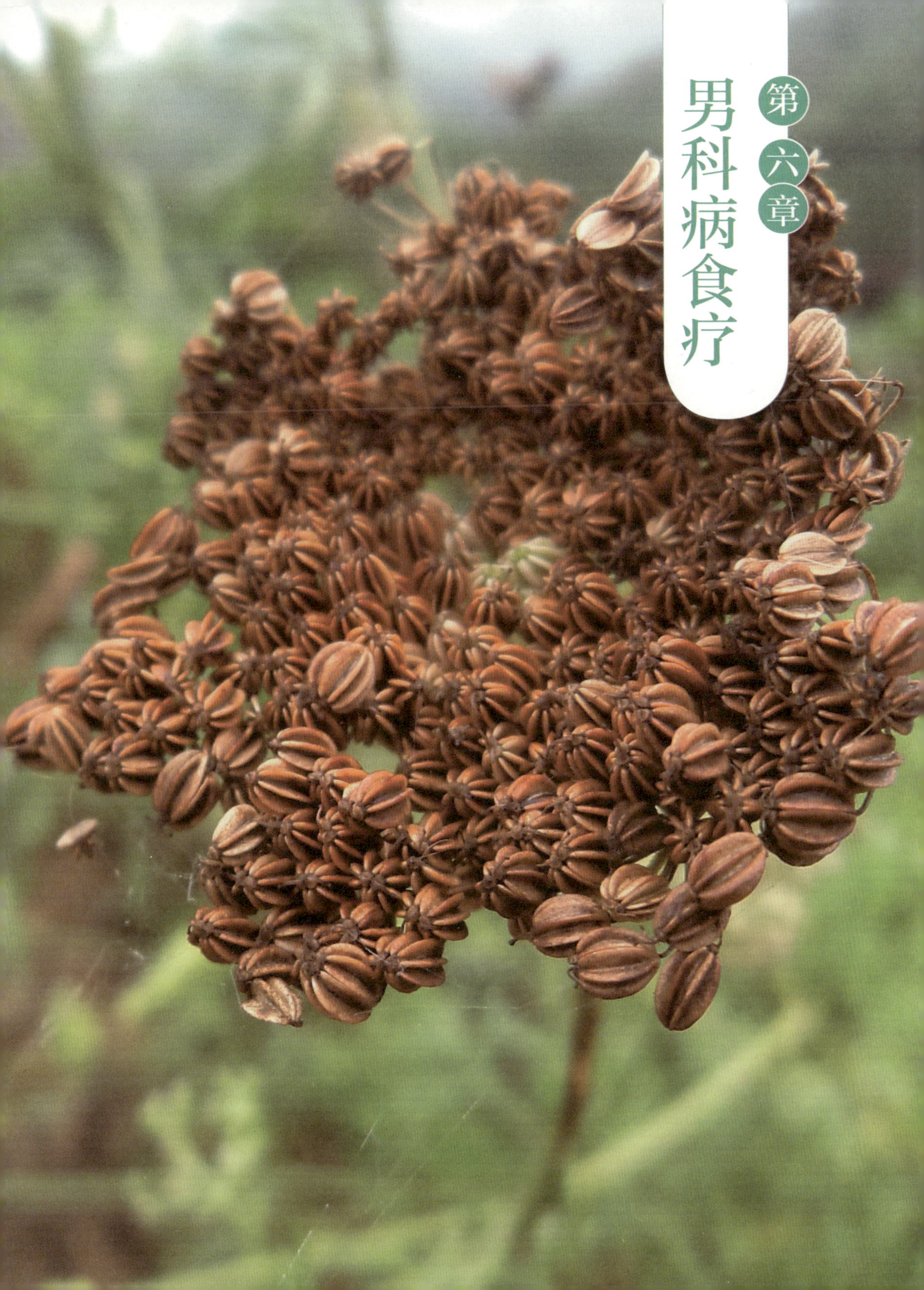

腰膝软弱无力或冷痛。

一、性欲低下

性欲低下是指由心理性或器质性病因所致的持续或反复的性幻想、性行为欲望下降甚至缺失的性功能障碍。病因病机为先天不足、天癸不充、命火不旺、劳心思虑过度、损伤心脾，或郁怒伤肝，或久病伤阴耗血、肝络失养。

养元鸡子

原料　鸡蛋2个，附片、山药各10克，小茴香5克，青盐2克。

制法　先将小茴香、山药、附片、青盐放入砂锅中，加适量的水煎煮2小时以上。将鸡蛋打在碗内，用滚开药液冲调即成。每日晨服1次，坚持月余即可见效。

功用　补肾壮阳，益精增力。适用于肾阳虚肾精亏的早衰、性欲减退、阳痿等症。青少年肾不虚者忌服。

龙马童子鸡

原料　虾仁15克，海马10克，仔公鸡1只，料酒、盐、味精、生姜、葱段、水豆粉、清汤各适量。

制法　将仔公鸡去毛及肠杂，洗净备用。将海马、虾仁用温水泡10分钟，分放在鸡肉上，加葱段、姜块、清汤、料酒，上笼蒸至熟烂，出笼后除去姜块、葱段，放入味精、盐，另用水豆粉勾芡收汁，浇在鸡面上即可。

功用　温肾壮阳，补气益精。适用于性欲减退、阳痿、早泄、小便频数、耳鸣目眩、

药制羊肾

原料　羊肾1个，杜仲5克，小茴香1克，巴戟肉、韭菜子各2克，炒盐适量。

制法　将羊肾从内侧剖开，去筋膜，洗净。将诸药与炒盐放入羊肾内，用线扎紧，放锅内隔水蒸30～50分钟，去净肾内药粉，切成片即可。晚饭后食用。

功用　扶阳补肾。适用于肾阳不足、性欲减退、早泄、阳痿、腰膝冷痛、小便清长。

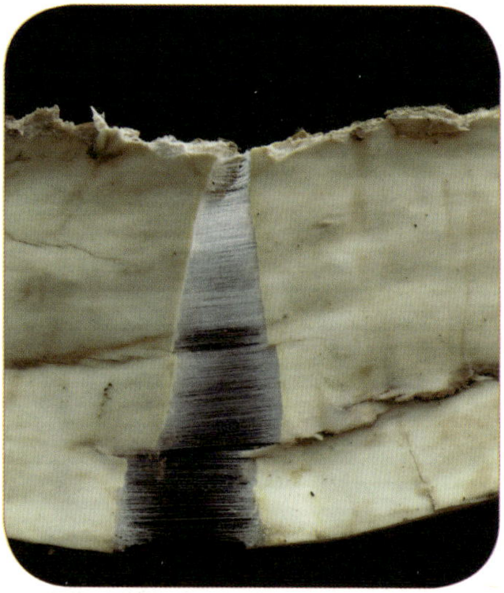

杜仲，别名思仙、思仲、丝连皮、扯丝皮、丝棉皮、玉丝皮、厚杜仲、绵杜仲。为杜仲科杜仲属植物的树皮。味甘，性温。归肝、肾经。具有补肝肾、强筋骨、安胎的功效。适用于腰脊酸疼、足膝痿弱、小便余沥、阴下湿痒、胎漏欲坠、胎动不安、高血压等。

淫羊藿面条

原料 面条适量，山药 40 克，淫羊藿 10 克，龙眼肉 50 克，酱油、葱各适量。

制法 将淫羊藿加水煎取药汁备用。在锅内加水，将山药捣成粉后加入，待熟后再加入淫羊藿汁和龙眼肉，以及酱油、葱做成面卤。另锅下面条，浇上面卤食用。

功用 增强性功能和大脑活动功能，健脑安神，强精健脾。适用于神经衰弱、性功能减退等症。

二、阳痿

阳痿是指成年男子在有性欲要求时，阴茎不能勃起或勃起不坚，或坚而短暂，致使不能进行性交的病症，是男性性功能障碍常见疾病之一。本病多因先天禀赋不足，后天房事过度；或少年手淫、长期精神紧张、思虑过度、情志郁结、伤及肝脾，或以酒为浆，过食辛辣及膏粱厚味，湿聚化热，湿热下注，阻遏阳道，使阳气不布、宗筋弛纵所致。老年性阳痿是指老年男人出现阴茎不能勃起或勃起不坚，在临床上虽然不是一种病理现象，但随年龄的增大，老年人性欲减低，性生活次数也会相应减少，大多由机体功能下降、命门火衰、肝肾不足引起；部分由精神心理因素造成；再者老年人触觉的敏感性普遍降低，而难以产生反射性勃起的刺激。阳痿随着男性年龄的增长而发生率亦逐渐增高。本病在中医学中多属于“阳痿”“筋痿”等范畴。

虫草炖雄鸭

原料 冬虫夏草 10 条，雄鸭 1 只，生姜、葱白、胡椒粉、盐、陈皮末、味精各适量。

制法 先将冬虫夏草清除灰屑后用温水洗净；鸭宰杀去毛、剖腹去肠杂及两侧臊豆后洗净；生姜、葱白洗净后分别切成小片及葱花。然后将冬虫夏草放入鸭腹，缝合后放入锅中加适量水，小火炖熬软后加入姜片、葱花、陈皮末、胡椒粉、盐、味精，调味后即成。细嚼冬虫夏草，食肉饮汤。

功用 保肺益肾，补虚清热，除水肿，消胀满，养胃，补血，生津，壮肾阳。适用于阳痿、神疲、咳嗽多痰、食不消化、贫血患者食用。

白汁鳜鱼

原料 鳜鱼 500 克，熟火腿、虾仁、青豆、水发香菇各 15 克，鸡汤 60 毫升，料酒、盐、胡椒粉、葱、姜、猪油、蛋清、淀粉、味精、鸡油各适量。

制法 将鳜鱼去鳞和内脏，在沸水中烫一下捞出，刮去肚内黑衣，洗净，用刀在鱼背厚肉处作十字形花刀；将熟火腿、香菇切丁；虾仁用盐拌和，将蛋清均匀地粘在虾仁上，洒上适量干淀粉，拌匀，入油锅炸至断生后及时出锅。把鱼放在浅汤盆中，加入料酒、盐、胡椒粉、葱、姜、猪油，放蒸锅中，旺火蒸 15 分钟，拣去葱、姜。把蒸鳜鱼的卤汁倒入炒锅中，在旺火上加入香菇丁、青豆、火腿丁、虾仁、鸡汤烧滚，加入味精和少量湿淀粉，放入鸡油，出锅浇在鱼面上即可。

功用 补肾益气。适用于肾精亏损的阳痿不举、畏寒、面色不华、精少清冷等症。

三子泥鳅汤

原料 活泥鳅200克，韭菜子、枸杞子、菟丝子各20克，盐、味精各适量。

制法 将泥鳅用沸水烫杀，剖腹去内脏、肠杂，然后再用清水洗净。将韭菜子与菟丝子装入一纱布袋，把口扎紧，然后将泥鳅、枸杞子和纱布袋一同放入锅中，加入清水，用旺火煮沸后，再改小火煨至水剩一半左右时取出布袋，加入盐及味精即成。

功用 暖中益气，补肾壮阳。适用于阳痿及贫血者。

雄蚕蛾

原料 雄蚕蛾20只，白酒30毫升。

制法 选活雄蚕蛾，在热锅上焙干，研末，冲白酒服。

功用 补肾壮阳。适用于肾虚阳痿。服食疗期间忌食萝卜。

韭菜炒羊肝

原料 韭菜100克，羊肝120克。

制法 将韭菜切6厘米长，羊肝切片，与韭菜一起用铁锅旺火炒熟。

功用 温肾固精。适用于男子阳痿、遗精、盗汗、女子月经不调、经漏、带下、遗尿，以及夜盲症、角膜软化症。

冬虫夏草炖河车

原料 冬虫夏草10～15克，鲜紫河车1个。

制法 将冬虫夏草与紫河车加水置瓦盅中，隔水炖熟。吃紫河车喝汤。

功用 补气益血。适用于阳痿、遗精、盗汗、肺结核、贫血、老年慢性气管炎。

东风螺汤

原料 东风螺200克，巴戟天、黄芪、当归、枸杞子、龙眼肉各150克，盐、葱、姜、味精各适量。

制法 将东风螺放清水中使其吐清肠中泥沙；将巴戟天、黄芪、当归用纱布包，与东风螺、枸杞子、龙眼肉共炖汤，汤开后加盐、葱、姜、味精炖至螺肉熟即可，去药包。

功用 滋补肾阴，益气壮阳。适用于肾虚之阳痿、遗精、四肢酸软、困倦乏力等症。

枸杞羊肉粥

原料 枸杞叶250克，羊肾1只，羊肉100克，葱白2茎，粳米100～150克，细盐少许。

制法 将新鲜羊肾剖洗干净，去内膜，切细；再把羊肉洗净切碎。枸杞叶煎汁去渣后，同羊肾、羊肉、葱白、粳米一起煮粥。待粥成后加入细盐少许，稍煮即可。

功用 滋肾阳，补肾气，壮元阳。适用于肾虚劳损、阳气衰败所致的阳痿、腰脊疼痛、腿脚痿弱、头晕耳鸣、听力减退、尿频或遗尿等。

三、遗精

遗精是指以不因性交而精液频繁遗泄，每月发生4次以上为主要表现的不固类疾病，有梦遗与滑精之别。睡中有梦而遗者，称为梦遗；睡中无梦，甚至清醒时而遗者，称为滑精。本病常见于西医学中性神经衰弱症、前列腺炎、精囊炎、男性性功能障碍以及某些慢性疾病等。

枸杞炖牛鞭

原料 罐装牛鞭1瓶，枸杞子25克，盐、味精、鸡精、料酒、胡椒粉、花椒、大葱、老姜、胡荽、鲜汤各适量。

制法 将牛鞭划上十字花刀，切段；枸杞子用温水泡软；花椒用纱布包好；大葱挽成结；老姜拍碎；胡荽切细成粒。锅置旺火上，烧鲜汤下牛鞭、姜、葱结、料酒、胡椒粉、花椒至汤沸，用勺撇去浮沫，炖至牛鞭将软，拣去姜、葱结、花椒不用，投入枸杞子，再煮一会儿，烹入盐、味精、鸡精和匀，起锅盛入碗中，撒上胡荽粒即成。

功用 补肾壮阳。

荔枝根炖猪膀胱

原料 荔枝根60克，猪膀胱100克，盐、味精各适量。

制法 将荔枝根、猪膀胱洗净切碎后共入锅，加入水，旺火煮沸后再改用小火炖至水剩约250毫升时，捞出荔枝根，加入盐、味精调味，即成。每日1次，连服7日。

功用 开胃益脾，补元气，养血润肤，健脑。适用于遗精日久、腰酸无力者食用。

猪肾煨附子

原料 猪肾1对，熟附子末3克，湿棉纸适量。

制法 将猪肾1对，切开去膜，入熟附子末，湿棉纸裹煨熟。空腹食，每日1次。

功用 补肾益精。适用于肾阳虚之腰痛、下身冰冷、遗精、阳痿、耳鸣耳聋、小便频数。

猪脊髓煲莲藕

原料 猪脊髓（连脊骨）500克，莲藕250克。

制法 将猪脊髓、莲藕同放锅内熬煲。

功用 补血益肾。适用于遗精、面色苍白、四肢乏力、腰膝酸软。

猪腰核桃

原料 猪腰1对，杜仲、核桃仁各30克。

制法 将猪腰与杜仲、核桃仁同煮熟。

功用 益肾助阳，强腰益气。适用于肾虚不固的遗精盗汗。

一品山药

原料 生山药500克，面粉150克，核桃仁、什锦果脯、蜂蜜各适量，白糖100克，猪油、芡粉各少许。

制法 将山药蒸熟去皮，和面粉揉成团，再制成饼坯，上置核桃仁、什锦果脯，移蒸锅上蒸20分钟。出锅后在饼上浇一层蜜糖（蜂蜜1汤匙、白糖100克、猪油和芡粉各少许，加热即成）。当早点或夜宵吃。

功用 补肾滋阴。适用于消渴、尿频、遗精。

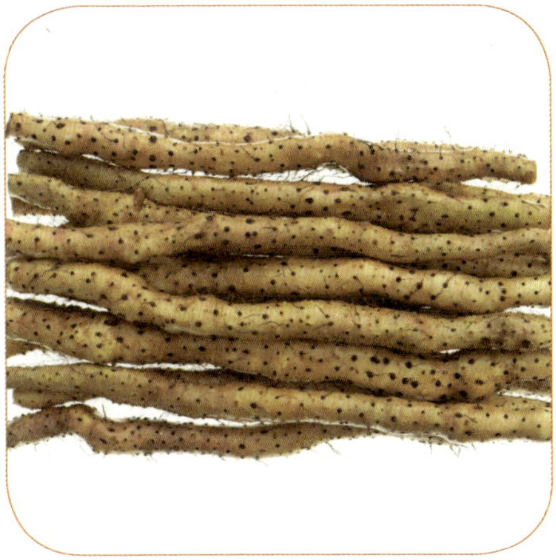

山药，别名薯蓣、土薯、山薯蓣、怀山药、淮山、白山药。为薯蓣科植物薯蓣的干燥根茎。味甘，性平。归脾、肺、肾经。具有补脾养胃、生津益肺、补肾涩精之功效。主治脾虚食少、久泻不止、肺虚喘咳、肾虚遗精、带下、尿频、虚热消渴。

芡实莲蓉包

原料 白莲子、白糖各300克，面粉500克，芡实、发酵面团各150克，冬瓜糖50克，食用碱少许。

制法 将白莲子蒸透熟压成莲蓉，加白糖和冬瓜糖切碎搅和成馅。芡实研成粉细筛，与面粉，加50克白糖和成发酵面团，加适量食用碱水均匀揉成面团。稍后将面团揪成若干包子面坯，将坯压扁擀成中间厚边薄的圆皮，包入莲蓉馅，入蒸笼蒸15分钟即可，可当主食吃。

功用 固肾涩精，对遗精、体弱者有疗效。

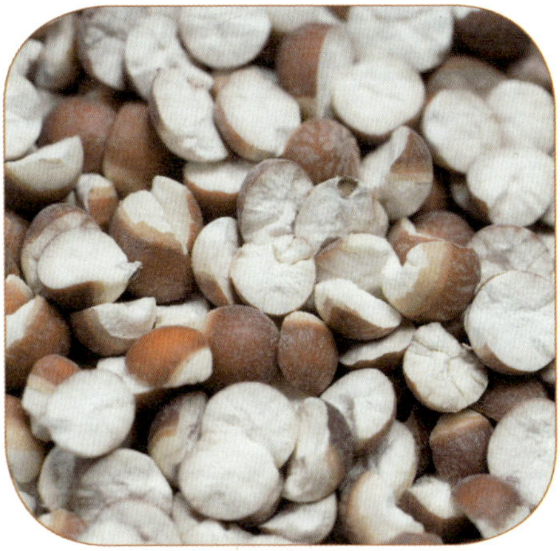

芡实，别名卵菱、鸡瘫、鸡头实、雁喙实、水鸡头、刺莲藕、鸡头果、鸡咀莲、鸡头苞、刺莲蓬实。味甘、涩，性平。归脾、肾经。具有固肾涩精、补脾止泄之功效。主治遗精、淋浊、带下、小便不禁、大便泄泻。

汤煨甲鱼

原料 甲鱼1只（约500克），鸡蛋、酱油、黄酒、葱末、胡椒末、姜末各适量。

制法 先将甲鱼杀死，用八成热的开水烫一下，用刀剖去外部的皮衣，然后将一层黑皮刮去，将肚皮剪开，去内脏，洗净。再取锅加水将甲鱼煮烂，用漏勺捞出凉透，拆去甲鱼骨，切碎，用鸡蛋、酱油、黄酒煨，加汤2碗，煎至1碗起锅，用葱末、胡椒末、姜末掺之即成。

功用 滋阴补精。适用于阴虚火旺之遗精，兼有虚烦少寐、失眠健忘、五心烦热、心悸神疲、盗汗、腰酸肢软、舌红少苔、脉细而数等症。

四、早泄

早泄是指以性交之始即行排精，甚至性交前即泄精，不能进行正常性生活为主要表现的病症。本病在西医中属于男性性功能障碍疾病。

黄芪杞子炖乳鸽

原料 黄芪、枸杞子各30克，乳鸽1只。

制法 先将乳鸽去毛及内脏与黄芪、枸杞子同放炖盅内，加水适量，隔水炖熟。一般3日炖1次，3～5日为1个疗程。

功用 补心益脾，固摄精气。适用于早泄、阳痿、体倦乏力、自汗、心悸。

淮山圆肉炖甲鱼

原料 山药15～20克，龙眼肉15～20克，甲鱼1尾。

制法 先用滚水烫甲鱼，使其排尿，再切开洗净，掏出内脏，然后将甲鱼肉、甲鱼壳、山药、龙眼肉一起放入炖盅内，加水适量，隔水炖熟服用。

功用 补肾益精。适用于早泄、食欲不振、心悸怔忡、泻痢、耳聋目暗。

枸杞炖羊肉

原料 羊腿肉1000克，枸杞子20克，清汤2000毫升，生姜、葱、料酒、盐、味精各适量。

制法 将羊腿肉投入沸水锅内煮透，再丢入冷水中洗去血沫，切成肉块；取适量生姜切片，葱切段。将铁锅烧热后投入羊肉和姜片煸炒，烹入料酒炝锅。炒透后将羊肉和姜片一并倒入砂锅内，放入枸杞子、清汤和适量盐、葱段，用大火煮沸，撇去浮沫，加上锅盖，用小火炖煮，以羊肉熟烂为度，拣去葱、姜，酌量加味精。

功用 益精明目，补肾温中。用于脾肾亏虚、性欲减退、阳痿早泄。年老体弱者也可食用。

椰子糯米蒸鸡饭

原料 椰子肉、糯米、鸡肉各适量。

制法 将椰子肉切成小块，加糯米、鸡肉适量，置有盖的瓦盅内，隔水蒸至熟。

功用 补脾，益心，摄精。适用于早泄、阳痿、四肢乏力、食欲不振。

五、精液异常

精液异常是指精液的色、量、形态计数、活动力、活动率、液化情况等不在正常生育范围之内，此症是男性学科棘手问题之一。

精液异常是男性不育的主要原因之一，其病因极为复杂，涉及面甚广。在诊治方面，经反复研究探讨，审病求因，辨证论治，其病机皆属精气不足，可出现精液量少、色异、畸形、无精子、精子计数低下、活动力弱、活动率差、精液在60分钟以上不液化、脓（血）精液等多种病症。

莲子山药酒

原料 莲子、炒山药各 50 克，白酒 800 毫升。

制法 将莲子去皮、心，连同山药装入酒坛内，再将白酒倒入酒坛中，拌匀，盖上盖，封严，每隔 2 日搅拌 1 次，浸泡 15 日即成。每次饮服 15 ~ 20 毫升，每日 2 次。

功用 养心补脾，益肾涩精。适用于脾虚腹泻，遗精等症。

芡实核桃粥

原料 芡实粉 30 克，核桃仁 15 克，大枣 7 枚。

制法 将核桃仁打碎，大枣去核，芡实粉用凉开水打成糊状，放入滚开水中搅拌，再入核桃仁、大枣，煮成粥，加糖食用。连用半个月。

功用 益气温肾，止带。

巴戟二子酒

原料 巴戟天、菟丝子、覆盆子各 15 克，米酒 500 毫升。

制法 将前 3 味捣碎，置容器中，加入米酒，密封，浸泡 7 日，即成。每次服 10 ~ 15 毫升，每日服 2 次。

功用 补肾涩精。适用于精液异常、滑精、小便频数、腰膝冷痛等。需要注意的是，凡阴虚火旺者忌服。

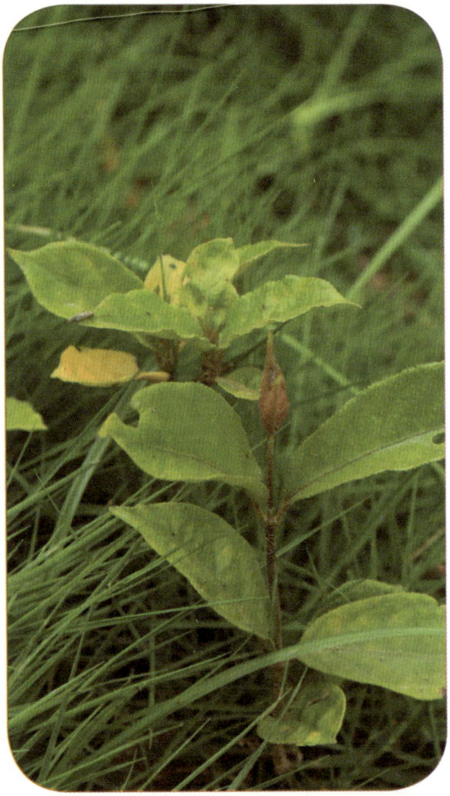

巴戟天，别名鸡肠风、鸡眼藤、三角藤。为茜草科植物巴戟天的根。味甘、辛，性微温。归肾、肝经。具有补肾阳、强筋骨、祛风湿之功效。适用于阳痿遗精、宫冷不孕、月经不调、少腹冷痛、风湿痹痛、筋骨痿软等症。

六、男子阴冷

男子阴冷是指男性自觉前阴寒冷为主症的疾病，可伴有小腹寒冷，性欲淡漠。

冬虫河车汤

原料 冬虫夏草 25 克、鲜紫河车（切碎）1 具，葱段、姜末、料酒、盐、味精各适量。

制法 将冬虫夏草、鲜紫河车同入炖盅，加水适量及葱段、姜末、料酒、盐、味精，隔水炖熟。

服法 晚上睡前温热分次服。

功用 祛寒温肾。适用于肾阳虚衰型腰膝酸软、骨蒸分热、头晕耳鸣等。

肉桂鸡肝

原料 肉桂 5 克，雄鸡鸡肝 1 具，葱、姜、盐、料酒各适量。

制法 将雄鸡鸡肝切成 4 块，肉桂切成小块，一并放在大碗内，酌加适量葱、姜、盐、料酒和清水。将碗放入锅内，隔水加热，炖至鸡肝熟烂为度，可加少量味精。

功用 温补心肾，健脾暖胃。适用于心脾肾阳虚气弱、阳痿不举、腰部酸冷、夜尿频多、甚至遗尿、四肢不温。

补骨脂胡桃膏

原料 补骨脂、蜂蜜各 250 克，核桃仁 500 克，酒适量。

制法 将核桃仁（连皮）捣成泥状；补骨脂酒拌、蒸熟、晒干、研末。蜂蜜熔化至沸，加入核桃仁泥、补骨脂粉，和均，收贮瓶内。

功用 补肾强腰，养筋健骨。适用于肥大性关节炎、外伤性关节炎等。属于肾虚骨弱者，症见腰酸脊硬、仰俯不得、不耐久坐、膝软脚弱、行走不健、气短乏力、夜尿频数、舌淡胖大苔白腻、脉沉细。

七、睾丸肿痛

睾丸肿痛是男科临床常见的病症之一，常因外伤、炎症、肿瘤等病引起。本病在中医学中属于“肾子痛”范畴。

瓦楞子蒸鸡肝

原料 瓦楞子 3 克，鸡肝 1 具。

制法 把瓦楞子研细末，与鸡肝拌匀，隔水蒸熟。吃鸡肝，每日 2 次。

功用 消痰化瘀，软肾散结。对小儿睾丸酸胀隐痛、副睾丸上的硬结、饮食不佳、舌淡苔白、脉滑均有疗效。

马鞭草蒸猪肝

原料 马鞭草 30 克，猪肝片 60 克，盐、油、味精各适量。

制法 马鞭草洗净切段，与猪肝片加盐、油、味精共蒸熟烂食。

功用 清热解毒，活血散瘀。需要注意的是，脾胃虚寒者慎用。

八、不育症

男性不育症是指夫妇婚后2年，有生育愿望，未采取避孕措施而未孕育，或曾有孕育而后2年以上再未有孕育者，且女方已被确认具有健全的性器官和正常的性功能，具备生育能力，由男方因素导致女方未能自然受孕。前者为原发性不育症，后者为继发性不育症。其中，精液疾病亦是导致男性不育的主要原因之一，包括：①精液不液化，是指离体精液在25℃室温下60分钟仍呈胶冻状，或仍含有大部分凝块的状态。这是导致男性不育症的常见原因之一。这种异常的液化过程的延迟，使精子发生凝集或制动，减缓或抑制精子正常通过子宫颈而造成不孕。常见于前列腺炎等。②精子减少症，是指男子在禁欲3～7日后，取1次射精的标本于2小时内送检，精子数量低于2000万/毫升，属于精液质量异常所致的男子不育症之一。常见于睾丸生殖能力下降等。③无精子症，是指多次不同时期精液检查（一般2次以上）均未发现精子的疾病。在精液异常所致不育症中较为少见，但最为难治。本病在中医学中属于“无子”“绝孕”“不育”等范畴。④精子动力异常症，是指精子的活动能力下降的一种疾患，是引起男性不育的主要原因之一。

甲鱼肉银耳汤

原料 甲鱼1只，银耳15克，盐、姜适量。

制法 将甲鱼宰杀制净，切块；银耳水发，与甲鱼肉、姜同炖，熟后加盐调味。食甲鱼肉、银耳并饮汤，每日1剂，连用5～7日。

功用 滋阴降火。适用于精液不液化所致的不育症。

参芪雀卵汤

原料 人参15克，黄芪20克，山药25克，麻雀蛋5个。

制法 将人参、黄芪、山药水煎，去渣，打入麻雀蛋搅匀再煮片刻。温服，食麻雀蛋饮汤，每日1剂，连服数日。

功用 健脾补肾。适用于精子活动力差所致的不育症。

益气健精汤

原料 人参、水发香菇各15克，山药、黄芪各20克，麻雀头5个，母鸡1只，葱、姜、盐、料酒各适量。

制法 将母鸡及麻雀头去毛洗净，同入锅内，加适量水上火煮，待七成熟时，加黄芪、山药、香菇、葱、姜、盐、料酒后，改小火煨至烂。人参用开水泡开，上笼蒸半小时。饮汤，吃肉，嚼食人参。

功用 健脾胃，补肾气。适用于脾肾气虚之精子活动力差者。

羊腰汤

原料 羊腰子1对，肉苁蓉12克，熟地黄、枸杞子各10克，巴戟天8克。

制法 将羊腰子切丁，与肉苁蓉、熟地黄、枸杞子、巴戟天同入锅，加水炖60分钟至羊腰子熟烂即可。每日1次。

功用 壮阳补肾。可辅治不育症。

九、前列腺炎

前列腺炎是中年男性最常见的疾病之一，发病年龄一般为15～55岁，可分为急性前列腺炎、慢性前列腺炎两大类，后者可细分为慢性细菌性前列腺炎、慢性非细菌性前列腺炎、前列腺痛3种。临床中急性前列腺炎发病较少，慢性前列腺炎在成年人群中发病较多，约占泌尿外科门诊患者的1/5。前列腺炎的症状繁多，个体差异较大，目前把前列腺炎的症状统称为前列腺炎综合征。

白兰花猪肉汤

原料 猪瘦肉150～200克，鲜白兰花30克（干品10克），盐适量。

制法 将猪瘦肉切小块，与鲜白兰花加水煲汤，加盐调味。

功用 补肾滋阴，行气化浊。适用于男子前列腺炎等症。

紫花炒田螺

原料 紫花地丁、田螺肉各60克，香油、盐各适量。

制法 把紫花地丁、田螺肉用香油炒熟，加盐调味即成。

功用 清热化湿。对前列腺炎有疗效。

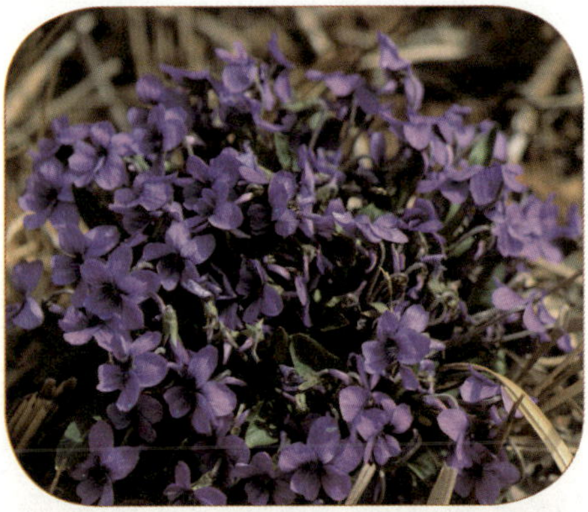

紫花地丁，别名铧头草、光瓣堇菜，为堇菜科植物紫花地丁的全草。味苦、辛，性寒。归心、肝经。具有清热解毒、凉血消肿之功效。适用于疔痈疮疖、丹毒、蜂窝织炎、毒蛇咬伤、黄疸、痢疾、乳腺炎、咽炎、尿路感染等症。

二紫通尿茶

原料 紫花地丁、紫参、车前草各15克，海金沙30克。

制法 将以上4种药研为粗末，置保温瓶中，以沸水500毫升泡15分钟。代茶饮用，每日1剂。

功用 消炎利尿。适用于前列腺炎、排尿困难及尿频、尿痛者。

蛇床红枣汤

原料 鲜蛇床100克（干品减半），大枣30克。

制法 将蛇床洗净切碎，同大枣一起加水 1000 毫升，煎至 400 毫升左右。每日分 2 次服，饮药汁吃枣。

功用 利水解毒。适用于前列腺炎。

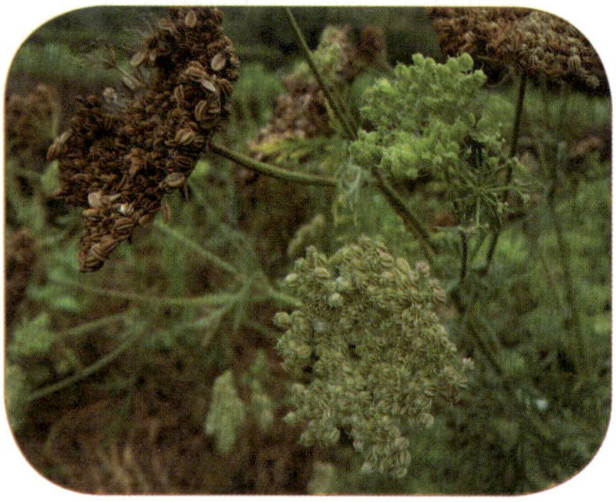

蛇床子，别名野茴香、野胡萝卜。为伞形科植物蛇床的果实。味辛、苦，性温。归肾经。具有祛风燥湿、杀虫止痒、强阳补肾之功效。适用于阴痒带下、阴道毛滴虫、阳痿、阴囊湿痒等症。

十、前列腺肥大

前列腺肥大又称良性前列腺增生，是一种因前列腺明显增大而影响老年男性健康的常见病。40%的50岁以上男性、80%～90%的80岁以上的老年男性组织学检查均有前列腺增生，部分出现临床症状。前列腺肥大以进行性尿频、排尿困难为临床特点。其病因未明，多认为由腺体增生引起机械性下尿道梗阻，与体内性激素平衡失调有关。本病在中医学中属于“癃闭”“精癃”等范畴。

小麦通草粥

原料 小麦 250 克，通草 30 克。

制法 将小麦去壳，通草研末，同入锅内，加水煮制成粥。分 3 次服食。

功用 清热利尿，养心益肾。适用于老年人前列腺肥大症湿热不去、肾气渐伤、小便淋漓涩痛、身热、小腹胀满。

补肾利尿小肚

原料 猪小肚 1 个，肉苁蓉 30 克，淫羊藿、葱白各 15 克，盐、味精各适量。

制法 将猪小肚切块；肉苁蓉、淫羊藿用纱布包好，一起放入砂锅内，加葱白、清水，小火炖煮，待小肚烂熟即可。加盐、味精调味即可。

功用 温肾补虚，利尿。适用于前列腺肥大肾阳虚衰、小便频数不畅、排尿困难，或点滴而出、小腹胀满、畏寒喜暖、腰酸肢软、头晕、面色苍白。

田螺益母草汤

原料 田螺 250 克，益母草 125 克，车前子 30 克。

制法 将田螺漂洗干净，去尾尖；益母草切碎；车前子用布包好。将三种原料一起加水煎汤，去药包即可。喝汤，食田螺肉及益母草。

功用 有清热利湿，行气通滞的作用。适用于膀胱湿热型的前列腺肥大，以及小便频数、量少、短赤灼热等症。

第七章 儿科病食疗

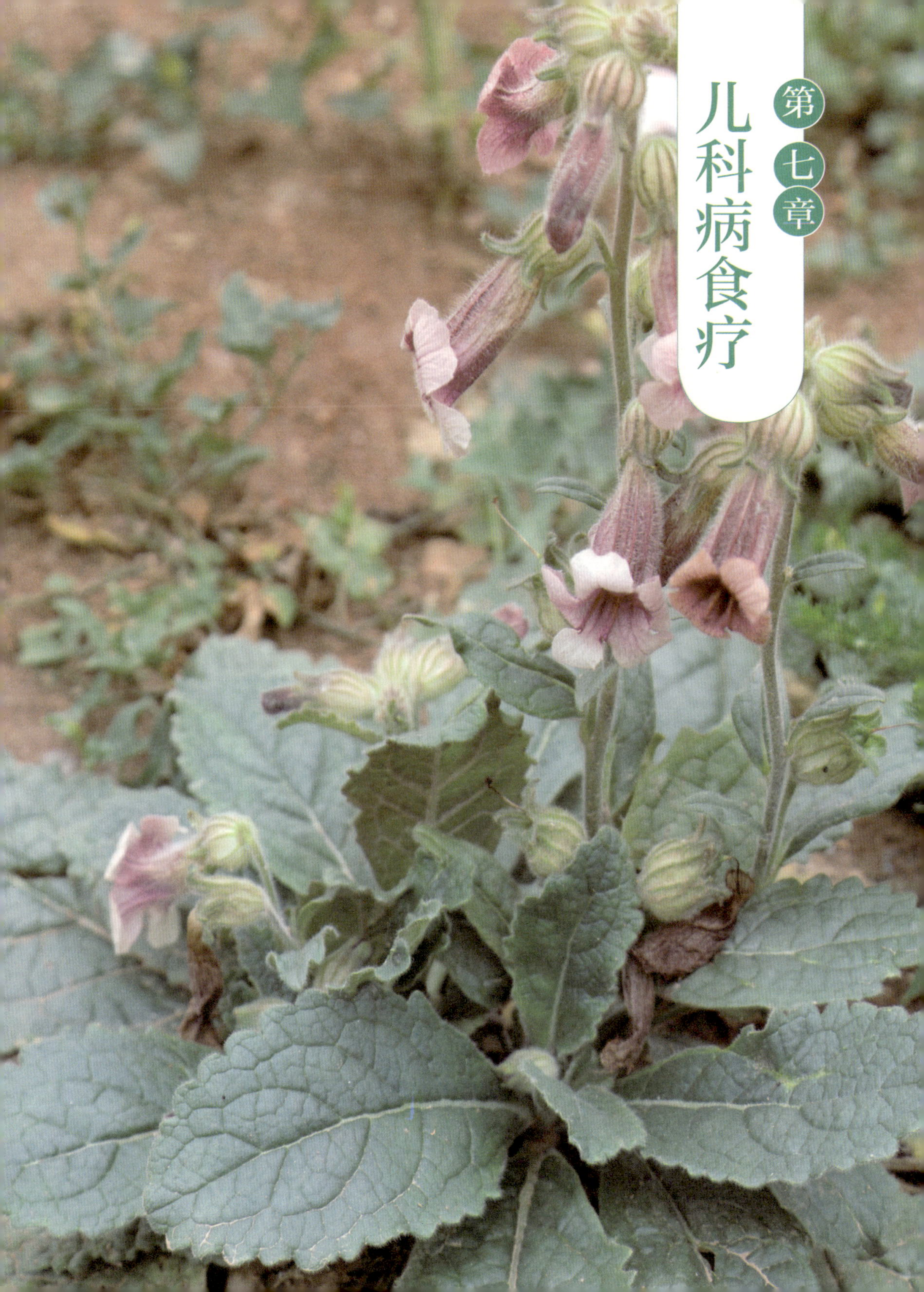

一、小儿暑热

小儿暑热证是夏季婴幼儿常见的发热性疾病，多见于3岁以下的小儿。发病原因主要是由于小儿身体发育不完善，体温调节功能较差，不能很好地维持产热与散热平衡，以致排汗不畅、散热慢，不能适应酷热环境。其表现为发热、烦躁、易哭、唇干舌燥、口渴多饮、食欲减退、汗闭、疲乏、消瘦。因本病发病时间多为夏季，又称夏季热。

青蒿绿豆粥

原料 青蒿5克，西瓜皮60克，茯苓12克，鲜荷叶10克，绿豆、粳米各30克。

制法 将青蒿（或鲜用绞汁）、西瓜皮、茯苓入锅内共煎取汁去渣。将绿豆淘洗净后，与粳米、荷叶同煮为稀粥，待粥煮熟，加入以上药汁再稍煮即成。

功用 清暑利湿，利小便。症状表现为寒热似疟、口渴心烦、身热、苔黄腻、脉弦数。

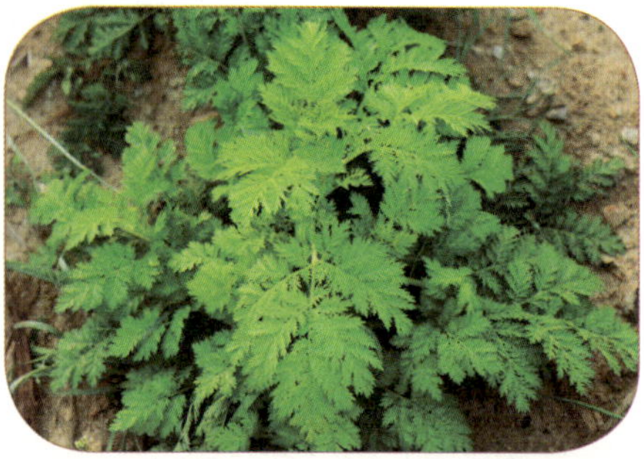

青蒿，别名蒿、草蒿、方溃、三庚草、野兰蒿、黑蒿、白染艮。为菊科植物黄花蒿的干燥地上部分。味苦、微辛，性寒。归肝、胆经。清热，解暑，除蒸。主治温病、暑热、骨蒸劳热、疟疾、痢疾、黄疸、疥疮、瘙痒。

山楂陈皮竹叶粥

原料 鲜淡竹叶30克，山楂肉10克，广陈皮5克，粳米100克，白糖少许。

制法 先将鲜淡竹叶、山楂肉、广陈皮洗净，共煎取汁，去渣，再与粳米同煮成稀粥，最后调入白糖食用。

功用 适用于寒热往来、身困乏力、腹脘痞满、食欲不振、苔黄腻、脉滑数。需要注意的是，高热、神昏谵语、躁动不安者不宜服用。

清热祛湿粥

原料 赤小豆30克，白扁豆、薏苡仁、芡实、木棉花各20克，川萆薢、灯心草各10克，赤茯苓15克，粳米50克。

制法 将川萆薢、赤茯苓、木棉花、灯心草洗净，水煎至2碗，去渣取汁，加入赤小豆、白扁豆、薏苡仁、芡实、粳米煮粥食。

功用 适用于暑热而引起的小便不利、胃滞不适。脾肾阳虚、浮肿、小便不利、五更腹泻、神疲肢冷者，勿服。

蕹菜荸荠茶

原料 蕹菜（空心菜）、荸荠各500克。

制法 将以上两种材料同入锅，加水煮汤代茶饮。

功用 清热解暑，生津利尿。适用于夏季小儿口渴口干、尿黄短涩等。

二、小儿流涎

小儿流涎症即流涎不收，俗称“流口水”，是指小儿涎液过多，经常流出口外，常见于婴幼儿时期。病因有生理、病理两个方面，若是生理性流涎则不用治疗；若是患口腔黏膜炎症以及神经系统疾病时，唾液分泌过多或吞咽障碍所致的流涎，则要积极治疗，否则严重时可导致口角赤烂等。本病在中医学中属于“滞颐”范畴。

灯心草粥

原料 灯心草6克，石膏10克，栀子3克，粳米30克。

制法 将石膏、栀子、灯心草，久煎取汁去渣，再加入粳米共煮成粥。

功用 清热泻脾。适用于小儿流涎、口舌生疮、烦躁不宁。

益智粥

原料 益智、白茯苓、大米各30～50克。

制法 先把益智同白茯苓烘干后，一并放入碾槽内研为细末；将大米淘净后煮成稀薄粥，待粥将熟时，每次调入药粉3～5克，稍煮即可；也可用米汤调药粉3～5克稍煮。每日早、晚分2次服，每次趁热服食，连用5～7日。

功用 益脾，暖肾，固气。适用于小儿遗尿，也可用于小儿流涎。

摄涎饼

原料 炒白术、益智各20～30克，鲜生姜、白糖各50克，白面粉适量。

制法 先把炒白术和益智一同放入碾槽内，研成细末；把生姜洗净后捣烂绞汁；再把药末同白面粉、白糖，加入姜汁和清水和匀，做成小饼15～20块，放入锅内，如常法烙熟。

功用 健脾摄涎。适用于小儿口角流涎。小儿口腔溃疡、小儿口疮所致的流涎忌服。

三、小儿咳嗽、哮喘

小儿咳嗽是一种症状，是一种保护性反射动作，通过咳嗽把呼吸道中的“垃圾”清理出来（咳嗽同时往往伴有咳痰，痰就是“垃圾”）。那这么说来，咳嗽是好事，就不要止咳治疗了？不是的，当呼吸道中没有“垃圾”，只是有充血、水肿，或由于长期咳嗽刺激，使咳嗽中枢持久处于高度兴奋状态，这时的咳嗽就不是具有保护作用的反射动作了，就应该积极止咳了。即使是保护性的，如果咳嗽剧烈，影响睡眠和进食，也需要治疗。止咳治疗还具有祛痰、化痰、减轻呼吸道黏膜水肿、恢复气管内膜纤毛作用等。因此，止咳治疗不是简单的服用止咳药，要首先分析咳嗽的原发因素，针对病因治疗，才会收到好的效果。

小儿哮喘是一种较常见的小儿呼吸道的慢性疾病，包括支气管、呼吸道等让空气进入肺部的通道发生的炎症。哮喘的发作是由于呼吸道对某些物质的反应过度所致，可能导致这一过敏反应的物质包括烟草、冷空气及其他环境有害物质等。这些过敏物质致呼吸道变窄、呼吸困难，过敏原还使慢性炎症发作进入哮喘期。烟草、冷空气及其他环境因素虽可致哮喘发生，但它们本身并不引起炎症。

现在的孩子（尤其是发达国家的）已极少暴露于某些细菌与感染中。由于疫苗的广泛接种、抗生素的使用、母乳喂养的减少、与其他动物接触的减少及过度的干净，必然导致免疫系统缺乏必要的锻炼，因此哮喘的发生机会也就增加。研究人员指出，如果婴儿在出生后头6个月中经常与其他儿童接触，可以大大降低患哮喘病的概率。接触其他儿童可增加暴露于流行性感冒和其他非恶性传染病的机会，可以增强婴儿的免疫功能。

罗汉果茶

原料 罗汉果 1 只，柿饼 3 ~ 5 只。

制法 取罗汉果同柿饼，一并放入搪瓷杯内，加水适量，煎水当茶饮。

功用 清肺，润肺，止咳。适用于小儿百日咳。需要注意的是，小儿风寒感冒咳嗽勿用。

生姜核桃杏仁汤

原料 生姜 10 克，核桃仁 25 克，蜂蜜适量。

制法 将杏仁、核桃仁捣碎，生姜切片，加适量水，煮 10 分钟即可，再加入蜂蜜。

功用 适用于儿童久患咳嗽、体质虚弱、气短喘促。

桑白皮粥

原料 桑白皮 90 克，粳米 30 克，冰糖适量。

制法 先将桑白皮入砂锅加冰糖煎药汁，去渣用药汁煮粳米粥，快成熟时加入冰糖稍煮即可。

功用 成人或小儿肺热咳喘、水肿胀满均可食用，也可用于痰热壅肺的心力衰竭咳喘、水肿症状。

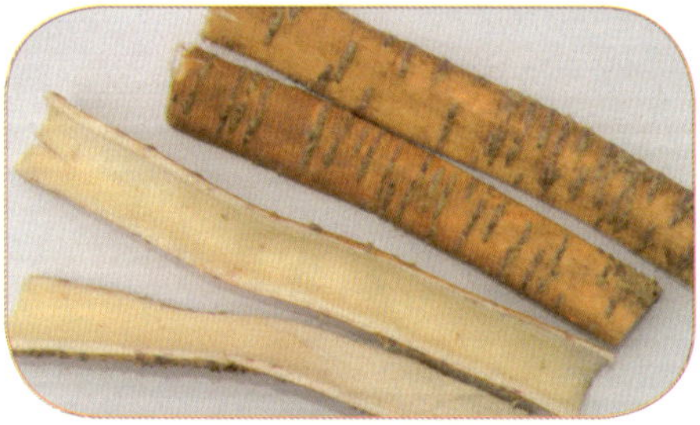

桑白皮，别名桑根白皮、桑根皮、桑皮、白桑皮。为桑科植物桑的根皮。味甘，性寒。归肺、脾经。具有泻肺平喘、行水消肿之功效。适用于肺热喘咳、吐血、水肿、脚气、小便不利等症。肺虚无火力、便多及风寒咳嗽者忌服。

雪羹汤

原料 海蜇30克，鲜荸荠15克。

制法 将海蜇用温水泡发，洗净，切碎；将鲜荸荠洗净去皮。把切碎的海蜇和荸荠一起放入砂锅内，加适量水，用小火煮1小时。煮好后，将汤倒入碗内。

功用 养阴清热，润肺止咳。适用于阴虚内热的咳嗽、痰黄而黏稠、口燥咽干等症。

麻黄蒸梨

原料 麻黄3～5克，大梨1只。

制法 先把麻黄捣为粗末；将生梨洗净后，剖开，挖去梨核。把麻黄放入梨心内，再将梨子合严，插上小竹签，然后放入碗内，隔水蒸熟后即可。去麻黄吃梨服汁，连用3～5日。

功用 止咳。适用于小儿百日咳的初期和痉咳期；也可用于小儿支气管炎咳嗽。

四、小儿疳积

疳积是小儿时期，尤其是1～5岁儿童的一种常见病症。小儿疳积是指由于喂养不当，或由多种疾病的影响，使脾胃受损而导致全身虚弱、消瘦面黄、发枯等慢性病症。疳积与麻疹、惊风、天花并称为儿科四大症。但古代所说之“疳积”已与现代之“疳积”有了明显的区别，在古时候，由于生活水平的限制，人们常常饥饱不均，对小儿喂哺不足，使脾胃内亏而生疳积，多由营养不良而引起，也就是相当于西医所讲的“营养不良”。而现在随着人们生活水平的提高，家长们又普遍缺乏喂养知识，盲目地加强营养，反而加重了孩子脾胃的负荷，伤害了脾胃之气，滞积中焦，使食欲下降，营养缺乏，故现在的疳积多由营养失衡造成的。

茯苓煮鸡肝

原料 鸡肝30克，茯苓10克。

制法 将鸡肝、茯苓共煮，吃肝喝汤。

功用 健脾生血，补益肝肾。适用于小儿疳积、身体亏虚。

榴根猪肉

原料 猪瘦肉，红石榴根皮30克。

原料 将红石榴根皮与猪瘦肉同放在砂锅中炖至熟烂即可。

功用 驱虫补虚。

鸡内金煮黄鳝

原料 黄鳝1条（约250克），鸡内金10克，酱油少许。

制法 将黄鳝去肠切段，同鸡内金加水共煮，酱油调食。

功用 补虚损，强筋骨，健胃消积。适用于小儿疳积虚损。

鸡内金散

原料 鸡内金适量。

制法 将鸡内金焙干研粉。每次2～3克，温开水送服。

功用 消食化积，健脾止泻。对小儿疳积、遗尿均有疗效。

胡萝卜玉米渣粥

原料 玉米渣100克，胡萝卜3～5克。

制法 先将玉米渣煮1小时，后将胡萝卜洗净切片放入再煮，待萝卜熟后即可。

功用 消食化滞，健脾止痢。适用于小儿消化不良、食积腹痛、久泄久痢。

小米淮山药粥

原料 山药45克（鲜品约100克），小米50克，白糖适量。

制法 将山药洗净捣碎或切片，与小米同煮为粥，熟后加白糖适量调匀。

功用 健脾止泄，消食导滞。适用于小儿脾胃素虚、消化不良、不思乳食、大便稀溏等。

二藤健脾糕

原料 旋花根150克，鸡血藤60克，面粉、白糖各250克。

制法 将前两味共研细粉，和面粉混匀后加白糖，用适量水揉成面团，切块或搓成小团块，蒸熟。

功用 补虚损，健脾消积。

使君子肉饼

原料 使君子、面粉各30克，猪瘦肉250克。

制法 将使君子捣碎，猪瘦肉洗净剁碎，与面粉混合均匀，做饼10个，蒸熟。每次1个，每日2次。

功用 补虚驱虫。适用于小儿身体虚热而有蛔虫者。

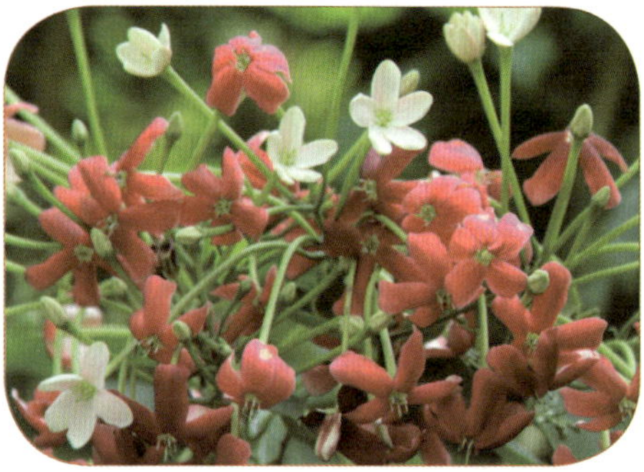

使君子，别名留球子、索子果。为使君子科植物使君子的果实。味甘，性温。具有杀虫消积之功效。适用于蛔虫病、蛲虫病、虫积腹痛、小儿疳积等症。

枣黄面丸

原料 大枣100枚，大黄30克，白面100克。

制法 将大黄研末，做成如枣核大的丸，塞入大枣内，外面裹以白面，在火中煅极熟。每次服7丸，每日2次。

功用 健脾消积。适用于小儿疳积的脾虚夹积滞者。

五、小儿食欲不振

小儿食欲不振是指较长时间的食欲减退或丧失，系儿科常见病症。主要表现为对所有食物均不感兴趣，甚至厌恶。长期厌食可引起严重的营养不良、体力衰弱以及神经精神异常。病因包括膳食习惯不良、胃肠道疾病、全身性疾病。本病被中医学称为“厌食”。

鲤鱼豆豉汤

原料 鲤鱼100克，淡豆豉30克，胡椒0.5克，生姜9克，陈皮6克，盐适量。

制法 将洗净的鲤鱼切成块。炒锅上火，将鲤鱼略炒加清水，同时放入淡豆豉、生姜、陈皮煮汤，最后加胡椒粉和盐少许调味。

功用 脾虚湿困引起的便溏、尿浑、食欲减退等症。

扁豆薏米粥

原料 白扁豆20克，山药15克，薏苡仁10克。

制法 将白扁豆、山药、薏苡仁等洗净一起放入砂锅，加水煮沸，小火煮成粥。

功用 和中健脾，消暑化湿。适用于小儿厌食。

麦芽山楂粥

原料 生山楂、炒麦芽各6～10克，粳米50克，白糖适量。

制法 先将山楂、麦芽煎水，然后用此水入粳米煮粥。服时可加适量白糖。

功用 适用于小儿乳食不节。

牛百叶粥

原料 牛百叶150～200克，大米40～50克，盐适量。

制法 将牛百叶用少许盐搓洗干净，切成小块，加大米、清水适量煮成粥。

功用 健脾益气，助消化。适用于小儿病后虚弱、食欲不振、气血不足等。

健儿糕

原料 茯苓、山药各15克，麦芽25克，蔗糖150克，糯米粉250克，香精适量，山楂20克。

制法 先把茯苓、麦芽、山药研成细粉，过80目筛；把山楂放入砂锅内，加适量水，煎汁。把茯苓等细粉同蔗糖、糯米粉、香精和匀后，加入山楂汁搅拌均匀，制成糕饼，烘干即可。

功用 健脾消食，助运导滞。适用于小儿形体消瘦、食欲不振、大便稀溏等症。

六、小儿消化不良

小儿消化不良会导致食欲不好、呕吐、腹泻，面黄，易疲倦，易感染其他疾病，可发生营养不良。

发病年龄以3岁以下为主。病因包括长期饮食不当引起热能不足，消化系统疾病引起摄入食物不能充分消化、吸收、利用，慢性消耗性疾病导致消耗增多。本病在中医学中属于“疳症”范畴。

海蜇煮荸荠

原料 荸荠250克，海蜇100克。

制法 选择个大、肥嫩的鲜荸荠洗净后，去掉小芽及基根。把海蜇漂洗后，同荸荠一并放入小锅内，加适量水同煮，待荸荠煮熟后，去掉海蜇，取出荸荠。每次温热嚼食荸荠3～5个，连用2～3日。

功用 消积，化痰。适用于小儿积滞。需要注意的是，体弱小儿1次不可服食过多。

消食饼

原料 炒山楂、炒白术各120克，神曲60克，米粉250克。

制法 把炒山楂、炒白术和神曲一并研为细末，加水与米粉和匀，搓揉成团，分成蛋黄大小的团块，压成饼状，把饼放入蒸笼内蒸熟即可。

功用 开胃口，助消化。适用于小儿伤食、消化不良、食积伤脾、嗳酸腐气或伤食泄泻。

蜜饯萝卜

原料 白萝卜500～1000克，蜂蜜150～200克。

制法 将白萝卜洗净后，切成条状或丁状；在铝锅内加水烧沸后，把萝卜放入再烧，至煮沸后即可把萝卜捞出，把水淋干，晾晒半日，再把它放入锅内，加入蜂蜜，以小火烧煮，边煮边调拌，调匀后，取出萝卜晾凉即可。

功用 宽中行气，消食化痰。适用于小儿饮食不消、腹胀嗳腐。

锅焦饼

原料 锅焦150克，神曲、山楂肉、莲子各12克，砂仁6克，鸡内金3克，大米粉250克，白糖100克。

制法 将锅焦放入锅内炒黄，然后把锅焦、神曲、山楂肉、砂仁、莲子、鸡内金一同放入碾槽内，共研为细粉，与大米粉及白糖拌和均匀，加适量水，揉成面团，做成小饼烙熟即可。

功用 补脾，健胃，助消化。适用于小儿脾胃气虚、消化力弱、饮食不香、大便稀薄等。

香砂藕粉糊

原料 砂仁2～3克，木香1～2克，藕粉30～50克，白糖适量。

制法 将砂仁同木香一同放入碾槽内，研为细末，每次取1/5～1/3的药末，同藕粉及白糖一起放入碗内和匀，用沸水冲泡，搅拌成糊状趁热食用。

功用 健脾开胃。适用于小儿厌食，也可用于小儿伤食症。

二丑消积饼

原料 黑丑、白丑各60克，面粉500克，白糖适量。

制法 先将二丑炒香脆，研成极细末，调和面粉，加入适量白糖，焙制成饼干。每片3克，每次1～2片。

功用 消食导滞。适用于小儿食积。

七、小儿腹泻

小儿腹泻被西医称为婴幼儿腹泻，是指一组、多因素所引起的，以腹泻为主要表现的综合征。临床以大便次数增多、粪质稀薄或如水样，或完谷不化为特点。本病是小儿常见疾病之一，一年四季均可发病，但以夏、秋季发病为多。发病年龄多在2岁以下，婴儿期发病者约占1/2。病原很多，病毒、细菌、真菌、寄生虫等均可引起肠道内感染，其中以病毒和细菌更为多见。本病在中医学中属于“泄泻”范畴。

山药莲肉粥

原料 山药15～30克，莲子、麦芽各5～10克，大米30～50克，白糖适量。

制法 将山药、莲子、大米洗净后同煮为粥，兑入麦芽煎汁、白糖，稍煮即可。

功用 健脾祛湿，和胃止泻。适用于小儿胃肠功能紊乱、泄泻症。

糯米固肠汤

原料 糯米30克，山药15克，胡椒末少许，白糖适量。

制法 将糯米略炒与山药共煮粥，熟后加胡椒少许。每日2次，加白糖适量调服。

功用 健脾暖胃，温中止泻。适用小儿脾胃虚寒泄泻。

栗子柿子饼糊

原料 栗子肉15克，柿饼半个。

制法 将栗肉、柿饼共磨成糊状，煮熟，每日分2次服。

功用 补肾，健脾，养胃。适用于小儿腹泻。

芡实山药糊

原料 芡实、山药、糯米粉、白糖各500克。

制法 先把芡实、山药一同晒干后，碾为细粉，与糯米粉及白糖一并拌和均匀，备用。用时取混合粉适量，加入冷水调成稀糊状，然后加热烧熟即成芡实山药糊。每次用混合粉50～100克。

功用 健脾止泻。适用于小儿脾虚久泻、消化不良、大便溏薄、体虚羸弱者。需要注意的是，患小儿急性肠炎、细菌性痢疾腹泻者忌用。

艾叶姜茶

原料 艾叶6克，生姜2片。

原料 将二味药同煮，去渣取汁。代茶饮。

功用 温中散寒。适用于寒泻，寒邪侵于肠胃、肠鸣腹痛、便泻稀水。

糯米车前叶粥

原料　鲜车前叶10～15克，糯米50克。

功用　将鲜车前叶洗净，切碎，煮汁后去渣，然后加入糯米煮成粥。

功用　清热利尿。适用于小儿急性腹泻及小便不通等症。

人参扁豆粥

原料　白扁豆5～10克，人参2～5克，粳米50克。

制法　先煮白扁豆，将熟时入粳米同煮成粥，同时单煎人参取汁，粥熟时将人参汁兑入，调匀即可。

功用　健脾止泄，益精补肺。适用于久泻不止、脾胃虚弱，或小儿吐泻交作。

八、小儿肾炎

小儿肾炎一般指肾小球肾炎，是一种双侧肾脏的弥漫性、非化脓性疾病。多发生于学龄儿童，6～9岁最为常见。常继发于上呼吸道的细菌或病毒感染，但是肾炎的发病并不是细菌或病毒直接损伤肾脏而发生的炎症，而是由于病原体侵入人体，引起体内产生的一系列自身免疫反应，造成肾脏损伤而致病。

茅根汤

原料　白茅根250克，白糖25克。

制法　将白茅根洗净后切碎，放入砂锅内，加适量水，煎汤去渣，然后加入白糖，溶化后即可饮用。

功用　清热利尿。适用于小儿急性肾炎。

鲫鱼冬瓜汤

原料　鲫鱼250克，冬瓜500克。

制法　将鲫鱼洗净，去肠杂及鳃，与冬瓜（去皮）同煎汤。

功用　清肺，利尿，消肿。适用于小儿肾炎急性期。

桑菊绿豆茶

原料　桑白皮30克，白菊花8克，绿豆60克。

制法　将桑白皮、白菊花、绿豆同煎水取汁，每日分2次服。

功用　清肺利尿，消肿。常用于小儿肾炎急性期。

浮萍黑豆汤

原料　鲜浮萍100克，黑豆50克。

制法　捞取新鲜浮萍100克，淘洗干净；把黑豆洗后用冷水浸泡1～2小时，再与浮萍同放入小锅内，加适量水，煮沸后去渣取汤，分2次温热饮用。

功用　祛风，行水，清热，解毒。适用于小儿急性肾炎。

瓜皮赤豆汤

原料 冬瓜皮、西瓜皮、白茅根各20克，玉米须15克，赤小豆200克。

制法 先把赤小豆放入砂锅内，加入温水适量，浸泡1～2小时。再把冬瓜皮、西瓜皮、白茅根、玉米须一同放入泡赤小豆的砂锅内再加些冷水，煮沸后改用小火再煮半小时即可去渣饮用。

功用 利水，消肿。适用于小儿急性肾炎所致的小便不利、全身水肿。

胡椒蛋

原料 白胡椒7粒，新鲜鸡蛋1个，面粉适量。

制法 把鸡蛋顶部，用小剪刀剪个筷子头粗细的小孔，把7粒白胡椒从小孔放入鸡蛋中，再用面粉和成面团，把鸡蛋小孔封固，用湿纸把整个鸡蛋包裹起来，隔水蒸熟即可。将鸡蛋胡椒一起趁热吃下。

功用 适用于小儿慢性肾炎。

黄芪粥

原料 生黄芪、生薏苡仁、糯米各30克，赤小豆15克，鸡内金末9克，金橘饼2枚。

制法 先将黄芪放入小锅内，加水600克，煮20分钟捞出渣；再加入生薏苡仁、赤小豆煮30分钟，最后加入鸡内金末和糯米，煮熟成粥。每次服后嚼食金橘饼1枚。

功用 补气，健脾。适用于小儿慢性肾炎。需要注意的是，小儿急性肾炎不宜选用。

九、小儿遗尿

小儿遗尿是指3岁以上小儿睡眠中小便自遗，醒后方觉的一种病症。本病的发生，是由于小儿智力未健全，排尿的自控能力尚未养成，因而未能自立排尿。一般来说，遗尿多与胃和膀胱虚冷有关。

芪地鸡粥

原料 黄母鸡1只，黄芪30克，熟地黄50克，粳米100克，盐、味精、韭菜各少许。

制法 将母鸡宰杀，开水泡后拔毛，剖腹去内脏，入沸水中焯去血水；黄芪、熟地黄用2～3层纱布包好；粳米淘洗干净。在砂锅内加适量水，放入鸡及药包，置大火上煮沸，改小火炖煮2小时左右，待鸡肉烂熟后，取出药包不用，并去掉鸡骨，加入粳米，复置火上炖煮，令粳米烂热成粥，加盐、味精、韭菜拌匀，再稍煮即可。食粥及肉。

功用 本方具有补脾益气，补肺气，调水道的作用。适用于肺脾气虚所致的小儿遗尿症。

烤金钱橘

原料 金钱橘49个。

制法 将金钱橘（又称金柑）晾49日，防止腐烂。将其置于火旁或烤箱内，烤至干燥，切碎，研为粉末。每次服6克，每日2次。

功用 适用于下焦虚寒所致的小儿遗尿症，屡获良效。

鸡肝明目汤

原料 水发银耳 15 克，鸡肝 100 克，枸杞子 5 克，茉莉花 24 朵，水豆粉 10 克，姜汁、料酒各 10 毫升，盐 2 克，味精、胡椒粉各 1 克，清汤适量。

制法 将鸡肝洗净，切成薄片，放入碗中，加水豆粉、料酒、姜汁、盐，拌匀。银耳洗净，撕成小片；茉莉花摘去花蒂，洗净；枸杞子洗净。锅置火上，放入清汤，加入料酒、姜汁、盐、味精、胡椒粉，随即下银耳、鸡肝、枸杞子，烧沸，撇去浮沫，待鸡肝刚熟时，盛入碗中，撒上茉莉花，即成。

功用 适用于肝肾阴虚、视物模糊、两眼昏花、面色憔悴、遗尿等症。还可作为夜盲症患者的辅助治疗食疗。

韭菜根粥

原料 鲜韭菜根 25 克，粳米 50 克，白糖适量。

制法 将鲜韭菜根洗净后，放入干净纱布中绞取汁液。粳米煮粥。待粥沸后，加入韭菜根汁再煮即成，可加入白糖调味。

功用 补肾温中，壮阳止遗。适用于小儿遗尿及虚寒。需要注意的是，韭菜根宜采用新鲜的煮粥，现煮现吃，隔日粥不要吃。阴虚内热、身有疮疡以及患有眼疾者忌食。炎热夏季不宜食用。

荔枝枣泥羹

原料 大枣 10 枚，荔枝 10 个。

制法 将大枣煮熟，去皮、核后制成枣泥。荔枝剥皮、去核取肉，入枣泥，加水以小火略煮。

功用 补脾生血，止遗尿。适用于小儿遗尿。

水陆二味粥

原料 芡实 50 克，金樱子 20 克，白糖适量。

制法 先将金樱子煮汁 100 毫升，加入芡实煮粥，放适量白糖即成。

功用 固肾缩尿，益肾固精，健脾。适用于小儿肾虚遗尿；亦可用于成人遗精、老人小便失禁。

猪小肚炖白果

原料 白果 15 ~ 30 克，猪小肚 1 个。

制法 先将猪小肚切开清洗干净，把白果放入猪小肚内，炖熟即可；也可煨熟吃。

功用 固肾气，止遗尿。适用于小儿遗尿。白果有小毒，每次不宜吃得过多。

盐爆水鳖虫

原料 水鳖虫若干只，盐适量。

制法 将水鳖虫、盐少许同入铁锅炒熟香，去翅、头，嚼服。小儿每次 5 只，成人加倍，每日 1 次，晚上睡前服。

功用 功能滋阴补肾，缩小便。适用于小儿遗尿。

鸡肠粉

原料 公鸡肠1副。

制法 将公鸡肠剖开洗净，放在小火上焙干研成细末。用温开水送服，每次10克，每日2次。

功用 温肾止遗。适用于小儿遗尿。

四味猪脬汤

原料 益智、芡实、山药、莲子（去心）各30克，猪脬（猪膀胱）1具，盐适量。

制法 将益智煎水去渣取汁，以药汁把芡实、山药、莲子浸泡2小时，装入洗净的猪脬内，把口扎紧，用砂锅小火炖熟，入盐。分2～3次食肉饮汤，每日1料，1周为1个疗程，间断再服。

功用 小儿遗尿，症见遗尿或尿床，兼见自汗、面色苍白、唇色淡白、食欲不振、肌肤不丰、脉弱。需要注意的是，外感发热或见有口干、口苦、尿黄、咽痛等热证者，不宜服用。

十、小儿盗汗自汗

小儿盗汗自汗是指小儿在安静的状态下，全身或身体的某些部位出汗较多，或者大汗淋漓不止的一种临床症候。一般以入睡中汗出称为“盗汗”，白天无故出汗称为“自汗”。在日常生活中，因天气热或衣着过厚等因素引起的出汗而又无他疾者属正常。

红枣糯米肚

原料 净羊肚400克，大枣100克，糯米60克，麻油、酱油各10毫升，盐3克。

制法 羊肚、糯米（用清水浸泡一夜）、大枣洗净。将糯米、大枣塞入收拾干净的羊肚内，用棉线将口扎紧，放入大碗内，上笼蒸至羊肚肉烂熟、糯米熟透为止，待凉后，切成片状，以少许麻油、酱油、盐调味。

功用 补脾健胃，补中益气，止汗止血。

肉麸汤圆

原料 猪瘦肉、糯米粉各250克，小麦麸60克，盐、味精各适量。

制法 糯米用水泡2日，淘洗干净，水磨成浆，白布滤过，晒干成粉，小麦麸炒成黄色，猪瘦肉剁茸，葱、姜切成末，加盐、味精、清水各适量，搅拌成馅，用面粉做成汤圆，沸水中煮熟食之。

功用 适用于小儿自汗、盗汗。

浮小麦羊肚汤

原料 浮小麦60克，羊肚（洗净切小块）100克，党参10克，生姜、大枣、盐各少许。

制法 将浮小麦、羊肚、党参、生姜、大枣同入砂锅，加适量水，小火炖汤，待羊肚熟后滤去浮小麦，加盐调味即可，饮汤食羊肚。

功用 适用于小儿气虚自汗。

牛肉黄芪汤

原料 新鲜牛肉（洗净切小块）100克，黄芪10克，浮小麦20克，山药15克，生姜5克，大枣10枚，盐适量。

制法 将所有原料共入砂锅，加适量水，先以大火煮沸，再用小火慢炖，至肉烂熟后加盐调味，即可饮汤食肉。

功用 小儿气虚自汗。

泥鳅汤

原料 泥鳅适量，盐少许。

制法 把泥鳅用热水洗去黏液，去内脏，锅内放入油加热后，把泥鳅放入油锅内煎炸至金黄，然后加入一碗半水，用温火煮汤至半碗，加入少许盐，即可食用。

功用 适用于小儿盗汗。

浮小麦黑豆汤

原料 黑豆、浮小麦各30克，大枣5枚。

制法 将黑豆、浮小麦、大枣同煎至熟后，去渣用汁。代茶饮。

功用 滋肾，补气，止汗。

甲鱼肉炖百合

原料 甲鱼肉60克，百合30克，盐、香油各适量。

制法 将甲鱼肉洗净切成小块，与百合洗净共入砂锅中加适量水，煮至甲鱼肉熟烂时加入少许盐、香油等调料即可。

功用 适用于小儿盗汗。

十一、小儿癫痫

小儿是指自胎儿至青少年这一时期，分为胎儿期（胎儿在母体内，大约280日）、新生儿期（自出生至出生后28日）、婴儿期（出生至满1周岁之前）、幼儿期（1周岁后到满3周岁之前）、学龄前期（3周岁至满6周岁之前）、学龄期（6周岁至满13周岁之前）、青春期（少年期，13岁至18岁）7个时期，发生在这7个时期的癫痫统称为小儿癫痫。与成人相比，小儿患癫痫的概率更高，为成人的10～15倍，其中20%～30%患者虽经治疗仍反复发作，成为难治性癫痫。

龙眼炖羊脑

原料 羊脑1个，龙眼肉20克。

制法 羊脑和龙眼肉一起放入砂锅，加水煮沸，改小火炖1小时即成。可分次食用。

功用 养血祛风，适用于癫痫。

红蓖麻醋蛋

原料 鸡蛋2个，红蓖麻根60克，黑醋适量。

制法 将红蓖麻根洗净，切段待用。砂锅加适量清水烧开，打入鸡蛋煮熟，再放入黑醋及红蓖麻根，改小火煮熬约半小时，停火稍晾即成。

功用 适用于小儿癫痫。大人亦有效，但宜加大剂量。

甲鱼汤

原料　甲鱼1只，油、盐各适量。

制法　将甲鱼入砂锅内，加适量水，置于大火上煮沸，中火煮熟，取出甲鱼，剔去外壳，将内腹入汤中，加油、盐各适量，用小火炖肉烂熟即得。

功用　养阴补血，益肝脾肾，定惊。适用于小儿癫痫。

郁金橄榄膏

原料　橄榄500克，郁金250克，明矾200克。

制法　将橄榄去核捣烂，和郁金一起放入砂锅加水煮沸，改小火煮成浓汁，去渣后加入明矾，继续小火煎煮至膏状即成，每次服1匙，温水送服。

功用　清热凉肝，止惊镇静。适用于小儿癫痫。

十二、小儿发育不良

在经济不发达的地区，我们只要留心观察周围的婴幼儿，便可以见到有些幼儿两腿站立不稳，或呈X形，或呈O形，在中医学中称为“行迟”。中医认为这种病往往是先天发育不足，后天营养不当，出现脾肾虚弱、筋骨痿软等现象。故治疗往往从脾、肾二脏入手，补脾强肾，填精壮骨。可长期食用保健食品，逐渐缓解症状。

芝麻椒盐虾

原料　鲜虾仁200克，鸡蛋2个，芝麻20克，香油、芡粉、味精、花椒、盐各适量。

制法　芝麻洗净，沥干，放热锅中炒香备用；花椒炒焦，加入盐混匀后共炒，磨成粉末；洗净虾仁并沥干；鸡蛋打蛋清蛋黄，倒入大碗中搅匀，加入芡粉、盐、味精和少量水共调成糊，随之放入虾仁，拌匀。锅置中火上，待锅热加入香油，当烧至五成热时再陆续放入虾仁，炸成柿黄色时起锅，在虾仁上撒上芝麻、椒盐即可。

功用　补肾壮阳。富含钙、磷，有助于青少年生长发育。

海带花生排骨汤

原料　海带200克，花生仁100克，猪排骨300克，盐、醋、味精各适量。

制法　将排骨剁成块，海带稍加醋水浸泡片刻并切成片或丝。花生仁用热水泡涨去皮，然后锅中加水，先放入排骨、花生仁，旺火煮沸后撇去浮沫，加入海带，并改用中火保持一定沸度继续煮0.5～1小时，至肉熟易脱骨时加入盐、味精调味即可。

功用　强身健体，补脑益智，有利于促进生长发育，适用于青少年定期或不定期食用。

酒煎杞子鲤鱼

原料　活鲤鱼1尾（约750克），枸杞子20克，葱、姜各100克，绍酒、香油各100毫升，味精、盐、芡粉、高汤各适量。

制法 鲤鱼杀好洗净；枸杞子、葱、姜洗净；葱切成花、姜切成粒。锅置旺火上，锅热后放入香油，将葱花、姜粒炸一下后即下入鱼，将其煎翻2次，至鱼熟加入适量高汤及枸杞子，待汤开，稍停火一会。最后改用中火收汁，勾入少量芡汁，放入绍酒煮沸即成。

功用 本食疗富含钙、磷，可解生长发育中因钙、磷缺乏，生长缓慢之忧。

五香糖醋排骨

原料 猪排骨500克，陈皮10克，葱、姜、白糖、香油、醋、酱油、盐、料酒、八角茴香各适量。

制法 排骨洗净，剁成3～4厘米长的小节，葱切段，姜切片。锅置旺火上，加入排骨、葱、姜、陈皮、八角茴香、白糖、醋、酱油、香油、料酒、盐等，煮沸后撇去水面浮沫，改中火炖至排骨肉熟软易离骨时，再改小火收汁，至浓即成。

功用 本食疗富含钙、磷，有促进骨骼生长发育之功效。

草鱼炖豆腐

原料 草鱼净肉、豆腐各100克，熟猪油50克，笋、蒜苗、酱油、料酒、盐、味精、葱、姜、鲜汤各适量。

制法 草鱼肉切成1厘米见方的小丁；豆腐亦切成同样大小的丁；笋切成小方片。炒锅置旺火上，放入熟猪油，烧至八成热时，把鱼丁煎黄，烹入料酒，加盖略焖，加入葱、姜、酱油、盐，烧上色后，倒入鲜汤烧开，加盖转小火煨3分钟，下入豆腐、笋片，再焖3分钟，转旺火烧稠汤汁，加入味精，撒上蒜苗，盛入盘中即可。

功用 可补充蛋白质及钙质，对促进生长发育有益。

金针菇增智粥

原料 金针菇15克，糯米150克，盐、味精各适量。

制法 将金针菇洗净，切碎，脱水熟化，糯米熟化，按每50克熟化的糯米加脱水熟化的金针菇干品50克的比例混合，加盐、味精各适量，用食品袋装好。要食用时，打开包装，用滚开水冲泡5分钟后即可。

功用 益智增慧，常吃保健。

胡萝卜肉丝

原料 胡萝卜150克，猪瘦肉100克，油、葱、姜、酱油、味精各适量。

制法 胡萝卜、猪瘦肉切丝。油锅内放葱、姜煸香，胡萝卜丝（盐拌渍后）、肉丝入锅烩炒，加酱油、味精调味后即可。

功用 健脾胃，益气力，增强体质。有助于身体生长发育。

鸡蛋炒饭

原料 大米饭100克，鸡蛋1～2个，葱、盐、味精、植物油各适量。

制法 鸡蛋磕入碗内，打匀，待锅里的植物油热时，加入鸡蛋，炒成细块状，呈微黄金色时，入大米饭及葱，炒和均匀，加盐、味精调味即可。

功用 有助于增高。

牛肉蓉粥

原料 粳米 50 克，鲜牛肉 25 克，米粉 20 克，香菜、葱花、植物油、酱油、盐、白糖、淀粉各适量。

制法 粳米加入清水烧开，煮至粳米开花；把洗净的鲜牛肉剁成茸，加入酱油、盐、白糖、淀粉拌匀；米粉用植物油炸香，捞出备用。将粳米粥熬好后，放入调过味的牛肉蓉，在煮至肉熟软后再煮沸即可。装碗食用时，再加入熟油、香菜、葱花及炸香的米粉即成。

功用 补充蛋白质、铁，强健骨骼。

十三、小儿佝偻病

小儿佝偻病是因维生素D摄入不足所致，以骨骼生长障碍为主的全身性慢性营养不良疾病。本病以骨骼系统生长发育障碍为临床主要特征，可伴多汗、夜惊、牙齿生长慢、枕秃等表现。多发于1岁以内小儿。病因为维生素D供给不足、日照不足、生长速度过快，或肝肾疾病引起维生素代谢异常。本病在中医学中属于“五迟”“五软”“龟背”“鸡胸”等范畴。

虾皮炒韭菜

原料 韭菜 300 克，虾皮 20 克，植物油 50 毫升，盐 5 克，味精 2 克。

制法 将韭菜切成 3 厘米长的段，把韭菜头和梢分别放在两个盘内。把虾皮用清水洗净，挤干水分。炒锅内放植物油，热后，下入虾皮炸一下，随后下韭菜头及盐，用旺火急炒，再放韭菜梢和味精，迅速煸炒几下即可出锅装盘。

功用 预防小儿佝偻病。

蛋壳龟板散

原料 鸡蛋壳、龟甲各等份。

制法 鸡蛋壳洗净焙干，龟甲用小火焙黄，趁热放入醋中浸泡片刻，取出晒干，与鸡蛋壳共研末，装瓶。每次取 3 ~ 6 克，用温开水或米汤调服，每日 2 次，连用数日。

功用 滋阴补肾，制酸补钙。适用于小儿佝偻病、手足搐搦、营养不良等。

猪骨菠菜汤

原料 猪脊骨或腿骨 300 克，菠菜 100 克，盐、味精各适量。

制法 将猪脊骨洗净剁碎（猪腿骨砸碎）放入砂锅内，加水熬成浓汤，加入切段的菠菜，稍煮加盐、味精调味即成。

功用 适用于佝偻病、小儿软骨病。

鱼骨河车散

原料 生鱼骨 50 克，紫河车粉 7 克，鸡蛋壳 18 克，白糖 15 克。

制法 将生鱼骨用醋炒，鸡蛋壳在瓦上焙黄，共研成细末，与紫河车粉混匀。服用时加适量白糖，每次 5 克，每日 3 次。

功用 适用于小儿佝偻病。

乌贼骨龟板汤

原料 海螵蛸 10 克，龟甲 12 克，茜草根 6 克，红糖适量。

制法 先将海螵蛸、龟甲、茜草根加水煎汤，待温加入适量红糖饮服。

功用 适用于佝偻病。

芝麻鱼豆粉

原料 油炸小黄鱼、炒熟黄豆各 500 克，芝麻酱 250 克。

制法 把小黄鱼、熟黄豆研末，加芝麻酱调匀。每次开水送服 1 小匙，每日 2 次，连服 2 年。

功用 适用于佝偻病。

清炖二骨汤

原料 猪骨头 250 克，海螵蛸 250 克，盐少许。

制法 将猪骨头、海螵蛸砸碎，加适量清水炖至汤呈白色黏稠时，加盐调味。弃渣饮汤。

功用 补虚益肾，补充钙质。适用于小儿软骨病、出齿不齐、发育缓慢、头颅畸形。

龙牡粥

原料 龙骨、牡蛎各 30 克，山茱萸 10 克，大米 100 克。

制法 将龙骨、牡蛎打碎加水煮约 1 小时，再加山茱萸煎半小时，用纱布过滤出药汁，再煎药渣 2 次（每次约 40 分钟），把 3 次药汁合在一起，入大米，加适量水煮成粥。

功用 防治佝偻病。症见面色苍白、神疲消瘦、夜惊多惕、明显汗多、头发稀、鸡胸龟背、筋骨酸软。需要注意的是，外感未清，内有实热者，不宜服用。

炒黄豆

原料 黄豆、鸡蛋皮、白糖各适量。

制法 炒黄豆研末，鸡蛋皮炒煳研末，等量混合，加白糖。每次服 3 克，每日 3 次，连服 1 个月。

功用 适用于佝偻病。

海蛤壳散

原料 海蛤壳、甘草各等份。

制法 将海蛤壳、甘草研粉混合，开水冲服。

功用 健脾壮骨。适用于小儿佝偻病。

十四、小儿肠道寄生虫病

小儿肠道寄生虫种类很多，如蛔虫、钩虫、蛲虫、绦虫、阿米巴原虫等，最常见的是蛔虫、钩虫、蛲虫。

蛔虫病是由于蛔虫寄生于小肠内所致的，是小儿时期最常见的寄生虫病之一。

感染蛔虫后，大多患者无自觉症状，称为蛔虫感染。儿童尤其是年幼体弱及营养不良儿童，可出现不同程度的消化道症状。本病在中医学中亦称“蛔虫病”。

蛲虫病是由于蛲虫寄生于人体所致的一种寄生虫病，主要表现为肛门及会阴附近瘙痒，在集体儿童机构中易造成感染，尤以2～9岁儿童感染率最高。蛲虫主要寄生在人体盲肠、结肠、直肠等处。蛲虫唯一的传染源是蛲虫病患者，主要传播方式是进食含有虫卵的食物和吸吮虫卵污染的手指。本病在中医学中亦称“蛲虫病”。

钩虫病是由于钩虫寄生于人体小肠所致的疾病。临床以营养不良、贫血、胃肠功能紊乱为主要表现。传染源为钩虫病患者和感染者，经皮肤接触或生食蔬菜经口传播，人群普遍易感，青壮年多见。本病在中医学中属于“黄肿病”“疳黄”“黄胖”范畴。

凤眼果煲猪瘦肉

原料 凤眼果 7～10 个，猪瘦肉 100 克，盐少许。

制法 用凤眼果、猪瘦肉、清水适量煲汤，用盐调味。

功用 温胃，健脾，杀虫，消疳。对小儿疳积、蛔虫病有效。

糖蜜南瓜

原料 鲜南瓜 150～200 克，冰糖 50 克（或蜂蜜 30 克）。

制法 取鲜南瓜，放入研钵内，加入冷开水少许，研烂如糊状，加入冰糖或蜂蜜，一同拌匀。空腹服，每日分 2 次顿服。

功用 杀虫。适用于小儿蛔虫病；也可用于小儿绦虫病。

糖醋马齿苋

原料 鲜马齿苋 200～250 克，食醋 30 毫升，白糖适量。

制法 马齿苋煎取浓汁 250 毫升，去渣，加入食醋、白糖适量，调匀后即可。空腹温热饮用，连服 3 日为 1 个疗程。

功用 驱虫。适用于小儿钩虫病。

豆油藕粉糊

原料 豆油 60 毫升，藕粉适量。

制法 取豆油，同适量藕粉一同调成稀糊状即可。分 3 次炖温后服食。

功用 驱虫，润肠。适用于小儿蛔虫性肠梗阻。此方对粘连性肠梗阻也可以选用，但对绞窄性梗阻不宜选用。

牵牛子粥

原料 牵牛子末 1 克，大米 50～100 克，生姜 2 片。

制法 先放入大米加水煮，待煮沸后加入牵牛子末及生姜片，然后煮成粥。

功用 消肿利尿，驱虫。适用于小便不利、脚气浮肿、蛔虫病等。需要注意的是，牵牛有小毒，用量不宜过大，本方也只能短暂使用，不可长期服用。孕妇忌服。

苦楝根粥

原料 鲜苦楝根皮15克，粳米50克。

制法 先将鲜苦楝根皮洗净，刮去外表粗皮，用水煎，去渣、取汁与淘洗干净的粳米一同煮粥。

功能 清热，燥湿，杀虫。适用于小儿风疹、蛔虫病、蛲虫病、钩虫病。需要注意的是，体弱及脾胃虚寒之小儿不宜服用。

大黄粉蜜糊

原料 生大黄、粳米粉各15克，蜂蜜60毫升。

制法 先把生大黄晒干后研成细粉；再把粳米粉放入小铁锅内，用小火炒至微黄色，然后取出，晾凉，最后把大黄粉、粳米粉及蜂蜜一同放入茶杯内，加入温开水，调匀成糊状即可。每小时服1次，每次15克，全量约12次服完，直至排出蛔虫为止。

功用 通便驱虫。适用于小儿蛔虫性肠梗阻。此方只适用于蛔虫性肠梗阻，对其他类型肠梗阻不宜选用。

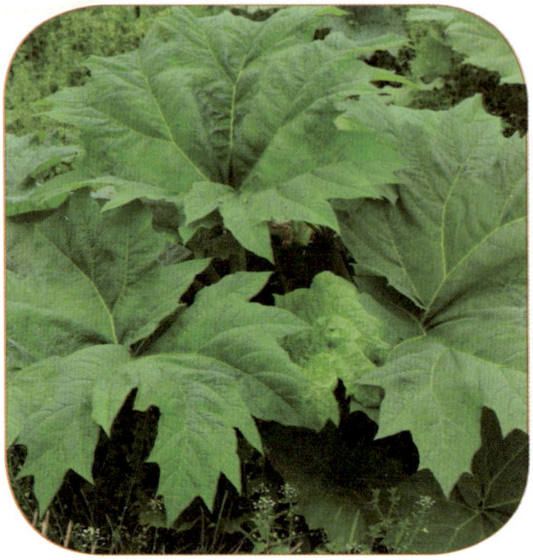

大黄，别名西大黄、将军、锦军。为蓼科植物掌叶大黄、唐古特大黄或药用大黄的干燥根及根茎。味苦，性寒。归胃、脾、大肠、肝、心包经。具有泻热通便、解毒消痈、行瘀通经、清热除湿、凉血止血之功效。适用于胃肠实热积滞、大便秘结、腹部胀满、疼痛拒按、冷积便秘、热毒疮疡、暴赤眼痛、口舌生疮、齿龈肿痛、月经闭止、产后瘀阻、症瘕积聚、跌打损伤、瘀血肿痛、黄疸、小便不利、大便干结、热淋、石淋、吐血、衄血、便血、崩漏、赤白带下等症。